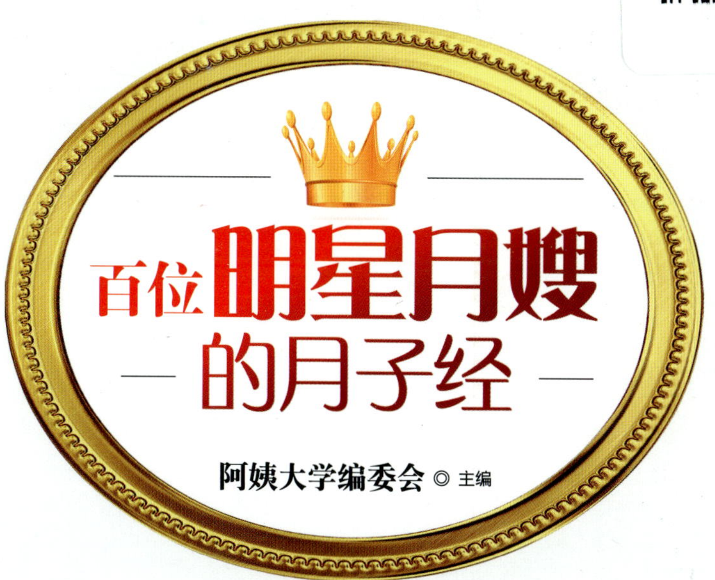

娱乐圈众多一线
明星大咖的最终选择

吉林科学技术出版社

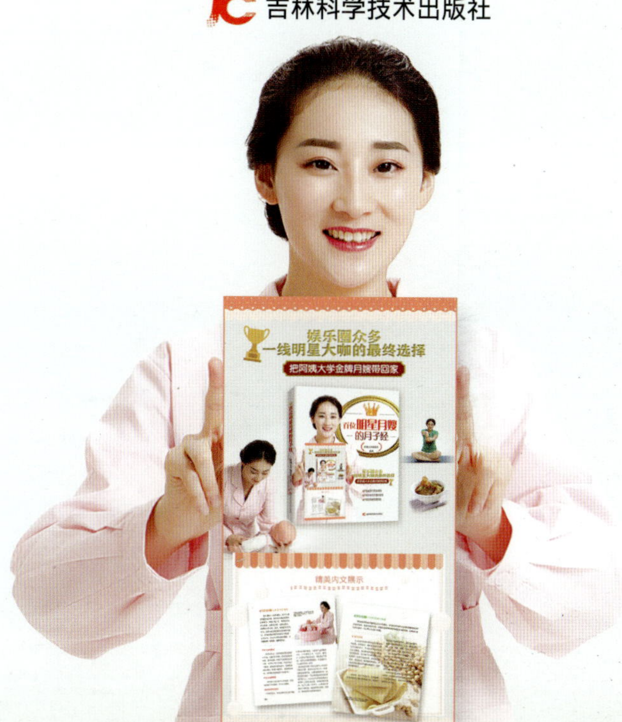

图书在版编目（CIP）数据

百位明星月嫂的月子经 / 阿姨大学编委会主编. --
长春：吉林科学技术出版社，2017.4
ISBN 978-7-5578-1286-7

Ⅰ. ①百… Ⅱ. ①阿… Ⅲ. ①产褥期－妇幼保健－基本知识 Ⅳ. ① R714.6

中国版本图书馆 CIP 数据核字 (2016) 第 227736 号

百位明星月嫂的月子经

Baiwei Mingxing Yuesao De Yuezijing

主　　编　阿姨大学编委会
编　　委　张海媛　韦杨丽　范永坤　邱丽丽　赵红瑾　史颖超　李玉兰　黄建朝　毛燕飞　张天佐
　　　　　孙灵超　张志军　曾剑如　陈　涤　杨丽娜　杨志强　张　伟　黄　辉　黄艳素　贾守琳
　　　　　李红梅　逯　莹　王永新　吴　强　张　羿　姜　朋　常丽娟　寿　婕　祝　辉　王雪玲
　　　　　张海斌　黄建猛　王洪侠
出 版 人　李　梁
责任编辑　孟　波　杨超然
封面设计　长春市一行平面设计有限公司
制　　版　上品励合工作室
开　　本　780 mm×1460 mm　1/24
字　　数　260 千字
印　　张　9
印　　数　1-7000 册
版　　次　2017 年 4 月第 1 版
印　　次　2017 年 4 月第 1 次印刷

出　　版　吉林科学技术出版社
发　　行　吉林科学技术出版社
地　　址　长春市人民大街 4646 号
邮　　编　130021
发行部电话／传真　0431-85635176　85651759　85635177
　　　　　　　　　85651628　85652585
储运部电话　0431-84612872
编辑部电话　0431-85659498
网　　址　www.jlstp.net
印　　刷　吉林省创美堂印刷有限公司

书　　号　ISBN 978-7-5578-1286-7
定　　价　39.90 元

前言

“阿姨大学”，听起来多么时髦的字眼儿，阿姨也能上大学？没错，您没听错！在北京有一个经营得红红火火的家政机构，名叫“阿姨来了”，其创始人周袁红女士深耕家政行业数年，在“阿姨来了”的大旗下首创了“阿姨大学”，并研发了家政经纪人、家政培训师、收纳师等课程，实现了每一位阿姨的大学梦。

信息时代的好处在于，它时刻鞭策着行业的进步，特别是对服务行业的影响是巨大的，因为消费者的专业性、见识、素质水平不断提高，若服务的质量水平不能与时俱进，等待你的只有被淘汰。曾几何时，从农村走出来的阿姨们何曾想过上“大学”去接受正规、专业的培训，她们的唯一念头就是上工赚钱。但是时代变化了，阿姨们的思想觉悟不断提高，她们深刻地认识到，消费者需要的是专业、科学的服务，如果能得到高水平的技术培训，不论是她们的技能还是收入都将迈上一个新台阶。因此，众多的阿姨们开始向往能走进大学堂。在大环境的推动下，周校长带着她的专业培训师创办了“阿姨大学”，来实现每一位阿姨的大学梦。

在办学期间，周校长与她的讲师团队不断将月嫂们上工时遇到的问题进行总结，并将解决方案加以改进。她们也在不断思考着：如何才能让纠结的月子生活变成人生最美妙的时刻，在此机缘下，本书诞生了。

周校长以及她的讲师团队拿出了多年来积累总结的专业知识笔记，与广大的新妈妈们分享。从分娩当天到月子第 42 天，新妈妈们所关心的一切问题，如怎样做能尽快摆脱产后痛、怎样催奶不发胖而且奶水好、怎样做能尽快掌握照料宝宝的技能、怎样在月子里就开始塑身大计……都将毫无保留地呈现在新妈妈面前。用周校长的一句话说：“一书在手，如同带走我们一名高级月嫂。”

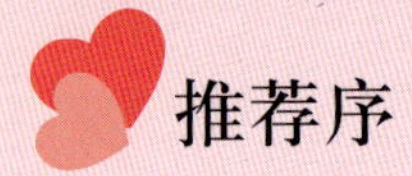

推荐序

我跟“阿姨大学”的周校长也算是旧相识了，我们经常互相交流经验，他们那儿的讲师、月嫂们经常会把服务客户时遇到的问题或者说积累的经验与我一同分享，我本人也乐于做这件事儿。我经常会打趣地对周校长说：“我都快成了你们机构的专业顾问”。这次见到周校长是在一次论坛会上，是关于孕期养护的。她见到我后，兴致勃勃地聊起了她的新书——《百位明星月嫂的月子经》。得知她们机构要出书，我发自内心地替读者高兴，因为“阿姨来了”确实是一家集专业、优质服务于一体的家政机构，而“阿姨大学”则是其精华中的精华，讲师们都必须是科班出身，同时必须具备营养师证、专业医学护理证、健康证等。因此，我对周校长的这本书还是比较看好的。随后，周校长特意将书的初稿留给我一份并请我为她做序。

培训结束后的几天，我每每有空便会翻阅这本书稿。让我惊喜的是，图书的排版设计非常人性化，从页面的配色，到不断跳出来的设计元素，再到图片模特衣服的选择等，无一不为读者着想，可以说是体贴入微、温馨雅致。这让我不禁幻想，假如我是一位新妈妈，手拿此书，身畔有宝贝作伴，会是一个怎样的感触？大概会如沐春风、幸福感悄然而至吧！

当然，一本好书只做表面功夫会显得极其肤浅，知识的权威性、正确性永远是衡量一本书好坏的不二标准。而我也是非常看重这一点的。就像我对周校长的承诺那样：“我会调动我的专业知识，用挑剔的眼光看此书！”结果发现，内容确实如我的预期，给了我为之作序的理由。从图书中图片的拍摄手法，以及文字介绍上就能看出阿姨大学的讲师们，有着专业的婴儿护理经验，再从书中推出的月子餐、每一天需要重点护理的知识点等，都与新产妇的生理特征吻合，推荐的方法也是合情合理、科学谨慎的，充分展现了阿姨大学团队的专业性。我对此书是认可的，特寥寥几笔以表支持。

愿周校长的书大卖，望获此书者母子安康，一切顺遂！

张首杰

吉林大学第二医院妇产科 主任医师 教授

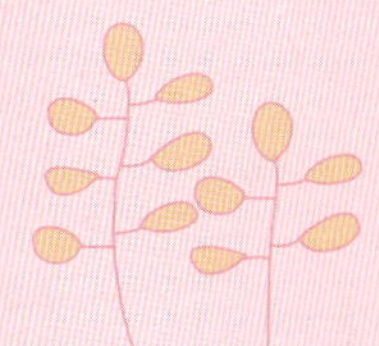

目录

Contents

养身体前先了解产后的生理变化

月嫂是这样工作的

月子第1周
新妈妈静养期　坐好月子的起点

月子第2周 新妈妈调补过渡期　勇敢迎接各种挑战

月子第3周
新妈妈伤口愈合期　生活逐渐有规律

月子第4周
新妈妈稳定期　享受做妈妈的幸福

月子第5周
新妈妈状态回升期　调理体质的黄金阶段

月子第6周
新妈妈机能恢复期　将健康美丽一直延续下去

十月怀胎，一朝分娩，这对新妈妈来说无疑是一件大喜事。但紧接着，新妈妈的身体迎来了一系列重大的变化，首先，就是子宫完成了孕育的使命，逐渐开始“功成身退”。心脏、肝脏等器官随着子宫的缩小获得了更多的空间，它们渴望找回自己以前的位置。除此之外，还有一些其他生理变化也在悄然发生着，相信你一定对此充满了好奇。所以，在本书的一开始，我们最应该做的就是先了解发生在自己身体上的重大变化，这对坐好月子至关重要，也是一名合格月嫂要给产妇上的第一堂课。

养身体前先了解产后的生理变化

温暖的小房子——子宫变了

子宫是孕育胎宝宝的温暖的小房子，在分娩时，它会通过肌肉收缩将胎儿娩出体外。分娩完成后，子宫会慢慢变小，直到恢复至孕前大小，这个过程通常需要42～56天。

子宫体位置的变化

❶ 分娩后不久，在肚脐下方5～6厘米处能触摸到子宫底。

❷ 产后12～24小时：子宫的宫底与脐持平或在脐下一横指，用手可以摸到子宫体。

❸ 以后子宫每天下降一横指，产后第3天，又下降到与分娩后不久时相同的高度。

❹ 产后第4天，子宫底高度位于肚脐下3～4横指处，在肚脐与耻骨之间。

❺ 产后第5天，子宫底高度位于肚脐下4～5横指处。

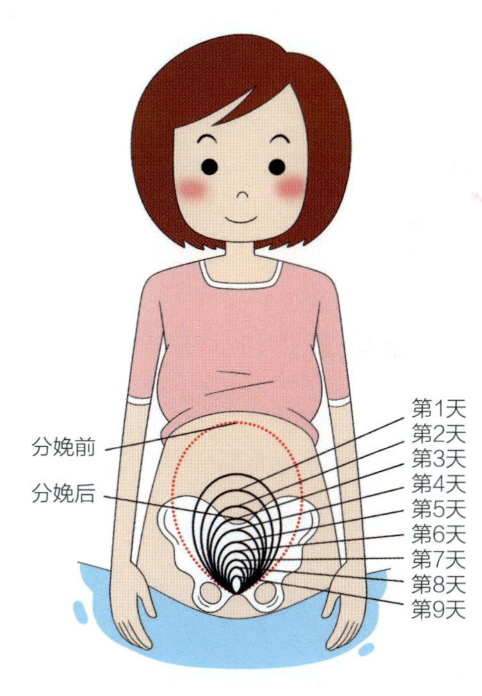

❻ 产后第6天，子宫底高度位于肚脐下5～6横指处，大概在耻骨上方2～3厘米处，缩小至约妊娠12周时的大小。

❼ 产后第7天，子宫底高度位于肚脐下6～7横指处。

❽ 产后第8天，子宫底高度位于肚脐下7～8横指处。

❾ 产后第9天，子宫底高度位于肚脐下8～9横指处。

❿ 产后第10天与耻骨处于同等高度，降入盆腔内。

产后第6周，子宫会恢复正常大小，此时用手就摸不到子宫底了。

子宫重量的变化

时间	重量
分娩后	1000克
产后一周	500克
产后二周	300克
产后六周	50克

子宫内膜的修复

胎盘和胎膜与子宫壁分离，并排出母体以后，子宫壁上会长出一层新的子宫内膜。大约10天之后，除了胎盘剥离处的创面外，其他部分的子宫腔会全部被新生的内膜所覆盖。胎盘附着处创口表面会逐渐坏死脱落，最终随恶露自阴道口排出体外，6～8周之后，创面才能完全愈合。

子宫颈外口的变化

在分娩刚刚结束时，子宫颈会充血、水肿，宫颈外口由产前的圆形变为产后的“一”字形横裂。1周之后才会恢复到原来的形状。7～10天后子宫颈内口会关闭，宫颈管形成。产后4周左右，子宫颈才会恢复到正常大小。

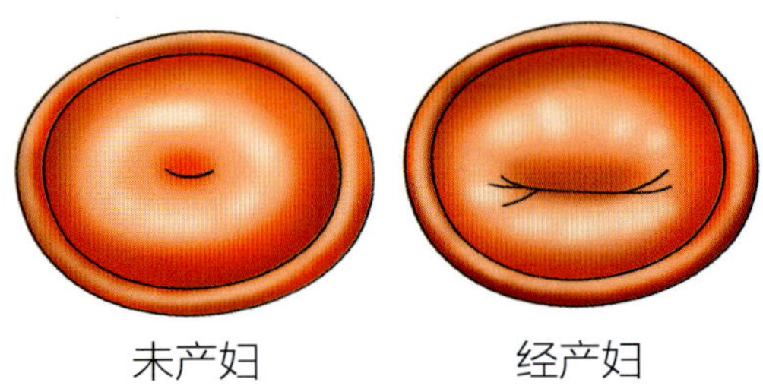

分娩的通道——外阴变了

宝宝娩出的过程中，阴道壁会因受到挤压而变得松弛，还会伴有肿胀和撕裂。伤口可以通过坐月子逐渐恢复，但需要注意的是，新妈妈的外阴伤口很容易发生感染，平时一定要保持清洁卫生。

实施了会阴侧切手术的新妈妈，在产后12天左右会出现阴道痉挛。这是暂时现象，很快就会消失，所以不用担心。

人体健康的原动力——脏器位置变了

孕育胎宝宝的时候，由于子宫逐渐膨大，孕妇的心脏、肝脏、胃、肺等器官都被顶向上方。分娩后子宫收缩了，这些脏器也重新获得了更多的空间，开始向下滑动，找回自己原来的位置。这是个令人愉快的变化，但新妈妈在刚开始的时候多少会有点不适。

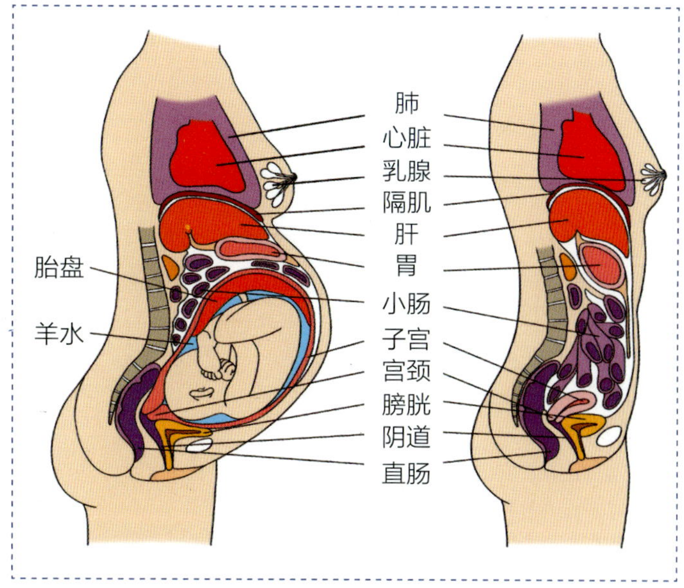

宝宝的粮食袋子——乳房变了

分娩结束后，新妈妈体内的雌激素和孕酮水平降低，垂体生乳素抑制解除，乳房开始增大并分泌乳汁了。

乳汁是新生宝宝最理想的“粮食”来源。乳汁的分泌量与新妈妈的身体状况、摄入的营养和宝宝的吸吮刺激直接相关。这就要求新妈妈在坐月子期间多和新生宝宝接触，掌握正确的哺乳方法，注意日常饮食的营养搭配，还要做好乳房的护理保健，为宝宝提供健康、营养、充足的“粮食袋子”。

最受女性关注的——体重变了

分娩结束后，产妇的体重明显下降了。随着胎儿、胎盘的娩出，以及羊水和血液的流失，产妇的体重大约可减轻5.4千克。

不只如此，在此后的几天时间里，新妈妈的体重还会持续下降。这是正常的，新妈妈不用担心。因为在怀孕期间，孕妈妈体内的细胞储存的多余水分，以及孕期机体额外生成的液体，都要排出体外。在产后10天左右，体内不再有多余的液体排出，新妈妈的进食量也逐渐增加，体重就不再持续下降了。

月嫂是这样工作的

“月嫂”这个职业在现代社会已不是什么新名词了，特别是在一二线城市，“月嫂”是个相当火热的行业。我们认为，一个好月嫂不仅能科学、合理地帮助产妇坐好月子，促进产妇身体各项机能尽快恢复，还能以得当的方法照护新生儿，为新生儿的健康成长奠定基础。大概很多家庭还在纠结要不要请月嫂，我们在这里详细介绍一下月嫂的工作内容，可以给大家提供一个明确的指导，即便你没有请月嫂的计划，按照本书的要求去做，也相当于把一个优秀的月嫂请回了家。

月嫂的职责

照料产妇

❶ 照顾产妇的起居：打扫房间，清洗产妇的衣物、寝具，并按时消毒。

❷ 制作月子餐：安排好产妇的一日三餐，根据产妇的体质，有针对性地制作月子餐。

❸ 哺乳指导：指导产妇用正确的姿势和方法给孩子哺乳。帮助产妇做好乳房护理和催奶。

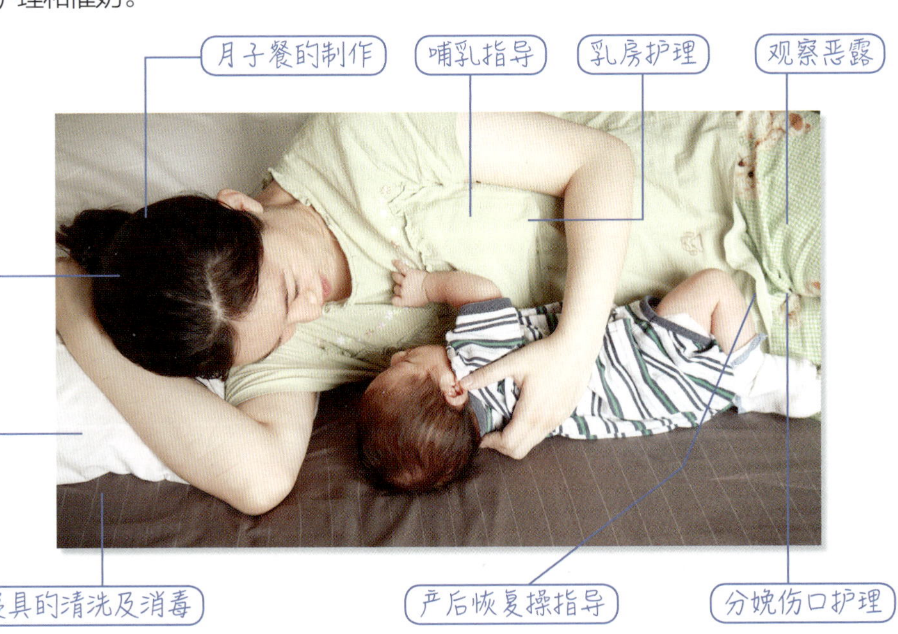

❹ 观察产妇的健康情况：观察恶露是否正常排出；观察分娩伤口是否有感染。协助产妇做好伤口护理工作。

❺ 关注产妇心理健康：疏导产妇情绪，改善产妇心情，预防产后焦虑、产后抑郁等心理疾病。

照料新生宝宝

照顾宝宝的日常起居：坚持每天给宝宝洗澡，清洁口腔；宝宝常用的奶瓶要按时清洗、消毒；宝宝的衣物、寝具等也要及时清洗，定期消毒；护理宝宝的皮肤。

观察宝宝的身体状况：观察黄疸是否消退；观察大小便是否正常；做好脐部护理、臀部护理。

预防及护理常见病：做好新生儿常见疾病，如鹅口疮、红臀、肠炎等的预防和护理工作。

早教和智力开发：给宝宝做按摩抚触，刺激宝宝感官和智力发育。引导和配合家人给宝宝做早教。

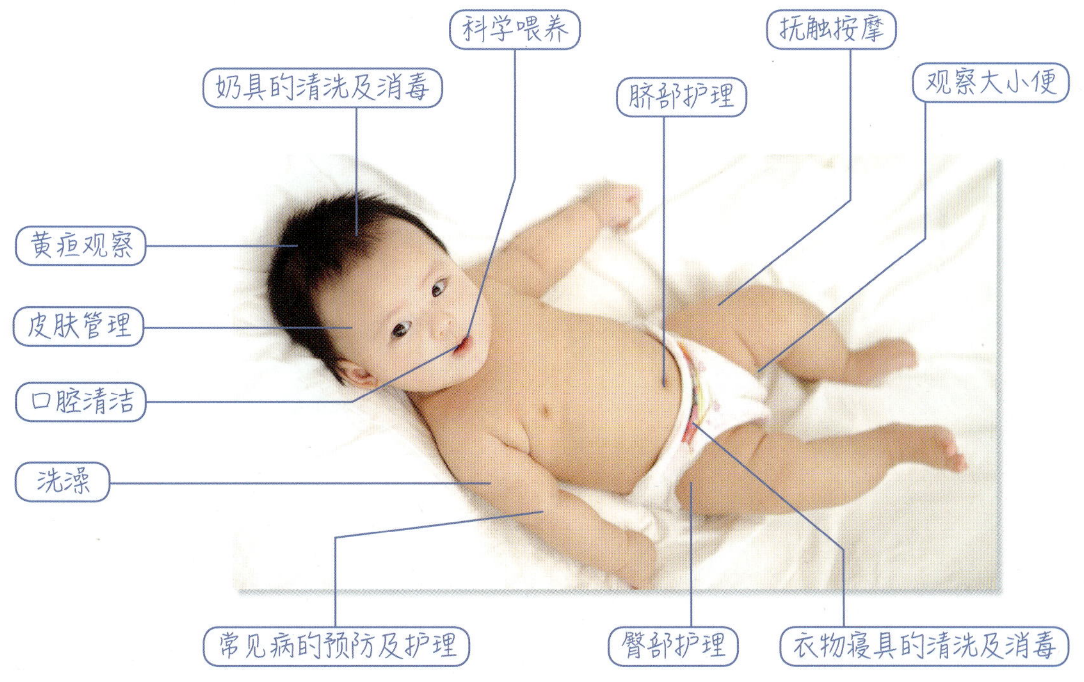

可以再给月嫂增加额外的家务吗

很多人有一个误区，认为月嫂也是保姆。其实，月嫂的本职工作就是护理产妇和新生儿，如果再给她增加额外的家务，就会占用她过多的时间和精力。毕竟月嫂不是超人，她也需要适当的休息。

设置工作的边界，是对月嫂的尊重，也是为了确保月嫂能够更好地完成本职工作。如果你选择自己和家人照顾宝宝，那就不妨将外围的家务交一个专人（或保姆）来帮忙料理。不要指望专门照顾你的人处理掉所有的事务，否则会影响母婴护理工作的效率和质量。

跟月嫂学记护理日志

母婴护理的工作比较琐碎，因此我们会将每日的护理内容罗列成清单，让月嫂按照清单内容执行和记录，这样可以确保每一个重要的事项都得到落实。对于没有请月嫂的家庭来说，这个清单同样适用。当然，每个家庭都有自己独特的需求，所以你可以将你认为重要的事项替换或添加进去，做成你的专属日志。

阿姨来了 ayilaile.com

月 | 嫂 | 工 | 作 | 日 | 志

宝宝5月3日凌晨出生，在医院住到9日晚回家，现在宝宝是第10天8天，月嫂第1天

日期：2015 年 5 月 10 日　　记录人：王玉霞　　1天

宝宝记录：8天												产妇记录		
时间	奶量	水	睡眠	大便	尿布更换	洗澡	抚触/被动操	体温	早教	黄疸观察	脐带观察	恶露	乳房护理	营养餐
8:35	母乳			1次	1次									米饭 鸡肉汤
9:40	[illegible]			1次	1次			35.7℃		16左右	未脱落			苹果 [illegible]
11:00	30ml奶粉		好	1次	1次									[illegible]
13:40	母乳													木瓜
15:50	[illegible]母乳		好	1次										鲫鱼豆腐汤
16:40	[illegible]		好		1次									[illegible]
18:00	母乳		好	1次	1次			36.1℃						香菇油菜 [illegible]
20:30	40ml奶粉		好	1次	1次	1次	1次			稍退	擦酒精			牛奶 点心
22:35	母乳		好		1次									
1:44	母乳		好		1次									
4:09	母乳				1次									
合计				6次	9次	1次	1次	2次		2次	2次			7次

宝宝变化：5月9日出院 月嫂10日入户 [illegible]　特殊情况：目前吃茵栀黄和去黄疸

产妇精神面貌：好☐中☐差☐

客户反馈：满意！建议加点时间固定。　签名：王颖

产妇进食情况：好☐中☐差☐

● 母婴护理工作日志是由月嫂填写的，对没有请月嫂的家庭同样适用。可以每天记录母婴健康状况，方便查阅。

母婴护理工作日志

日期：						记录人：						
宝宝记录										产妇记录		
时间	配方奶量	水	大便	尿布更换	洗澡	抚触 / 被动操	体温	早教	黄疸观察	恶露	乳房护理	营养餐
宝宝变化										产妇精神面貌：好（ ）中（ ）差（ ） 产妇进食情况：好（ ）中（ ）差（ ）		

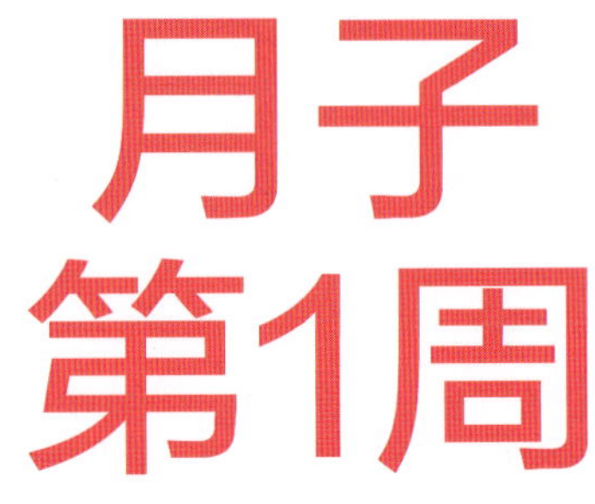

月子第1周

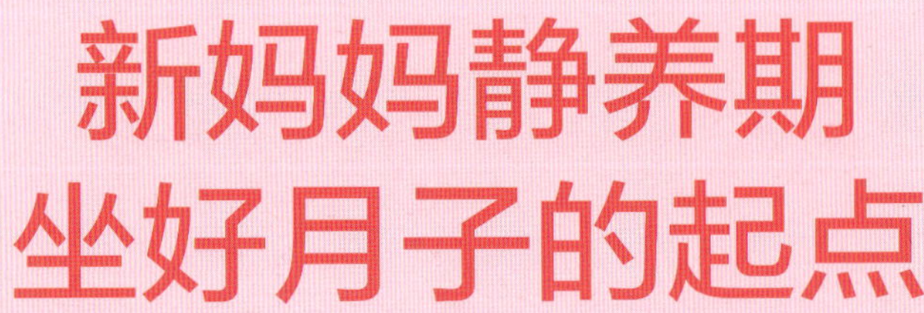

新妈妈静养期 坐好月子的起点

给新妈妈们的第1封信

分娩结束后，你会感到明显的虚弱，分娩疼痛也尚未消退，这种真实的感觉和身边沉睡着的小天使一起在提醒着你：你已经完成了从孕妇到妈妈的转变，成为了一个真正的妈妈，坐月子的生活也从此开始了！

宝宝出生后，胎盘自母体排出，从这时开始，新妈妈进入了产后恢复阶段。在妊娠期间，生殖器官和全身所发生的一系列变化（除乳腺外），都要在产后 6 ~ 8 周内，逐步调整至完全恢复，医学上把这段时间称作产褥期，也就是我们中国人常说的坐月子。

最初几天，你还待在医院里，医护人员会安排好你每天的作息。你需要做的就是遵循医嘱，好好休息。一般顺产妈妈 2 ~ 3 天内就可以出院，一些体质很好的经产妇甚至可以当天下午就出院；剖宫产妈妈一般 5 ~ 7 天后出院，这也和新妈妈的身体恢复情况有关。

产后第 1 周，你需把身体里的血性恶露排出来，让子宫开始复原。子宫完全恢复是一个比较缓慢的过程，从现在起，你就要保持心情放松，合理健康饮食，学习一些生活技巧、保健知识和照顾宝宝的方法，为月子生活打下一个良好的基础。

和宝宝的第一次亲密接触，是令人难忘的瞬间。有的妈妈在第一时间就会母爱勃发，感动流泪，而有的妈妈可能并未对宝宝“一见钟情”。如果是后者，你也不必失望，这是很自然的现象。从现在开始，你要通过跟宝宝的亲密接触，来意识到自己和孩子之间神秘而真实的联结，在他最初的生命里，他的一切都依赖于你。爱他是你的本能，也是你的使命。

母乳喂养是你的重要任务。让孩子吃到的第一口母乳，如金子般珍贵。接下来的每一天，哺乳都会是全家话题榜上的头等大事。这可能会让你焦虑，但是请你相信，只要提前做好身心准备，掌握正确的方法，耐心学习和尝试，你一定能够做到！

第1天

特别关注：分娩当天需要注意的事

小宝宝呱呱坠地了，你也成功地结束了这场充满艰辛的战斗，也许还没来得及享受荣光，疼痛和疲惫就一起袭来。你还将面对哪些事？听听月嫂怎么说吧！

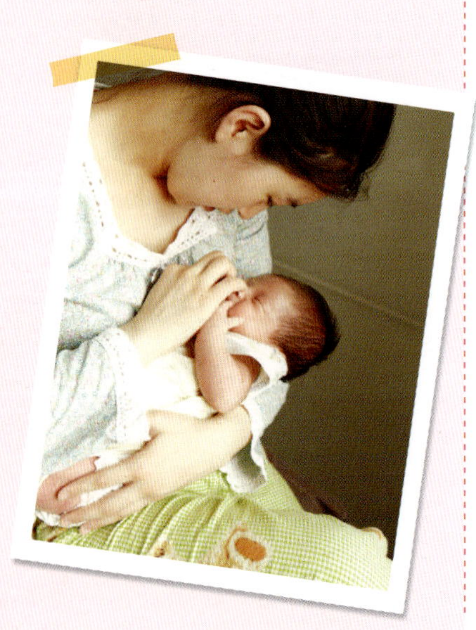

产后两个小时是严密观察期

分娩结束后的两个小时内，新妈妈都不能离开产房。这是因为，术后两个小时内容易发生产后出血，医护人员需要严密观察产妇的情况，以便尽早发现异常，并及时采取处理措施。医学上将这两个小时观察期称为“第四产程”。观察的具体项目包括产妇的血压、宫底位置、阴道流血量、尿量等，根据这些项目可以判断产后出血的状况。这段时间，你可以放松身心，配合医护人员测量自己的各项身体指标，如有失血严重的情况，需及时通知医生。

尽早排尿很重要

顺产的新妈妈一定要及时排尿，因为如果发生尿潴留，会影响到子宫收缩。新妈妈的膀胱敏感度会有所降低，因此会难以觉察到尿意来袭。这就要求新妈妈即使没有尿意，也要主动排尿，最好在产后4小时内把第一泡尿排出来。顺产新妈妈回到病房后，家属应该及时给服红糖水或汤粥，充盈膀胱，以促进尿液生成，让新妈妈尽快排尿。

第一次排尿可以在床上进行，以下几种方法可以帮助新妈妈尽快排尿：

◎做排尿动作时听流水声进行诱导。

◎用热水袋敷小腹部，可刺激膀胱收缩并有利于局部血液循环。

◎在有尿意而不能排出时，可用拇指按压关元穴（关元穴位于脐下三寸处），持续按压1分钟可排尿。

如果试过各种方法都还是排不出来，那就必须求助于医生了。

选择正确的卧姿

刚从产房出来，就好像刚从战场上凯旋，这时候，无论心情再怎么兴奋，都应该好好卧床休息，最好能饱饱地睡上一觉，因为接下来还有很多事情需要应对。

新妈妈卧床休息时，不要采取单一的仰卧姿势，因为子宫容易随着新妈妈的体位变动位置，长时间仰卧会导致子宫后倾，阻碍恶露排出，还可能造成产后腰痛、白带增多等不良症状。此外，子宫后倾会与阴道形成一条直线，为新妈妈埋下子宫脱垂的隐患。

因此，新妈妈要特别注意卧床时采取侧卧、仰卧交替进行的方式，避免子宫后倾的发生。

什么时候可以下床活动

产后24小时之内，无论是顺产还是剖宫产，新妈妈都要以卧床休息为主。但这并不意味着新妈妈完全不能起来活动。实际上，下床活动对新妈妈的产后恢复是有好处的。

下床活动可以促进排便，预防便秘和尿潴留的发生。

下床活动可以促进身体血液循环和组织代谢，防止血栓形成，这对有心脏病及剖宫产的产妇尤为重要。

对剖宫产新妈妈来说，下床活动可促进肠蠕动，促进排气，防止肠粘连。

适当的活动有利于新妈妈的体力恢复，还可以改善心情，增加食欲，促进营养的吸收，刺激母乳的产生。

一般来说，顺产的新妈妈在产后6～8小时就可以尝试在床上坐起来了。身体条件允许的新妈妈此时就可以下床做一些轻微的活动，活动时间为5～10分钟。会阴撕裂、侧切的新妈妈则应坚持平卧8～12小时再下床活动。剖宫产的新妈妈产后24小时才可以坐起来，产后第2天可以尝试下床活动。

月嫂暖心话

这里提到的下床活动时间，都是以新妈妈身体条件允许为前提的。有特殊情况的新妈妈不要强行按照时间表执行，要以自己的感受为先。另外，无论是顺产还是剖宫产，活动时都应遵循“缓慢”“渐进”的原则，即使是平卧转换为侧卧这样的动作，都不要用力过猛。下床活动时也要特别注意，身边一定要有壮体力者陪护——因为对此时的新妈妈来说，直立行走还是一件颇具挑战的事情，上厕所时也要多加小心，谨防晕倒。

剖宫产护理：术后24小时护理要点

剖宫产的新妈妈除了要关注子宫和阴道出血的情况，还要忍受腹部伤口的疼痛，护理的重点也跟顺产的新妈妈略有不同。产后24小时之内，月嫂的主要护理工作有以下内容，家人们不妨学习一下。

去枕平卧6小时

剖宫产的新妈妈在术后6小时内须采取“去枕平卧”的姿势，并且要把头偏向一侧。这样可以预防手术麻醉引起的头疼，而头偏向一侧可以预防呕吐物的误吸。6小时之后就可以给新妈妈垫上枕头了，但千万要记得经常给新妈妈翻身，以免压出褥疮，特别是天气比较热的时候。

6小时后要排气

由于麻醉会抑制新妈妈的肠胃蠕动，为了避免肠胃粘连，医生会要求新妈妈在排气前禁食。

产后两小时，剖宫产新妈妈可以开始做腹式呼吸运动，以促进排气，具体做法见P41。

一般剖宫产新妈妈会在产后6小时或第2天排气，如果次日仍未排气，可能会出现腹胀明显的情况，此时可以继续做腹式呼吸，或者稍微喝一些萝卜汤，也可以下床沿着床边走动来促进排气。

未排气前原则上是禁食禁水的，如果新妈妈确实饥饿难忍，可以在6小时后稍微进一些流食，但不可以进牛奶、巧克力等易引起胀气的食物。口渴的时候家人可以用湿毛巾润湿嘴唇。

拔尿管后自行排尿

剖宫产的新妈妈在手术前会插尿管，以便排空膀胱，避免手术中压迫膀胱造成损伤。术后24小时内，护士会帮新妈妈拔出导尿管，新妈妈要多喝水，以促进自然排尿。如果拔掉尿管4小时后，新妈妈还不能正常排尿，护士和家属就要想办法诱导新妈妈排尿了（具体方法我们在上文已讲述）。

注意身体清洁

产后新妈妈会比较爱出汗，需要用柔软、干净的新毛巾及时吸干净，免得汗液流入伤口。还要注意观察恶露排出的情况，卫生巾要勤换，以保持局部干爽。另外为了防止把床单弄脏，推荐新妈妈使用一次性床垫。

饮食进补：分娩当天怎么吃

很多人认为，新妈妈分娩后应该及时补充体力，所以就准备了鸡汤、鱼汤甚至猪蹄等补身的食物，让新妈妈吃下去。殊不知，此时的新妈妈肠胃功能尚未完全恢复，很难消化油腻的汤类及固体食物，应该选择容易消化且富含营养的流质食物，如软烂的米粥、清淡的蔬菜汤等。

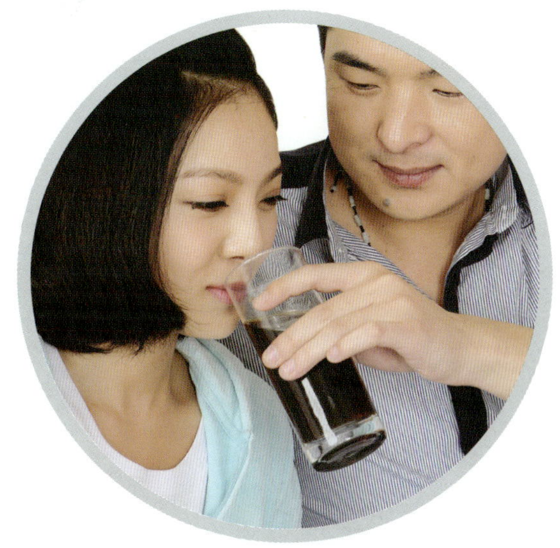

建议新妈妈产后喝一杯暖暖的红糖水，一方面可以帮你恢复体力，另一方面可以促进第一次排尿。

产后第一餐

1. 适当喝点红糖水：红糖水含铁量丰富，可以补血养血，还能为新妈妈补充体力，并有助于促进恶露排出。所以，产后第一餐喝点红糖水，是很恰当的选择。

2. 喝杯热牛奶：新妈妈分娩时不仅失血较多，流汗也会消耗一部分体液，再加上哺乳消耗的热量，使得产后的身体非常需要补充水分和营养。此时，来上一杯温热的牛奶，正好可以补足这些损失，并为接下来能够顺利哺乳打下一个良好的基础。

3. 小米粥赛参汤：小米粥营养丰富，其中铁、B族维生素、纤维素等营养素的含量比大米都要高出几倍，新妈妈产后喝一碗小米粥，可以安抚空荡荡的肠胃，不会给消化系统带来额外的负担，还能起到滋阴养血的作用，是产后第一餐的理想选择。

剖宫产新妈妈术后饮食注意事项

剖宫产的新妈妈术后要禁食6小时，6小时之后再逐渐增加食量。第一餐可以吃一些促进排气的流质食物，如米汤、萝卜汤、蔬菜汤等，不宜进食容易引起腹胀的食物，如牛奶、豆浆等。完成肛门排气后，可以进食一些易消化的半流质食物，如稀饭、面条等。和顺产的新妈妈一样，产后第1天，剖宫产的新妈妈也不宜立即饮用补汤、催乳汤。

母乳喂养：学习哺乳的要领及姿势

没有特殊情况的话，新妈妈生完宝宝当天就可以喂奶了。什么时候给宝宝喂第一口奶？喂奶是否及时对宝宝和新妈妈各自有什么影响？这些问题我们都有必要给大家讲清楚。

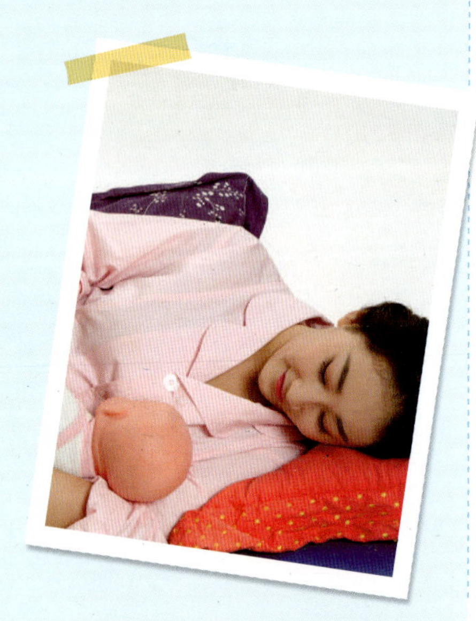

尽早开奶有利于母婴健康

所谓开奶，就是指宝宝降临人间的第一次喂奶。一般来讲，开奶的原则是越早越好，理论上来讲，分娩后20～30分钟，医生检查没什么问题，就可以给宝宝喂奶了。这段时间是宝宝吸吮反射最强的时期，如果能够在此时开奶，可以大大提高宝宝的吸吮能力。

但是在实际当中，新妈妈可能会遇到一些特殊的情况，比如身体还有待观察，或出现产后出血等，导致不能第一时间开奶，那么就要等到问题解决之后再开奶，但也不应超过产后6小时。老辈人常说要等待先来奶，然后再给宝宝喂，这种做法是不科学的。乳汁的产生是由神经和激素调节控制的，宝宝的吸吮可以刺激乳头的神经末梢，促进新妈妈的大脑快速分泌催乳素，从而使乳汁大量分泌。如果没有及时给宝宝开奶，就会影响正常泌乳反射的建立，使乳汁分泌越来越少。晚开奶还容易导致宝宝拒绝母乳，不利于宝宝的健康。对产后子宫恢复也会有不良影响。

剖宫产的新妈妈分娩后需要平卧，不方便侧身哺乳，但也不能因此错过开奶时间。这种情况下可以在产后30分钟内用吸奶器代替宝宝开奶。越早对乳头进行刺激，就越有利于母乳喂养。

开奶的顺利与否，与新妈妈的心态有很大关系。新妈妈一定要对自己和宝宝有信心，即使一开始没有母乳也不要放弃，要多让宝宝吸吮，放松心态，这样更有助于促进乳汁分泌。

初乳是给宝宝的珍贵礼物

新妈妈分泌的乳汁成分不是一成不变的，而是随着宝宝的消化吸收能力和身体需要而逐日发生变化。一般将在产后最初一周内分泌的乳汁称为初乳，产后8～15日分泌的乳汁称作过渡乳，产后15天到9个月分泌的乳汁称作成熟乳，10个月以后分泌的乳汁为晚乳。

母乳各期成分表

时期	蛋白质 / %	脂肪 / %	糖 / %	矿物质 / %
初乳（1～7天）	2.25	2.83	2.59	0.3077
过渡乳（8～15天）	1.56	4.87	7.74	0.2407
成熟乳（15天～9个月）	1.15	3.26	7.50	0.2062
晚乳（10个月以后）	+1.07	3.16	7.47	0.19+78

初乳的颜色微黄，质地黏稠，看上去有点脏脏的，所以生活中有些不知情的新妈妈不放心给宝宝吃，就把初乳挤出来扔掉，这是非常可惜的！研究发现，初乳中含有大量的乳铁蛋白、免疫球蛋白、蛋白质、维生素A等有益成分，有极高的营养价值，可以提高宝宝的免疫力，促进宝宝的生长发育，可以说，初乳是新妈妈为宝宝准备的珍贵礼物，是无可替代的营养食物，因此被誉为“黄金乳”。

月嫂暖心话

乳汁满足不了宝宝的营养需要怎么办？

母乳喂养的道路上，总有一些问题影响着新妈妈的信心。比如有的新妈妈就觉得，自己的乳汁少，而且颜色也淡，会不会满足不了宝宝的需要。其实，产后一周内的乳汁、前乳、夏天的乳汁，都会显得比较淡，但这些乳汁都是很有营养的。其实母体一般会将宝宝的需求默认为优先需要满足的对象，除非是体质非常虚弱、营养不良的新妈妈，否则就没必要担心自己的乳汁满足不了宝宝的需要。

开奶前不应喂糖水或牛奶

以前，民间会在开奶前给宝宝喂一些糖水，这是因为过去开奶时间晚，怕把宝宝饿坏了，就给宝宝先喂些糖水来充饥，其实这种做法是不可取的，早就应该被淘汰。它不仅会影响宝宝的吸吮能力，还会使宝宝适应糖水的甜味，从而抗拒母乳的味道，给母乳喂养带来阻碍。

喂牛奶也是相似的道理，如果宝宝适应了牛奶的味道，就会对母乳丧失渴求。另外牛奶不需要费力吸吮，宝宝习惯了“不劳而获”，自然不再愿意提高自己的吸吮技能。

过早地让宝宝喝牛奶，还容易引起宝宝对牛奶中的“异体蛋白”产生过敏反应。另外，牛奶打破了宝宝肠道内的酸碱平衡，这将增加宝宝腹泻和肠道感染的可能。

母乳喂养的优势

现在的新妈妈大多都知道母乳喂养对宝宝是最好的，但是好在哪儿呢？

❶ 营养好。母乳成分的比例最适合婴儿机体的特征和需要，有利于消化吸收，没有过敏。

❷ 有免疫作用。母乳含有大量免疫活性细胞，有多种免疫球蛋白，可预防呼吸道和肠道疾病。

❸ 能加强子宫收缩，预防产后出血，使乳癌及卵巢癌的发病率降低。

❹ 能够增进母子感情。

❺ 母乳直接从乳腺分泌，喂养方便，经济，无污染。

知道了母乳有这么多的好处，相信新妈妈可以更加坚定母乳喂养的决心了。

母乳喂养要从心理上做好准备

1.了解相关知识：母乳喂养虽然是妈妈天生的本领，但是也需要一些必要的知识储备，比如母乳喂养的正确姿势、注意事项、如何判断宝宝是否吃饱等，熟悉了这些知识，可以让哺乳大业进展得更加顺利，也可以让新妈妈更有信心，以防止走入误区，影响哺乳。

2.保持积极心态：很多新妈妈在哺乳问题上，过于急躁、焦虑，还有的新妈妈因为乳汁少或者没有乳汁而不愿意哺乳。事实表明，压力太大反而会影响乳汁的分泌，只有那些有着坚定信心和强烈的愿望的新妈妈，才能够更容易实现母乳喂养，所以新妈妈有必要保持积极的心态。

3.走出心理误区：一些新妈妈在母乳喂养的问题上有一些误区，比如有些乳房小的新妈妈总是担心自己的奶量不足。这种担心是多余的，因为泌乳量的多少跟乳房的大小没有关系，新妈妈大可放宽心。只要按照正确的开奶方法及时开奶，并放松心情，相信你一定可以顺利进行哺乳。还有一些新妈妈听说母乳喂养会导致身材发胖而产生抗拒心理，其实母乳喂养不但不会导致身材发胖，相反，它还有助于新妈妈身材的恢复。所以，新妈妈千万不要因为担心身材问题而放弃母乳喂养，这样做只会得不偿失的。

知识链接

泌乳的原理

了解了泌乳的原理，我们就可以知道是什么因素在影响着泌乳。泌乳其实是一个循环的过程，这个循环开启的信号，就是宝宝的吸吮。当宝宝含住妈妈的乳头开始吸吮时，信号就会从妈妈的乳头发出，通过神经经路传达到妈妈的下丘脑，促进泌乳素和催产素的产生。催产素同时作用于乳腺和子宫，就会有乳汁分泌，同时促进恶露排出。这时新妈妈可能还感觉不到自己有奶，但是宝宝其实已经吃到了。

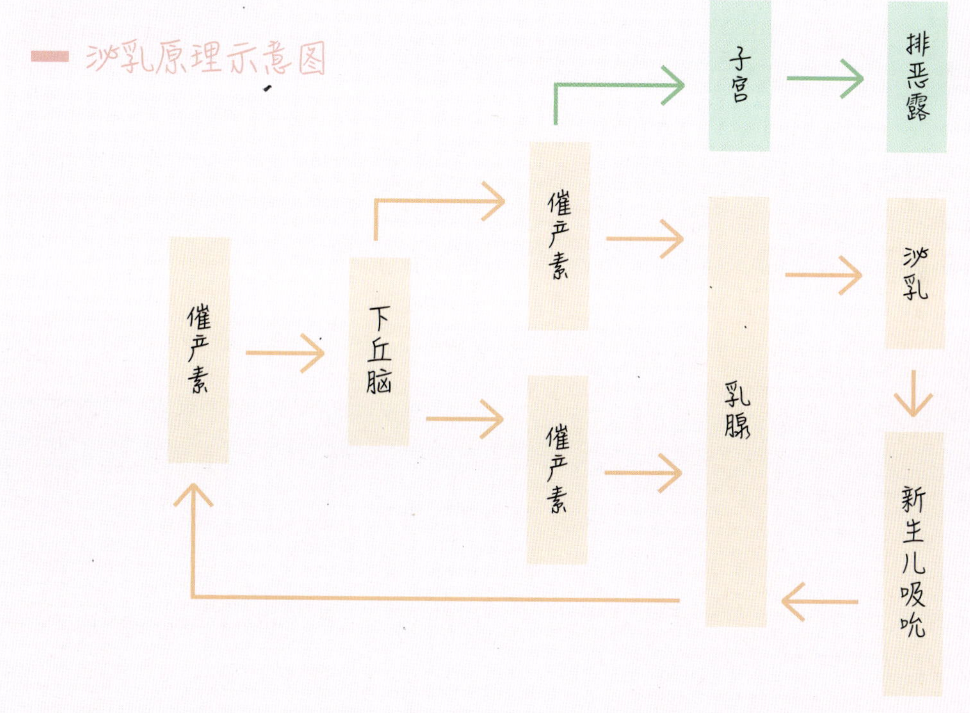

宝宝护理：和宝宝建立感情的五个方法

刚出生的宝宝对安全感的需求很强烈，跟宝宝多进行亲密接触，可以让宝宝获得更多的安全感，对建立母子之间的亲密关系也是非常有好处的。初为人母，在和宝宝接触的过程中，该如何跟宝宝更快地建立起感情呢？

方法一：哺喂母乳

母乳喂养除了能够提供给宝宝最佳营养之外，还能制造母子亲近的机会。宝宝的吸吮，可以让新妈妈体验到做母亲的感觉，尤其现在新妈妈还没有开始分泌真正的乳汁，充分的吸吮是必不可少的。

对宝宝来说，妈妈温暖的怀抱，妈妈熟悉的心跳声，还有妈妈身上特殊的味道，都会让宝宝感觉到安全和满足。而且在哺乳的过程中，妈妈会和宝宝养成特有的默契，渐渐地，就会形成互相依恋的关系，这对宝宝的心理健康和情感发育都是有益的，对新妈妈的心理和情绪也能产生一定的安抚作用。

方法二：触感刺激

皮肤是人体最大的器官，上面布满了神经末梢。宝宝一出生，就具备了敏锐的皮肤触感。慈爱而温柔地抚摸宝宝全身，会给宝宝带来愉悦感，反之，突然而粗鲁的动作则会让宝宝感到不安。

新妈妈要尽可能地多和宝宝保持肌肤接触，身体条件允许的时候，可以把宝宝抱在胸前，轻轻摇动，这种柔软、舒适的感觉，可以让宝宝唤回曾经在妈妈肚子里的记忆。平时多让宝宝躺在自己的身边，或让他在你手臂上躺一会儿，使他尽量靠近你的躯体，紧紧依偎着你。爸爸也要多爱抚宝宝、抱宝宝，这些触感刺激，都有利于增进亲子之间的感情，对宝宝的呼吸规律、感官发育、情感发育都是有益处的。

方法三：凝视的力量

刚出生的宝宝眼睛大部分时间是闭着的，但这并不代表他没有视力。其实宝宝一出生就有光感，表现为在强光刺激下会出现闭眼反应，对灯光的变化也有反应，当亮光照到眼睛时，瞳孔会变小。

新生宝宝的视力范围为20～25厘

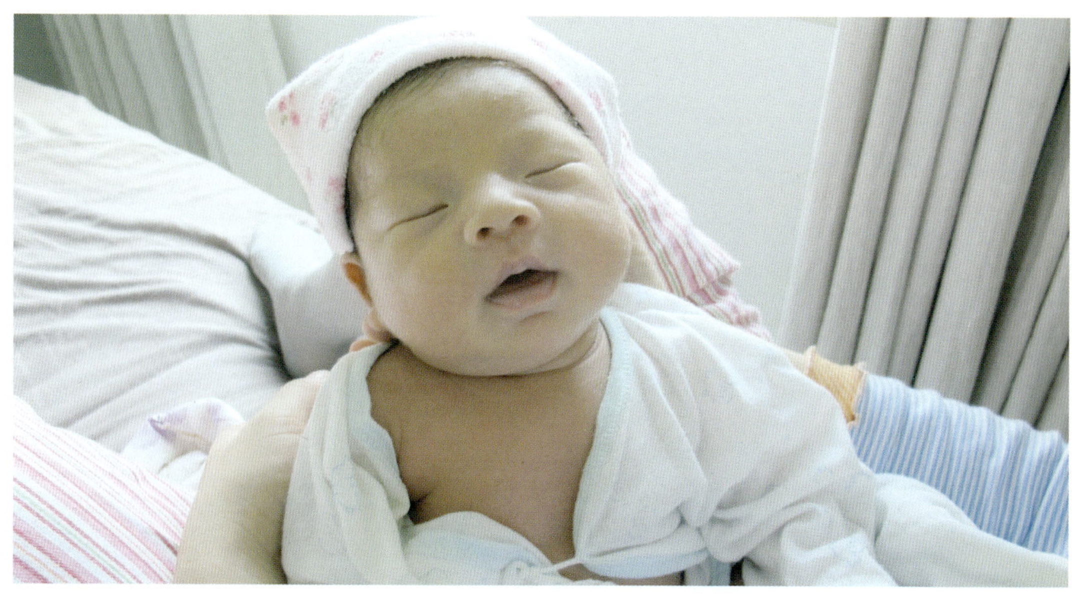

米，这个距离就是从你的乳头到你的眼睛的距离。所以当你给宝宝喂奶的时候，宝宝也能够看到你凝视的目光。平时也应该多和宝宝对视，眼睛是心灵的窗户，可以传递给宝宝母爱的力量。

方法四：用声音和宝宝交流

刚出生的宝宝也是有听力的，他最喜欢听的就是妈妈的声音。多跟宝宝说话，或者给宝宝唱歌、讲有节奏的童谣，可以让宝宝熟悉妈妈的声音，加深对妈妈的感情。虽然他不能完全听懂你的话，但是他可以通过你的语气、音调来感知你的情绪、情感，甚至会给你一定的回应。

此外，声音分析学研究表明，妈妈的声音具有独特的节奏，可以安抚和镇定宝宝情绪。宝宝特别喜欢柔和的声音，而抗拒噪声，所以，新妈妈和家人可以尽量多跟宝宝说话，另外还要注意让宝宝远离噪声环境。

方法五：了解关于新生宝宝的相关知识

跟宝宝建立亲密关系的过程中，既要防止忽视宝宝的需求，也要避免过度满足宝宝的需求。这都要求新妈妈和爸爸对于宝宝的基本特征有一个了解，只有了解了相关的知识，才能够知道宝宝哪些情况是正常的，哪些情况需要及时给予照顾，这样也才不至于在宝宝哭闹的时候手足无措，或者对宝宝真正的需求视而不见。

第2天

特别关注：恶露的观察和应对

产后第2天，新妈妈需要重点了解一下恶露。学会观察恶露，可以掌握子宫恢复的进程，一旦出现异常情况，也可以做到早发现，早治疗。

恶露多久才干净

恶露是指产后子宫腔里残存的子宫内膜、胎盘剥离伤面的血液、子宫分泌的黏液的混合物，它是产妇正常的生理性表现。

恶露的总量为500～1000毫升，一般需要4～6周的时间才能排除干净，在这个过程当中，恶露的颜色、内容物、味道都会发生变化。产妇可以根据这些变化来自查子宫复旧的进程。如超出上述时间仍有较多恶露排出，称之为产后恶露不尽。

如何观察

正常恶露的颜色从鲜红、暗红、深黑到淡红色，最后无色。

恶露的性状变化一览表					
名称	时间	恶露的颜色	恶露的组成	恶露的量	味道
血性恶露	分娩1～4天后	鲜红色或暗红色	含有大量血液、小血块及坏死的蜕膜组织	多量：与经期量多时大致相同	有腥味
浆性恶露	分娩1周后	淡红色	含有较多坏死的蜕膜、宫颈黏液及阴道渗出液，还有少量血液	中量：与经期量少时大致相同	无特殊味道
白色恶露	分娩10天以后	白色或淡黄色	含有大量白细胞、坏死蜕膜、表皮细胞、细菌等，状如白带	少量：比白带多些	无特殊味道

如何应对

1. 准备一个专用的盆和毛巾用以清洗外阴。在医院的时候护士会帮忙清洗，新妈妈可以学习护士的方法，出院回家后自己照着操作。注意，所用的盆和毛巾在每次使用前都要用开水消毒；每次大小便后，都要清洗外阴，并用一次性消毒纸或药棉擦干。

2. 产后前4天，恶露的量较多，需要使用产妇专用的卫生巾，这类卫生巾吸收量大，且材质柔软，无刺激，可减少感染的发生。后期恶露量逐渐减少，可以随之更换成卫生纸或卫生护垫。内裤也要勤洗勤换。

3. 新妈妈需要观察恶露排出的情况，但这并不意味着要频繁起来查看。产后第2天，新妈妈的身体本来就非常虚弱，需要好好休息，如果休息不好，身体恢复也会受到影响。所以，只要在大小便的时候查看一下就可以了，还是要将休息放在第一位。

4. 产后第2天，新妈妈可以适当地按摩子宫，以促进子宫收缩。这里教新妈妈一个方法：用手触摸肚脐周围，寻找子宫的位置，如果手指感觉到了一个球形硬块，则表示子宫收缩良好；如果触摸不到球形硬块，就需要进行环形按摩，直到子宫变硬为止。

知识链接

需要警惕哪些异常现象

有些恶露属于异常情况，应引起注意！

异常一： 产后24小时内，恶露量累计超过500毫升，则可判断为产后出血，应立即通知医生进行处理。

异常二： 恶露持续时间长，并伴有恶臭味，新妈妈身体发热，下腹疼痛，就要警惕子宫内有炎症，要及时告知医生进行诊治。

异常三： 恶露的颜色应该越来越浅，如果颜色越来越深，或血性恶露不减反增，则表明子宫收缩不良，或有残存的胎盘组织，需要立即处理。浆性恶露或白色恶露增多，且淋漓不尽，持续时间延长，表示宫内有炎症，需要到医院进行诊治。

掌握了以上的知识，你就可以观察自己的恶露情况了，一旦发现其中的问题，就要立即告诉医生，以便及时得到诊治。

剖宫产护理：术后伤口恢复

剖宫产新妈妈腹部的伤口创面较大，麻药作用消退后，疼痛感会马上袭来。伤口的药物敷料表面会有少量血迹渗出，是细菌生长的良好培养皿，所以如果不好好护理，发生感染的概率会较高，还可能影响生二胎。此外，如果护理不当，还容易在腹部形成难看的疤痕，相信这是每个新妈妈都不愿意看到的。所以，新妈妈术后应格外注意伤口护理。

剖宫产伤口多久能恢复

剖宫产后，表面的伤口一般在手术后的5～7天可以拆线或去除皮肤夹，采用可吸收线皮内缝合术，则无须拆线。10天左右就不会感觉到很明显的疼痛了。但这时，伤口还不算完全恢复。剖宫产的伤口完全恢复需要4～6周时间，在此之前，新妈妈始终需要密切观察伤口的复原情况。

如何促进伤口更快地愈合

方法一：保持伤口清洁、干燥：为了防止感染，新妈妈必须保持伤口的清洁和干燥。新妈妈出汗较多，需要勤洗澡，但是术后两周内，剖宫产的伤口都不能大量沾水，因此最好的办法就是用擦浴的方式清洁身体，避免淋浴。此外，还要勤换衣服，保持身体清洁。两周后，新妈妈的伤口愈合状况良好，无红肿、渗血等状况，方可淋浴。只是室内温度要控制在26摄氏度左右，水温在37摄氏度左右，淋浴时长不得超过20分钟。洗浴过程中，要避免揉搓伤口，洗完后用干毛巾吸干水分。

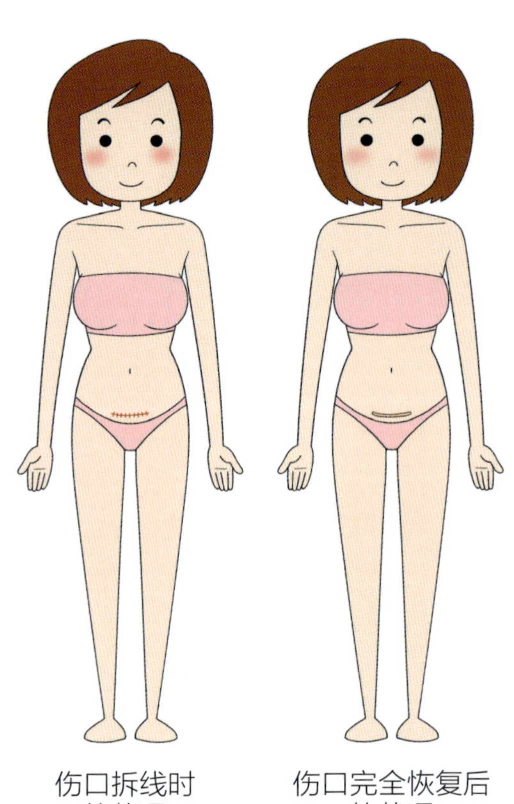

伤口拆线时的状况　　伤口完全恢复后的状况

方法二：适当活动：24小时后应该练习翻身、坐起，并下床慢慢活动，这样可以促进肠道蠕动，帮助排气，排气了才能慢慢进食，促进乳汁分泌。

方法三：防止牵拉、撕裂：新妈妈要避免大笑，因为大笑时会牵拉伤口，影响伤口愈合。还要注意预防感冒，因为咳嗽时会牵拉伤口，甚至造成伤口撕裂。如果不慎患上了感冒，忍不住咳嗽时，应用手捂住伤口处，加以保护，并且应及时服用药物进行治疗。

方法四：饮食调理：多吃一些富含胶原蛋白、维生素的食物，以及含锌、铁丰富的食物，同时应避免食用辛辣刺激性的食物，避免食用发物。

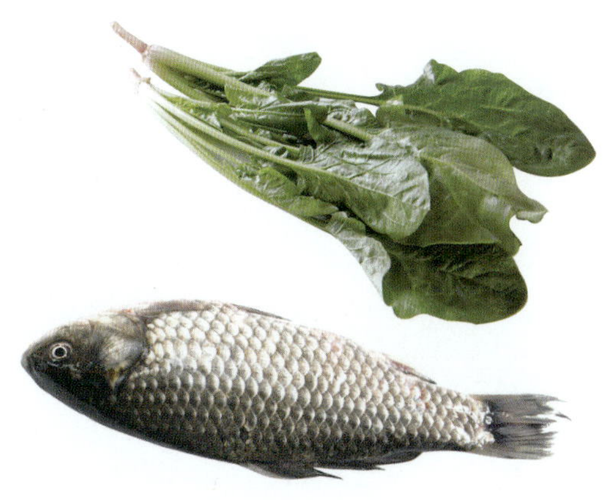

如何避免留下丑陋的疤痕

剖宫产肯定会留下疤痕，有的疤痕只是很浅的一条细线，隐藏在皮肤纹路之中，几乎看不出来；而有的疤痕却颜色较深，疤痕组织也较为肥厚。难看的疤痕会成为新妈妈心中永远的痛，那么，怎么做才能避免呢?

1. 防止伤口进入异物：伤口中进入异物或受到感染，会呈现不稳定状态，这时人体就会感应到这种倾向，从而自动制造更多的疤痕组织试图来稳定伤口，疤痕就容易恶化，丑陋。所以，新妈妈平时要注意保持身体清洁干燥。另外还要穿着宽松、柔软的衣物，避免经常摩擦伤口。

2. 避免腹部用力过猛：新妈妈在活动时要注意保护腹部伤口，避免腹部用力过猛，导致伤口出现不平整的撕裂。

3. 避免暴晒：阳光下暴晒伤口会导致黑色素沉淀，影响疤痕美观。

4. 避免抓挠：伤口在愈合过程中会有瘙痒的情况，新妈妈不要用手去抓挠，或者用衣物去摩擦，可以涂抹一些止痒的外用药膏，如肤轻松、地塞米松等。

5. 不要过早揭开伤口：疤痕处的胶带一般在产后7～10天左右可以揭掉，如果过早揭开，伤口表皮组织尚未完全修复，容易被带走表皮细胞，或撕掉真皮组织，并刺激伤口，不利于疤痕的恢复和美观。

如何减少伤口疼痛

有伤口就会有疼痛，剖宫产的伤痛不会很快消失，为了避免这种疼痛加剧，新妈妈可以采取以下措施。

1. 采取侧卧的姿势：手术后新妈妈需要平卧很长一段时间，平卧的姿势对子宫收缩痛最为敏感，产后第2天麻药作用已经消失，伤口会感到剧痛，所以最好适当采取侧卧的姿势，使身体和床成20～30度角，可将靠垫或毛毯垫在背后，这样可以减轻移动时对伤口造成牵拉痛，也有利于子宫的恢复，哺乳也更加方便。

2. 避免使用坐浴、盆浴：剖宫产手术的伤口大多在下腹部，耻骨上缘一指半到两指处，坐浴和盆浴所采取的姿势需要腹部用力，这样难免会牵拉伤口，影响恢复，所以剖宫产新妈妈应避免盆浴、坐浴。

3. 使用止痛泵：剖宫产麻药效果消退后，伤口的疼痛一点不亚于分娩的疼痛，但是想要母乳喂养的新妈妈宁可在痛苦中煎熬，也不愿意使用止痛泵，因为害怕使用药物会让宝宝受到不良影响。其实，如果疼痛实在忍无可忍，也无须再忍，因为乳汁中微量的镇痛药物是不会对宝宝造成影响的，疼痛难忍反而更加不利于乳汁的分泌。如果实在担心药物安全问题，可以向医生询问并控制好药量。

警惕伤口的异常情况

剖宫产手术当天腹部出现少许渗血、渗液是正常的，但如果发现伤口渗出物较多，就应该立即通知医生了。一般在术后24小时，医护人员会为你第一次检查伤口并换药，出院当天会再换一次药。

如果新妈妈出院后，发现伤口有红肿、渗血、渗液，伴随发热、疼痛等状况，一定要及时到医院进行检查。

月嫂暖心话

新妈妈受伤口疼痛折磨的时候，家人也不能干着急。这里有几个方法，可以帮助新妈妈缓解疼痛：首先，可以给新妈妈播放一些舒缓的音乐，如果是新妈妈平时爱听的音乐就更好了。或者可以陪新妈妈聊聊天，可以聊关于孩子的话题，关于未来美好生活的展望等，来转移新妈妈的注意力，从而缓解疼痛感。

起居护理：束腹带怎么用才有效

俗话说，爱美之心人皆有之，每个新妈妈都希望产后能迅速恢复苗条身材，于是是否使用束腹带就成了新妈妈关心的问题。那么束腹带可以达到减肥塑形的目的吗？使用束腹带需要注意什么呢？

束腹带到底能不能瘦身

束腹带的作用主要是防止剖宫产的伤口撕裂、出血，促进伤口恢复。也可以在一定程度上补充肌力不足，减轻怀孕分娩造成的骨盆肌肉群及韧带的下坠感。至于有的新妈妈认为，用束腹带裹住腰腹部的赘肉，就可以快速瘦下来，这种观点就大错特错了。还有的新妈妈说，使用束腹带可以帮助自己控制食欲，吃到一定量就会感觉腹胀，这样相对比较容易瘦下来。这话乍听起来有一定道理，但是新妈妈若想要恢复身材，最有效的方法还是待身体状况恢复后，进行适当的运动，光靠束腹带只怕效果非常有限。

剖宫产新妈妈有必要使用束腹带

分娩方式是决定是否有必要使用束腹带的主要因素。剖宫产的新妈妈日常起居中容易牵拉到伤口，束腹带可以起到一定的保护作用，所以最好使用束腹带。

而自然分娩的新妈妈伤口在会阴部，没有必要使用束腹带，但是如果一定要用的话，医生一般也不会强行禁止。至于该何时使用，没有特别的建议。针对市面上所推出的有塑身功能的束腹带，自然产新妈妈最好等到伤口不痛时再穿，以免加重不适感。

使用束腹带的最佳时机

剖宫产新妈妈一般在产后第2天开始下床活动，此时正是使用束腹带的最佳时机。而自然产的新妈妈如果要使用束腹带，最好等到一个月后。

使用束腹带需要注意什么

使用束腹带一定要讲究方法，如果使用不当，不但起不到保护作用，反而会造成严重的不良后果。

使用束腹带不宜太紧、太高。尤其是在产后1周内。太紧、太高的束腹带会过于压迫新妈妈的腹腔，不利于腰腹部血液循环，影响产后康复。

随时调整松紧度。判断束腹带是否松紧合适的标准是，束腹带束好后，可以容纳一个手掌放进去。在使用过程中，新妈妈也要随着腹部的减小而随时调整束腹带的松紧度。如果新妈妈腹部过瘦，髋骨突出，或腹带无法贴紧腹部，应在腹前垫一块毛巾再绑束腹带；如果新妈妈的腹围较大，可以将两三条接在一起使用。

预防过敏长疹子。有的新妈妈使用束腹带容易过敏长疹子，解决这个问题很简单，就是在束腹带里面裹一条柔软的毛巾或套一件柔软的内衣。

及时停用束腹带。长时间戴着束腹带会使盆腔血行不畅，导致盆腔淤血等病症。一般来讲，束腹带应该戴两个小时，摘两个小时，吃饭、睡觉时都要摘掉。

有医生认为，产后如错误、过度地使用束腹用品，反而容易导致子宫脱垂，或是妨碍其他器官回复到原来的位置。因此新妈妈在使用束腹带时，禁止直接绑缚上去，而是要遵循由下往上、由紧到松的缠绕方式，减少骨盆器官下垂的可能。

哪一种束腹带比较好

市面上的束缚带在功能、种类方面都差不多，只要能固定伤口就可以了。在选购时，应主要关注长度是否合适，身形较瘦的新妈妈可以选择较短的规格，腹围较大的新妈妈则可以选择较长的规格。有些新妈妈早早准备好了束缚带，分娩后身形却发生了较大变化，导致束腹带与身材不匹配，造成了不必要的浪费。这样不如在分娩初期，或做剖宫产手术的前一天，再让家人去购买。

月嫂暖心话

可以用纱布代替束缚带吗？

有些新妈妈选择缠纱布来代替束腹带，那么这两者哪个更好呢？很多尝试过纱布的新妈妈表示，纱布更加凉快，透气性好，不会刺激皮肤，而且自己动手缠，松紧度也比较合适。但是纱布不太吸汗，而且缠纱布的过程非常费事，一天至少要缠两次，很多新妈妈坚持不了一个星期就放弃了。我们的建议是，选择适合你自己的。如果你追求方便，那么非束腹带莫属，但是一定不要用太紧绷的。如果你认为舒适度更重要一些，还不怕麻烦，那么可以尝试用纱布。

饮食进补：向半流质食物过渡

我们的月嫂去客户家服务的时候，经常遇到客户要求给新妈妈大量进补催奶。当然，坐月子的确需要进补，但是不能一开始就大鱼大肉，新妈妈的肠胃负担不了。分娩后1~2天内，新妈妈的胃口一般都不会太好，此时依然要吃清淡、有营养、易消化的食物，要从流质食物向半流质食物逐渐过渡，给肠胃休养生息的时间，要理解磨刀不误砍柴工的道理。

产后第2天的饮食很重要，因为新妈妈需要足够的营养来尽快恢复体力，还需要通过饮食来保证初乳的质量，因此从产后第2天开始，饮食就要做到营养全面。

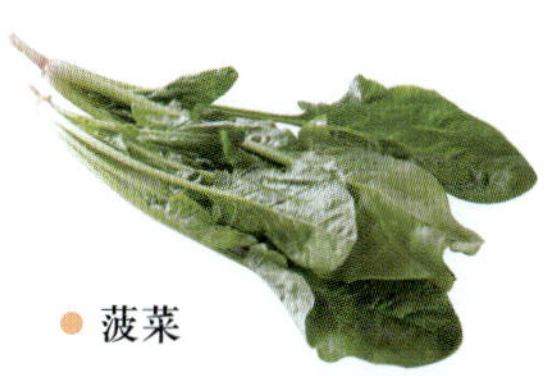
菠菜

这一天，新妈妈还不能吃油腻的食物，一日三餐应该以清淡的半流质食物为主，同时也要保证营养丰富。值得推荐的半流质食物包括挂面、稀饭、粥、汤等，可适当搭配一些蔬菜、豆制品、藻类，如菠菜、芹菜、白菜、豆腐、紫菜等。鸡蛋可以煮着吃，或者做成蛋羹。

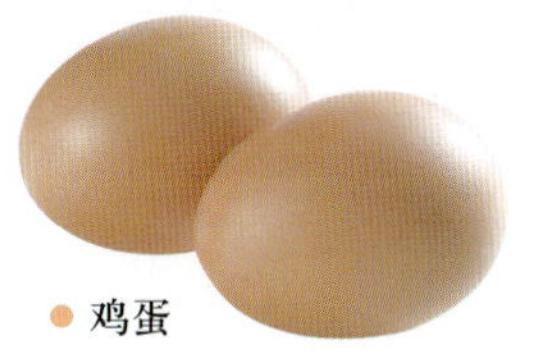
鸡蛋

清淡饮食并不意味着不能吃肉，只是不要放太多，也不要做得太油腻，可以在挂面或者粥里加少许鸡茸、猪肉末或者肉丝，也可以放点猪肝。

月嫂暖心话

中医将食物分为寒、凉、温、热、平五种属性，根据我们月嫂以往的经验，给产妇准备日常饮食，应选择食性平和、温热、凉润的食物，避免燥热、寒凉。平和的食物不寒不燥，适合所有体质的新妈妈；温热的食物具有温补气血、助阳散寒、改善疲劳等功用；凉润的食物，可以生津、止渴、安眠及促进乳汁分泌。如果新妈妈每餐的食物中都能包含三种不同属性，例如白菜（平和）、莲藕（凉润）、南瓜（温热）搭配起来吃，就可以使体质处于阴阳平衡状态了。

母乳喂养：哺乳的技巧

刚出生的宝宝每天要吃几次奶？多久喂一次？新妈妈心里可能比较没谱。其实，这个时期，你不必纠结喂奶的时间表，因为宝宝还没有形成固定的时间节律，喂奶的次数只需遵循最简单的原则——饿了就喂即可。

新生宝宝适合按需哺乳

哺乳的时长应该根据宝宝的需求而定，通俗点说，就是宝宝一饿就喂，而且他想吃多久就让他吃多久，在这个过程中，宝宝会自然地学会如何正确吃奶。新妈妈不用担心吃奶时间太长而导致乳头酸痛，事实上，只要保持正确的哺乳姿势，一般是不会造成乳头酸痛的。

哺乳的次数也是由宝宝来决定的，只要他想吃就可以给他吃。在这个阶段，宝宝几乎每隔两三个小时就要吃一次奶，频繁地喂奶也许会让你抓狂，你会担心自己的奶水严重不足。其实这个阶段每天给宝宝喂奶10～12次，甚至更多，都是正常现象，只是要关注一下宝宝的大便次数是否也更加频繁了，因为代谢的增加有助于宝宝减少黄疸的概率。

按需哺乳的技巧

按需哺乳是初始阶段母乳喂养的重要原则，但是由于缺乏经验，新妈妈往往难以判断宝宝是饥是饱。月嫂通常是这样帮新妈妈做判断的：宝宝饿了的时候通常会哭，同时小嘴做出吸吮的动作，小脑袋转来转去似乎在寻找乳头，如果将食指放在宝宝的嘴边，他会追着手指想去吸吮。这就说明宝宝的确是饿了，此时一旦开始喂奶，宝宝的哭声就会立即停止，只顾大口大口地吸吮起来。判断宝宝是否吃饱了，也是按需哺乳的一个前提。针对奶量是否充足的问题，后文将详细介绍。最后，如果新妈妈还是难以判断，可以在按需求喂养的前提下，尽量把喂奶的间隔时间控制在2～4个小时。

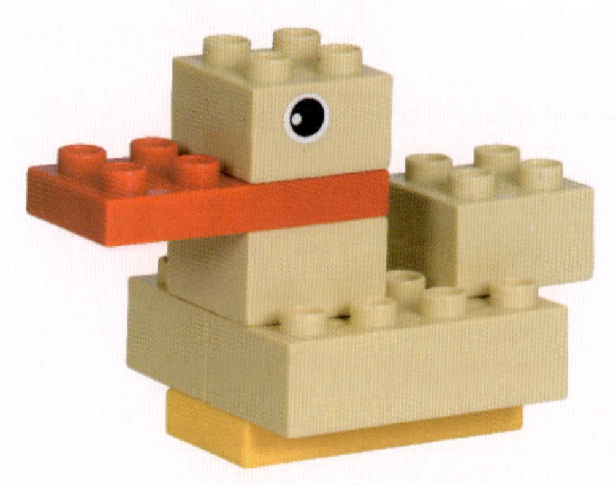

夜间哺乳的必要性

很多新手爸妈觉得，夜间起来喂奶太辛苦了，那么改掉夜间喂奶的习惯可行吗？有研究表明，宝宝对母乳的汲取至少有25%是来自夜间的，也就是说，如果停止夜间哺乳，就相当于断掉了宝宝25%的营养来源。可见夜间哺乳对宝宝来说是必不可少的，处于猛长期的宝宝，每天夜间最少要喂奶一次，才能满足生长发育的需要。而且妈妈的乳汁中含有天然的催眠成分，所以夜间哺乳可帮助宝宝入眠，还可以提高新妈妈体内有镇静作用的激素水平，让新妈妈更加放松。

夜间哺乳的姿势

夜间哺乳时，新妈妈可以尝试卧姿，有可能一开始会不太习惯，但是多尝试几次就会慢慢找到最舒服的感觉了。可以在背后多垫几个枕头，以支撑自己的身体，尽量缓解劳累感。

可以让宝宝含着乳头入睡吗

有的宝宝喜欢含着乳头入睡，甚至整夜都不松口，只要妈妈把乳头拔掉，他就容易醒来。也有的新妈妈觉得把乳头一直放在宝宝嘴里是一劳永逸的做法，省得宝宝醒来哭闹。针对这种情况，建议新妈妈可以等他睡着后，多等一段时间再拔出乳头。最好不要让他整夜含着乳头，否则容易导致乳头皲裂，另一方面，乳房如果盖住宝宝的口鼻，容易导致宝宝呼吸困难。

夜间哺乳也要遵循按需原则

夜间哺乳时，新妈妈没必要严格遵循时刻表，实行军事化管理。如果宝宝在固定时间没有醒来吃奶，就不要主动把他弄醒，而应适当延长哺乳间隔，待宝宝醒来后，判断其确实饿了，再进行哺乳。哺乳时灯光可以适当调暗，减少多余的互动，以保证宝宝充足的睡眠。

月嫂暖心话

夜间哺乳需做好安全防范措施

夜间哺乳时，有些新妈妈可能会担心自己不小心睡着了压到孩子，其实一般不会出现这种情况。正常的宝宝会不时地给新妈妈发出信号，新妈妈自己也会开发自身的第六感，在睡眠中保证宝宝的安全不受到侵害。只是为了防止万一，你需要提前做一些防范，例如不要用被子盖住宝宝的头，不要摸黑哺乳，随时观察宝宝吸吮的情况，避免乳房堵住宝宝的口鼻。

心理调适：
克服疲惫，不做“爱哭鬼”

对于女人来说，分娩可是个大工程，新妈妈除了要应对各种产后不适、伤口疼痛，还要给宝宝哺乳。照顾宝宝，新妈妈责无旁贷，但很多新妈妈在月子初期都感到非常疲惫，情绪也越来越低落，时常有想哭的冲动。这种状况正常吗？

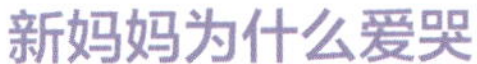

新妈妈为什么爱哭

产后新妈妈总是因为一些鸡毛蒜皮的小事哭泣，为什么会如此呢？

身体疲倦是新妈妈产后情绪低落的重要原因。新妈妈在月子的最初几天里，身体本来就很虚弱，生活起居也往往很不规律，每天都要多次起来给宝宝喂奶，晚上睡眠时间也没有办法得到充分的保证。另外，分娩后新妈妈体内的激素发生了比较明显的变化，多多少少会影响到情绪的稳定。宝宝出生后，新妈妈对于自己是否能够照顾好宝宝，心里有很多的顾虑和担忧，这种焦虑也会引发新妈妈的情绪变化。在这些因素的共同作用下，她们往往觉得压力很大，生活完全没有乐趣。

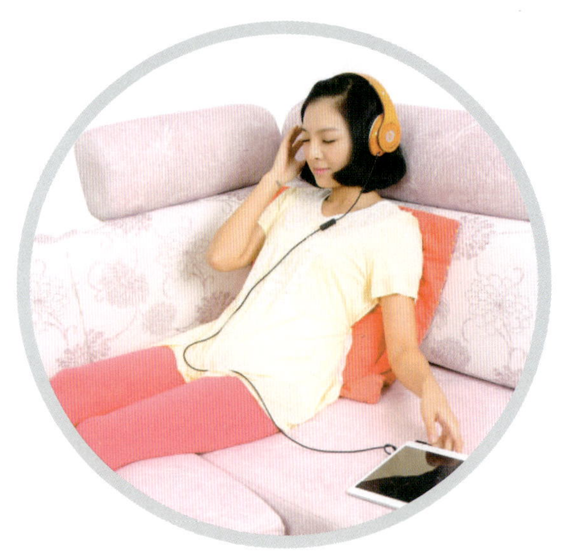

● 音乐是缓解不良情绪的利器，新妈妈可多听听音乐，调节情绪。

如何做好心理调适

哭泣是情绪的表达和释放，偶尔的哭泣可以缓解新妈妈的压力，但是，切勿让哭泣发展成为常态。新妈妈只需认准休养、育儿这两个核心，其他的事情都尽量少去操心。

身体疲倦是可以改善的，新妈妈可以调节好生活规律，尽量与宝宝同步作息。宝宝睡觉的时候你也睡觉。宝宝吃饱后，可以让家人帮忙照顾，自己则抓紧时间休息。晚上给宝宝喂奶的时候，可以让爸爸起来，帮忙把孩子抱到你身边。夜间经常起来喂奶只是暂时的，很快就不会再如此煎熬了。跟家人之间多沟通，懂得求助，会让你轻松很多。

做做运动：腹式呼吸

分娩第2天的产妇还不能做动作幅度较大的运动，但是可以做比较基础的腹式呼吸运动。新妈妈分娩后肠胃功能受到抑制，剖宫产新妈妈还伴有腹痛、腹胀等常见症状，而腹式呼吸可以有效促进肠胃功能恢复。建议新妈妈坚持做，直到肠胃功能得到改善为止。

腹式呼吸运动可以帮助新妈妈放松身心，调节心肺功能，还有利于防止习惯性便秘，对剖宫产新妈妈术后排气及肠胃功能的恢复也很有好处，而且躺在床上就能做，非常方便。具体的做法如下：

仰卧在床上，两腿并拢。

❶ 用鼻缓缓吸气，吸气时自觉腹部隆起，吸气至极限，使腹部最大限度地扩张，略停1～2秒。（图①）

❷ 呼气时将嘴巴收缩成吹笛状，徐徐将气吐出，同时腹部慢慢回缩。（图②）

❸ 此腹式呼吸运动建议新妈妈产后头3天每4小时做一次，每次做20次呼吸。

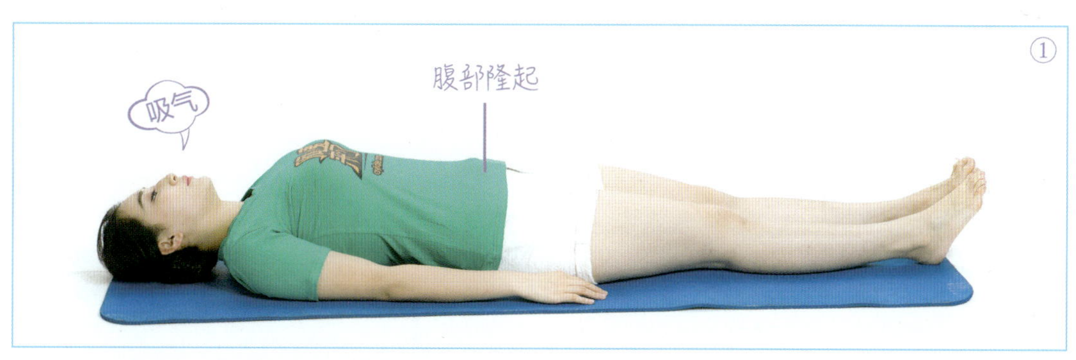

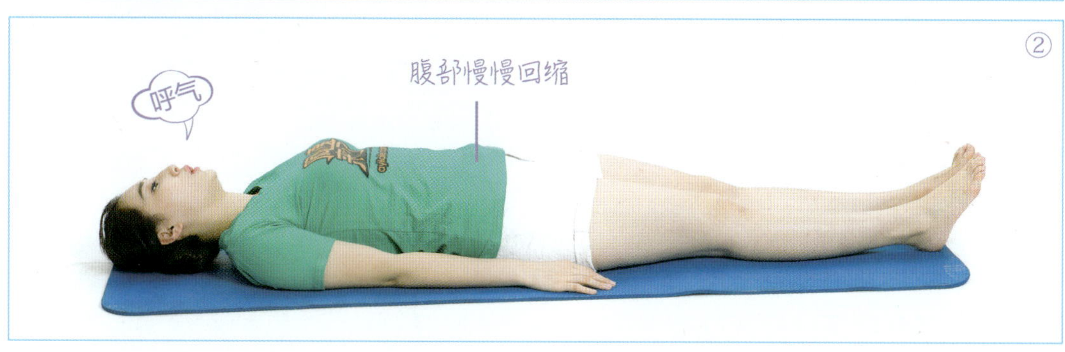

宝宝护理：新生宝宝究竟应该怎么抱

产后第2天，对于部分新妈妈来说就可以抱宝宝了，抱孩子看似简单，实际上也有讲究。新手爸妈往往没有经验，要么生怕弄疼宝宝所以不敢抱，要么就抱得很别扭，一使劲他还哭了。别担心，掌握了一些方法和要领，爸爸妈妈就可以放心大胆地抱宝宝了。

从床上把宝宝抱起来的注意事项

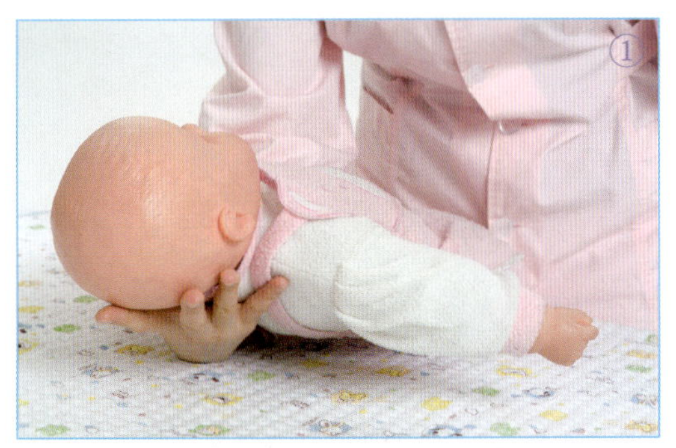

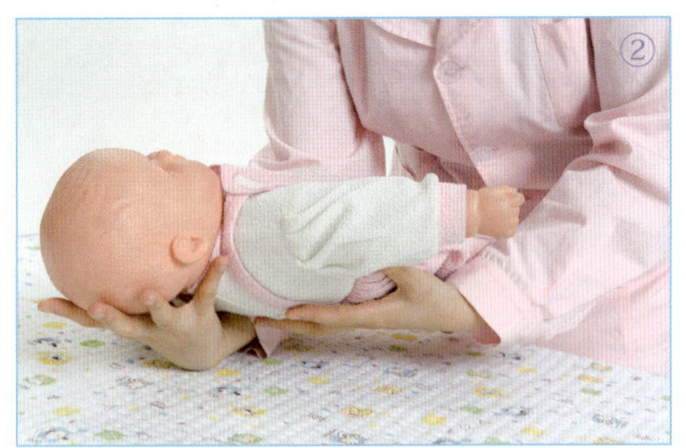

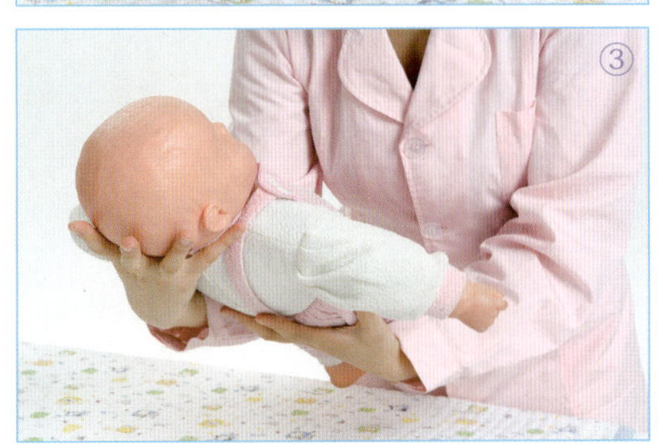

新生宝宝有个很大的特点，就是头部比例较大，颈部肌肉又没有力量，所以很多爸妈在抱宝宝的时候，生怕会闪到孩子。那么，针对这种特点，我们在抱新生宝宝的时候，就要注意对其头颈部的支撑。

如果想将床上躺着的宝宝安全地抱起来，就一定要注意自己手的姿势，最关键的是要稳，你的手要稳定地支撑起宝宝的关键部位，才能让宝宝感觉舒服、安全。具体步骤如下：

1.俯下身体，把一只手轻轻地放在宝宝的后颈部下面，用手掌包住宝宝的整个头部，同时也托住宝宝的颈部，将宝宝的头撑住。（图①）

2.将另一只手伸到宝宝的小屁股下面，包住宝宝的臀部和背部。（图②）

3.两个手腕用力，慢慢地把宝宝抱起来，抱起时一定要始终托住宝宝的颈

部，防止宝宝的头向后仰。然后，要用腰部和手部的力量配合着托起宝宝，移入自己怀抱。（上页图③）

4.如果要抱着宝宝移动，而宝宝又没穿衣服，身上比较滑，为了避免宝宝从你手中滑下去，你可以将右手的拇指卡在孩子的大腿根处，其余四指继续托住宝宝的臀部，这样就可以更加牢靠了。（图④）

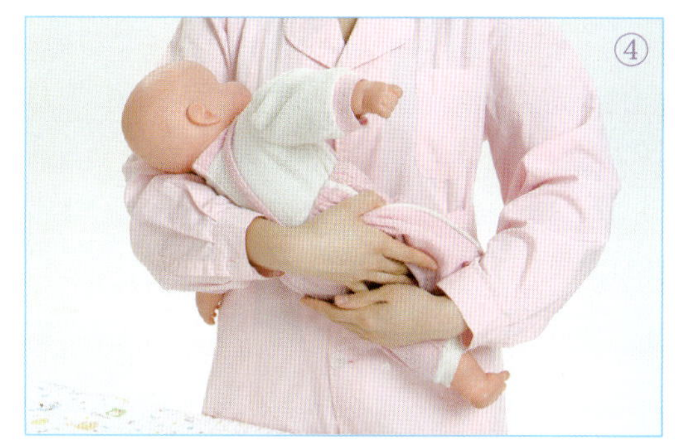
④

横抱法

横抱法的要领是一只手的肘部托住宝宝的头，前臂托住宝宝的颈部，手托住宝宝一边的屁股，另一只手在宝宝的身体下面再托住，两个手臂就像摇篮一样，稳稳地承托着宝宝，所以这个姿势又叫摇篮式抱法。横抱宝宝时，宝宝的耳朵贴近妈妈的心脏，眼睛可以看着妈妈的脸，是非常舒服、非常有安全感的姿势，适合哄宝宝睡觉时采用。（图⑤）

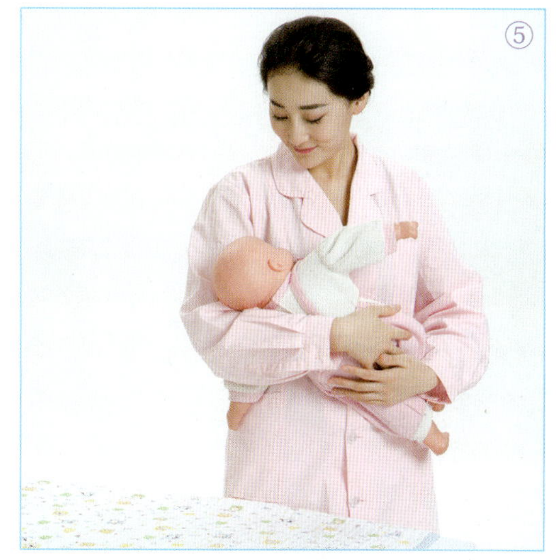
⑤

竖抱法

对于新生宝宝来说，在拍奶嗝的时候可以采用竖抱的姿势。但3个月以内的宝宝，竖抱的时间不宜太长，一般持续1分钟左右就可以了。

1.让宝宝面向自己，用一只手托住宝宝

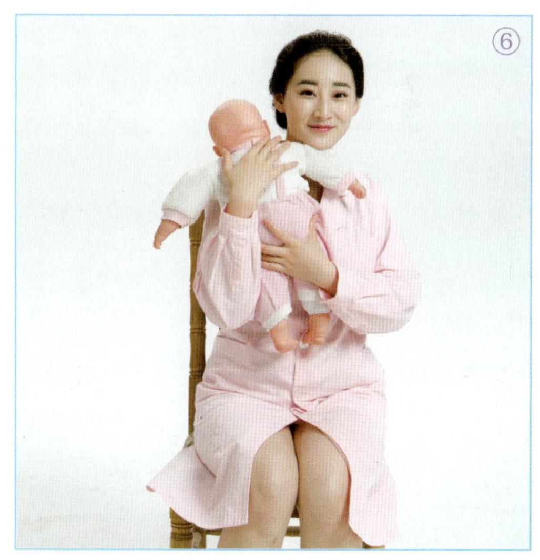
⑥

的臀部，另一只手托着宝宝的头和颈部，顺势让宝宝的头自然地靠在自己的胸前，也可以让宝宝把头靠在自己的肩膀上。（上页图⑥）

2.也可以让宝宝的脸朝外，将一只手护在宝宝胸前，另一只手托住宝宝的屁股，如同坐在一个小椅子里。这个姿势不论大人站着还是坐着都可以采取。（图⑦）

把宝宝放回床上的注意事项

把宝宝放回床上时，要注意以下几个问题：

1.首先，要先让宝宝的臀部落在床上。（图⑧）

2.把头部慢慢放低，但不要急着将承托头部的手臂抽出，而是要先将托住宝宝臀部的手抽出来，然后用这只手去接一下宝宝的头部。（图⑨）

3.把承托头颈部的手臂抽出来，再把孩子的头部轻轻放到床上。（图⑩）

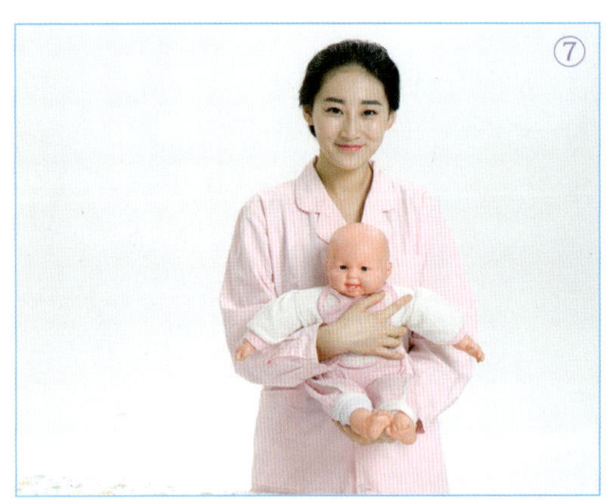
⑦

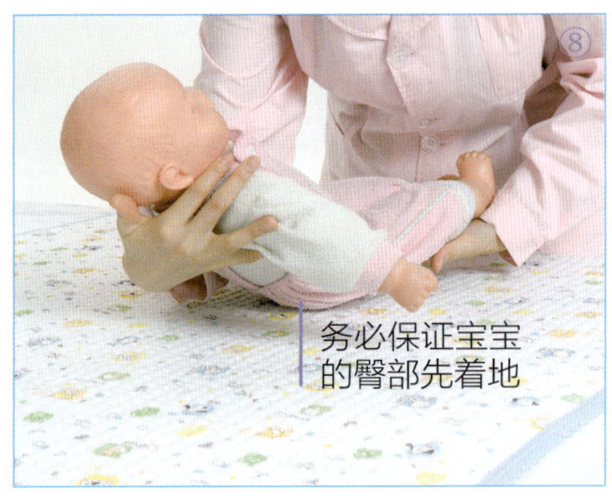
⑧

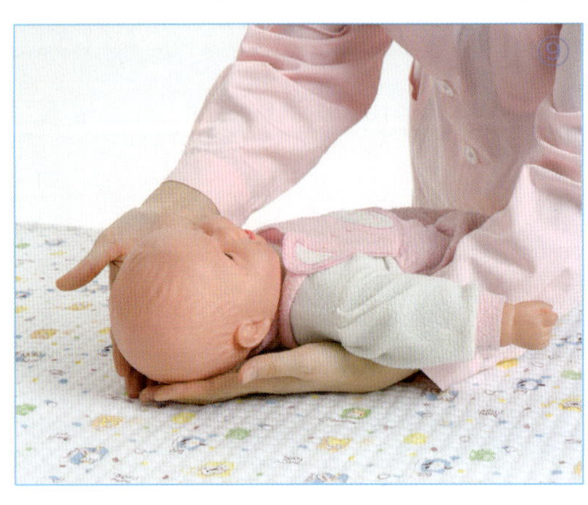
⑨

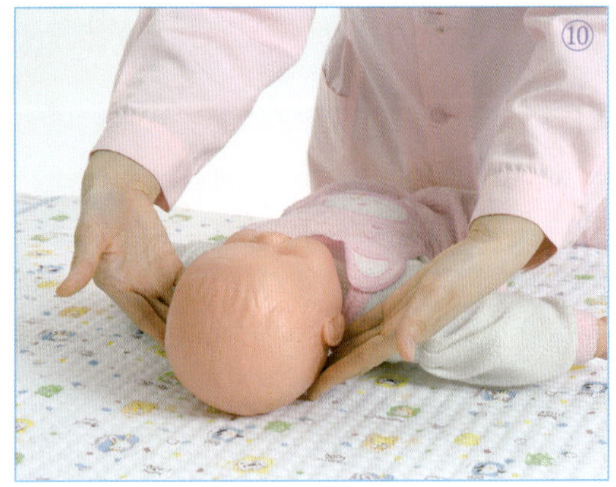
⑩

第3天

特别关注1：做好会阴的日常清洁和伤口照护

新妈妈的会阴部是非常容易感染的地方，产后恶露大量流出来，如果不及时清洁，很容易滋生细菌，引发炎症。另外，自然分娩的过程中，产妇会出现会阴撕裂或被侧切，这些伤口会有疼痛感，愈合起来需要时间，所以每天都需要精心护理。

如何保持会阴清洁

会阴伤口一般会在产后3～5天愈合。新妈妈每天都要用温水冲洗外阴，最好用淋浴的方式，不要坐浴。清洗会阴时要准备消过毒的湿毛巾，从前往后轻轻擦拭会阴部，洗净后要用柔软的干净毛巾从前往后轻拍，吸干水分，然后换上干净的卫生巾。操作前后都要记得洗净双手。如果使用浴盆，一定要提前用开水消毒，毛巾也要消毒。

1.清洗会阴的步骤，如图所示：

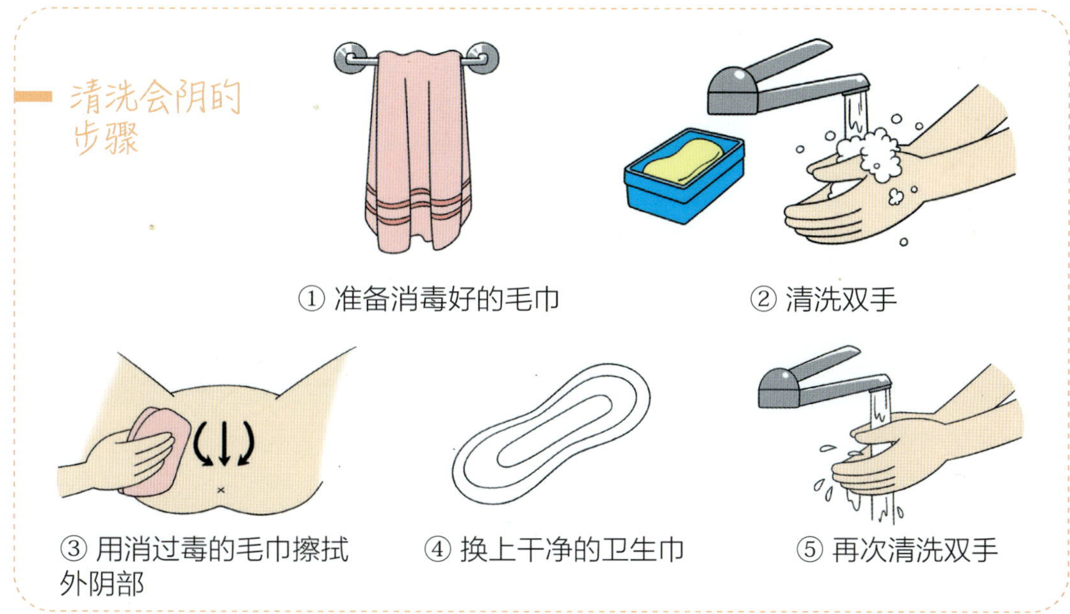

2.新妈妈如厕时，如果是坐式马桶，最好使用专用的坐垫，以免交叉感染。另外，每次大小便后，要用纸巾轻轻拍干，保持外阴干燥。大便后要从前向后擦拭，以免残留的粪便污染外阴部。

3.新妈妈要勤换卫生巾和卫生护垫，避免浸蚀伤口，影响伤口恢复。而且更换卫生巾前后，都要清洗手，确保干净卫生。

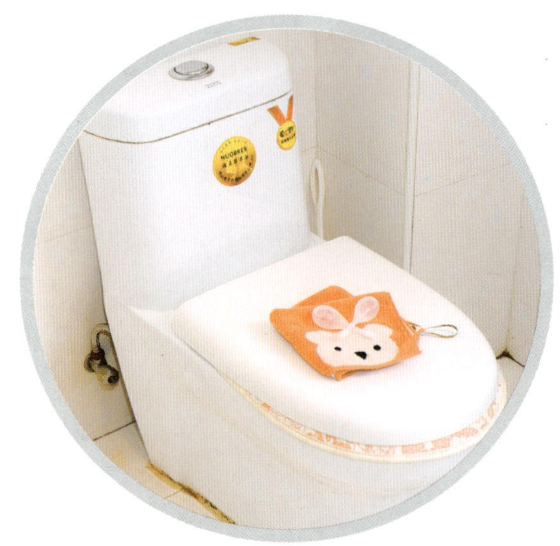

家里有坐式马桶的新妈妈最好使用专用的坐垫，以避免交叉感染。

如何护理会阴伤口

1.大小便时要注意：新妈妈大小便时，可以将身体稍稍前倾，或者采用半蹲的姿势，这样可减少会阴疼痛。为了避免会阴撕裂，如厕时不宜用力过度，所以预防便秘很重要。如果已经出现便秘，可以用开塞露或液体石蜡进行润滑。

2.坐立姿势有讲究：坐立时要采取让自己舒服的方式，用力要讲究技巧，如果是左侧切，重心应该偏右，这样可以防止伤口因受压而疼痛、开裂。

3.预防伤口感染：要随时关注自己的会阴情况，一旦发现有肿胀、疼痛、硬结、浓状分泌物或发烧等症状时，应怀疑是伤口愈合不佳，需要及时就医，并遵医嘱进行药物治疗，伤口可用1：5000高锰酸钾温水坐浴，每天两次，每次10～15分钟。

4.避免伤口血肿：产后的头3天内，新妈妈最好采取右侧卧的休息姿势，这样有利于伤口内的积血流出，防止瘀积形成血肿，也可以预防子宫内膜异位症。4～5天之后，观察伤口愈合状况，如愈合牢固，可以采取左右轮换卧位。

5.小心护理水肿伤口：会阴水肿是产妇常见的症状，多数的会阴水肿经治疗护理后于产后2～3天消退。伤口水肿时，在拆线前缝合线勒得很紧，疼痛会持续不减。可用95%的酒精纱布或50%的硫酸镁溶液进行局部热敷、湿敷，每天两次。

6.不宜进行性生活：产后不宜过早开始性生活，否则很有可能在伤口未愈的情况下，产生二次伤害。这一点也请新爸

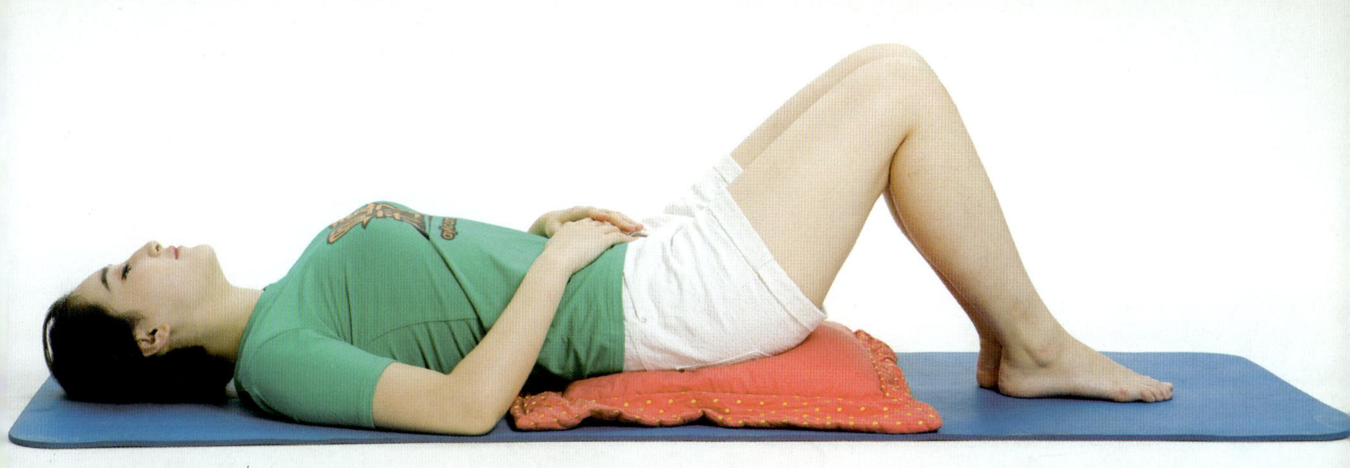

爸爸充分理解和配合。等到产后42天复查时，由医生检查后确认子宫、产道、会阴侧切伤口恢复良好后，再恢复甜蜜的性生活也不迟。

如何缓解会阴伤口疼痛

1.卧位时，新妈妈可在臀部下面垫一个环形垫，将臀部抬高，这样利于体液回流，可减轻伤口水肿和疼痛。

2.尽量穿宽松的内裤，避免勒紧会阴部，造成局部血液循环不畅，形成水肿。

3.产后24小时开始，可以用热毛巾或热水袋在会阴伤口处热敷，每日三次，每次约20分钟，可以缓解伤口疼痛。

4.采取骨盆底肌运动法，即仰卧在床上，双手平放在身体的两侧，保持呼吸均匀，放松心情。然后弯曲双膝，使双脚底平放在床面上，用力收紧盆底肌肉，像控制排尿一样，保持片刻后放开。放开时，将阴道向前推，使其微微张开，再重复收紧、放松的动作。这种锻炼可以促进局部血液循环，减轻水肿疼痛。

月嫂暖心话

为了避免加重会阴伤口的疼痛，建议咱们的新妈妈平时不要久坐或久站，要注意调整休息的姿势。给宝宝喂奶的时候，尽量选择侧躺，避免久坐导致会阴部受压迫，加剧疼痛。另外，新妈妈还要从精神上乐观积极地克服这些疼痛不适，保持心情愉快，这样对伤口恢复也是有好处的。新妈妈也可以采取转移注意力的方法，比如更多地参与照顾宝宝，跟宝宝多交流，这样也许就可以暂时忘掉不适了。

特别关注 2:
观察体温，预防产后感染

新妈妈产后身体免疫力较低，容易受到病毒、细菌的侵犯，发生产褥感染。感染的主要症状是发热。所以，新妈妈在照顾宝宝的同时，也要关注一下自己。如果发现身体异常，应及时进行检查和治疗。

常见的产后感染类型

1.产褥感染。产褥感染是指产后生殖道创面受到细菌侵袭，引发生殖道局部或全身的炎症。产褥感染一般发生在产后10天内，常见病症包括急性阴道炎、宫颈炎，急性子宫内膜炎，子宫肌炎，急性盆腔结缔组织炎，急性输卵管炎，急性盆腔腹膜炎及弥漫性腹膜炎，血栓性静脉炎，脓毒血症及败血症。

2.呼吸系统感染。这类感染主要见于剖宫产手术后，通常在产后24小时内出现发热。常见病症包括上呼吸道感染、吸入性肺炎、细菌性肺炎及肺不张，症状表现为发热、鼻塞、流涕、咳嗽、咳痰、声音嘶哑、咽痛、胸痛等。

3.泌尿系统感染。新妈妈分娩时会损伤会阴，或手术感染，产后卫生护理不当，导致泌尿系统感染。常见的病症包括尿道炎、膀胱炎及肾盂肾炎等。症状表现为尿频、尿急、尿痛、血尿及腰背痛等，严重者会出现高热、寒战等。

4.乳腺炎。哺乳期新妈妈的乳头发生开裂或出现病变时，病菌很容易侵入，引发乳腺炎。多表现为乳房胀痛，伴有肿胀、发红、寒战、高热等症状。发病高峰期为产后3～4周。

产后感染的信号——发热

不同类型的产后感染有不同的症状表现，但是有好几种感染都会有发热的现象。如果新妈妈体温持续升高，甚至连续两天体温均超过38℃，就必须引起重视，因为这很可能是产褥感染的信号，应立即通知医生，进行诊治。

月嫂暖心话

产后感染会给新妈妈带来难缠的病痛，所以应该有提前预防疾病的意识。平时要注意下身的清洁，勤换洗内衣和内裤。家里人呢，照料产妇的时候也要精心一些，清洗身体、洗衣服、消毒这些事情，一定要做到位。

起居护理：产后的第一次大便

一般自然产的新妈妈会在产后第2天或第3天排出大便。如果3天后仍然未排便，应根据医生的建议和指导，采取饮食调配或配合药物进行通便。

自然分娩的新妈妈

新妈妈产后身体虚弱，肠胃蠕动缓慢，再加上产后腹肌和盆底肌肉松弛，收缩乏力，所以很容易出现大便困难的现象。如果大便不能排出，会形成便秘，还容易引起痔疮、肛裂等令人烦恼倍增的病症。

剖宫产的新妈妈

剖宫产的新妈妈一般在术后第2天才开始进食，肠胃功能也因为麻醉的作用恢复较慢，因此多在术后第3天或第4天才会自然排便。如果第4天仍不能排便者，可听取医生建议，适当用一些缓和的泻药或用开塞露置肛。

如何预防产后便秘

产后便秘虽然不是大病，但是会给新妈妈带来不适的感觉，还会影响新妈妈的食欲，如果发展为痔疮，则会给新妈妈带来很大的痛苦。所以积极预防产后便秘是很重要的。

1.可以通过运动促进肠胃蠕动。自然产的新妈妈产后第2天即可下床活动，逐日增加起床的时间和活动范围；也可以在床上做缩肛运动，锻炼骨盆底肌肉，促进肛门部血液回流。具体做法为：两膝盖分开，再用力向内合拢，将肛门向上提，如同憋住大便一样，然后双膝分开，放松肛门，如此重复10～20次，早晚各1次。（图①、图②）

2.在产后饮食上要安排容易消化的膳食，分娩当天开始就可以多补充液体，并吃些青菜、水果来补充膳食纤维，促进排便。另外，辣椒、胡椒、芥末等刺激性食物就不要吃了，而芝麻油、蜂蜜之类具有润肠通便作用的食物，可以适当多吃一些。

3.注意保持每天按时排便的习惯。

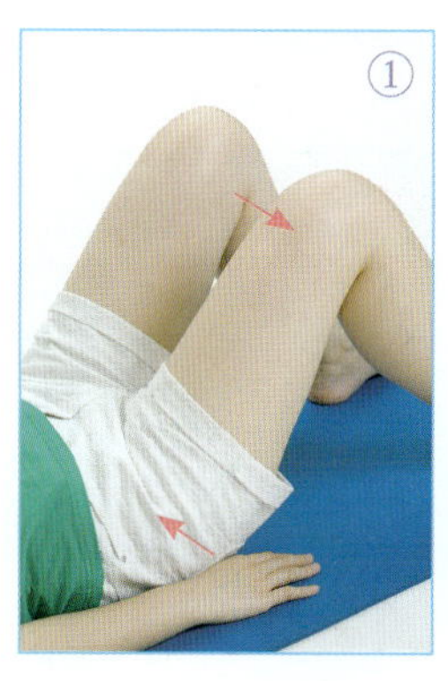

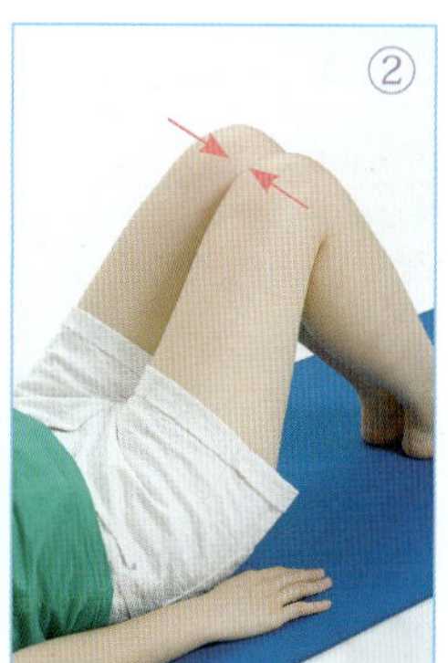

饮食进补：催乳“大业”别心急

很多新妈妈因为过于担心乳汁不够，在产后第3天甚至更早就急着喝催乳汤催乳，这种情况在我们接触的客户中并不少见。其实，奶量正常的新妈妈，等到一周后再催乳也不迟。产后第3天，新妈妈还是应该以补虚开胃、利尿消肿、排出恶露为主。

产后新妈妈乳汁分泌的规律

正常情况下，乳汁分泌量在产后逐渐增多。初乳的分泌量较少，加之宝宝此时吸吮能力弱，所以好像没有什么乳汁。但仍应让宝宝反复吮吸，产生泌乳刺激，乳腺自然就会“通”了。

新生宝宝的胃一开始只有拳头大小，随后逐渐发育增大，妈妈的奶量也是随着宝宝的生长发育越吃越多的。这是一个自然的过程，所以产后3天的妈妈不必着急催乳，一般奶量都够宝宝吃的。

产后乳汁分泌规律表

时间	泌乳量	说明
产后第 1 天	每天约 50 毫升	宝宝的胃跟他的小拳头一样大，只有 25 ~ 50 毫升，所以对乳汁的需求量也相对较少
产后第 2 ~ 7 天	每天约 100 毫升	宝宝的胃在缓慢增长，对乳汁的需求量渐渐增加
产后第 2 周	每天约 500 毫升	宝宝的胃在出生后第 10 天可达到约 100 毫升，相应地，新妈妈的泌乳量也有所增加，在产后第 10 ~ 14 天，新妈妈的泌乳量即可趋于正常和持久
产后 1 个月	每天约 650 毫升	随着宝宝进一步的生长发育，对乳量的需求也进一步增加，乳汁则是越吃越多
产后 3 个月	每天 750 ~ 1000 毫升	新妈妈的营养状态良好，基本上可以达到充足的泌乳量

过早喝催乳汤会出现什么后果

1.催乳汤大多为一些比较油腻的肉汤和补药，过早进补会助瘀化热，导致上火，还会妨碍瘀邪排出。如果新妈妈肠胃功能尚未恢复，过早喝催乳汤，容易加重新妈妈的肠胃负担。

2.催乳汤喝得过早，乳汁下来过快过多，多余的乳汁宝宝吃不完，堵塞在乳腺管里，形成淤积，造成新妈妈乳房胀痛，严重的还会诱发乳腺炎，令人疼痛难忍。

剖宫产的新妈妈为什么乳汁较少

剖宫产的新妈妈，没有经历过自然分娩时的宫缩，所以脑垂体产生的泌乳素较少，缺乳的比例自然会比较高，有的新妈妈甚至出现无乳状态，很多剖宫产出生的宝宝在3天内要靠人工喂养或混合喂养来获取营养。看着宝宝没有母乳吃，新妈妈难免急躁、压力大，建议新妈妈不要过于担心，随着时间的推移，3天后母乳量渐增，宝宝就能吃上母乳。如果没有得到宝宝的及时吸吮，新妈妈的乳汁分泌就会比较困难。所以让宝宝频繁吸吮是预防乳汁不足的好办法，在催乳方面，也可以在恢复肠胃功能后及时吃一些催乳食物。

知识链接

如何判断乳量是否充足

怎么才能知道自己的乳量是否够宝宝吃呢？有这样几个判断的标准。

1.观察大小便：纯母乳喂养的新生宝宝，每天小便能够达到6次或更多，并有少量多次，或大量一次质软的大便，就说明母乳喂养的量没问题。

2.观察宝宝体重变化：婴儿出生10天后，每天体重增长18～30克，1周约125克，6个月内婴儿每月增长600克以上，说明母乳充足，能满足婴儿生长需要。

3.观察乳房变化：如果乳汁不足，新妈妈在哺乳前一般就没有乳房胀的感觉，哺乳后乳房变化不明显。

4.观察宝宝状态：乳量不足时，宝宝表现为吃奶的时间长，通常会超过30分钟，而且总是吃吃停停，感觉到他在用力吸吮却听不到连续吞咽的声音，吃到最后也不愿意松开乳头，还会哭闹，睡眠时间也较短，往往超不过1小时，且大便量减少。

母乳喂养：遇到麻烦怎么办

对于新妈妈来说，乳房是劳苦功高的。但在产后初期，因为哺乳这一特殊要求，乳房总是会遇到一些麻烦事儿，胀痛啦，乳头内陷啦，以及乳头皲裂等，让新妈妈苦不堪言。那么，出现这些问题时月嫂一般是这样处理的。

乳房胀痛

产后3天，乳腺还未正式分泌乳汁，之前分泌的都是初乳，但此时乳房充满硬块，主要是由于乳腺淋巴潴留、静脉充盈和间质水肿以及乳腺导管不畅所致。如果触碰乳房，即会感到疼痛，可能腋窝还有肿大、变硬和疼痛的淋巴结或副乳腺。这时一般不发热，即使体温上升，也不会超过38℃。持续1～2天后，胀痛即可自然消退，乳腺正式开始分泌乳汁。

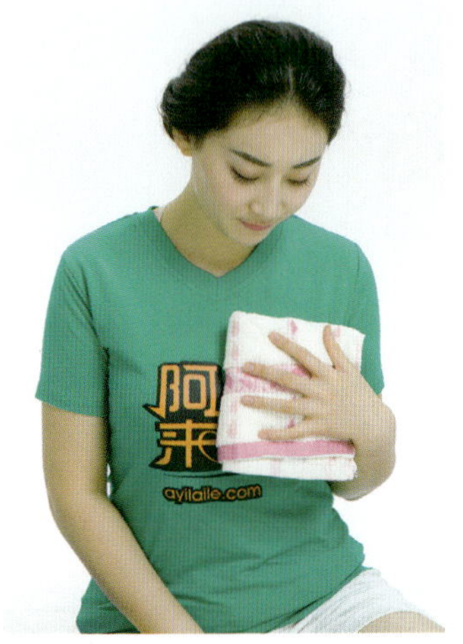

● 没有冷热敷袋的新妈妈可以用湿热毛巾或暖水袋、冰袋来代替。

倘若乳房极度膨胀，疼痛剧烈，难以忍受，可采取下列措施：

1.热敷法：哺乳前，用热敷袋热敷乳房，以促使乳汁畅流。

2.冷敷法：哺乳间歇，用冷敷袋冷敷乳房，以减轻局部充血。

3.吸奶器：如果新生儿吮吸能力不足，可用吸奶器吸出喂哺。

4.鹿角粉：鹿角粉可散结消肿，通络下乳。每天9克，分两次温水冲服，用少量黄酒冲服更好。

乳头内陷怎么办

乳头内陷的新妈妈，乳头不够突出，甚至完全凹陷于乳晕表面，宝宝吃奶时含不住乳头，因此很难实施母乳喂养。

乳头内陷按照轻重程度可以分为以下三类。

种类	有无乳头颈部	能否挤出
轻度：部分乳头内陷	有乳头颈部	能轻易被挤出，挤出后乳头大小与常人相似
中度：乳头完全沉没于乳晕表面	多半无乳头颈部	可用手挤出，乳头较正常小
重度：乳头埋在乳晕下方	无乳头颈部	无法挤出

针对不同程度的乳头内陷，可分别采取以下应对方法。

1.如果是轻度乳头内陷，则不必担心哺乳的问题，只要每次喂乳前，将乳头轻轻拉出，送入宝宝的口中即可。

2.中度乳头内陷可以通过轻轻牵拉的方式进行矫正。做法是用拇指和食指捏住乳头两侧，向外牵拉，再左右旋转揉捏，每日两次，每次10下，时间长了，乳头自然逐渐向外凸起（图①）。或者用乳头矫正器进行矫正，效果也很明显（图②）。

3.如果乳头内陷很严重，整个窝进乳房里面，很难轻易拉出，这时则不可强行往外拉拽。经过尝试后确实不能哺乳者，应尽早回乳，以免发生急性乳腺炎。

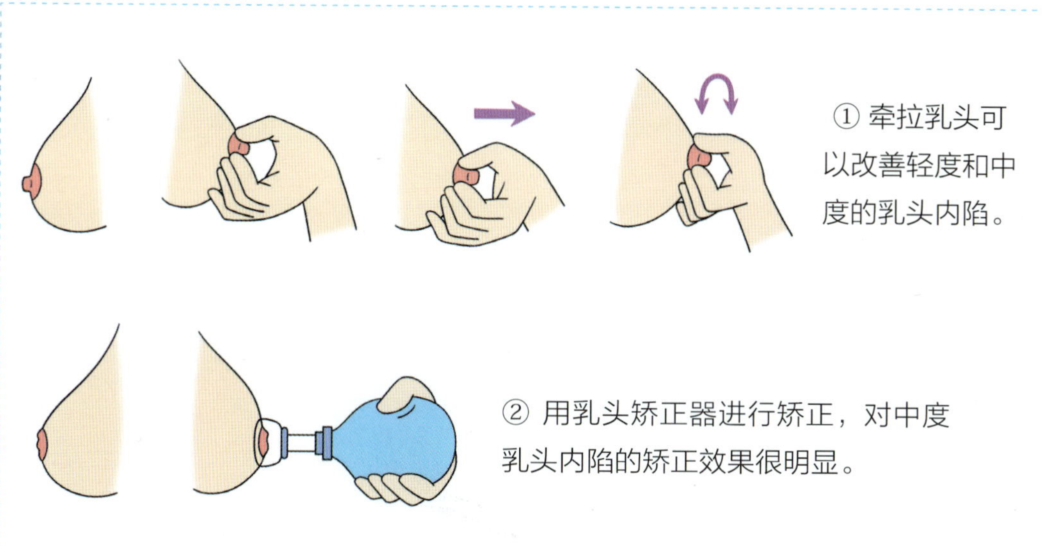
① 牵拉乳头可以改善轻度和中度的乳头内陷。

② 用乳头矫正器进行矫正，对中度乳头内陷的矫正效果很明显。

乳头皲裂

有些新妈妈在刚开始哺乳时，常常感到乳头有刺痛感，有时还会流血，仔细观察乳头，可以发现乳头上有裂开的小细纹或小裂口，这就是乳头皲裂。乳头皲裂轻则疼痛难忍，重则渗液渗血，我们要及时处理乳头皲裂，才能减轻新妈妈的疼痛，为小宝宝准备更卫生、更健康的“口粮”。

为了预防乳头皲裂，建议新妈妈在日常生活中做到以下几个方面。

1.临产前1个月开始用干净的热毛巾对乳头进行擦拭，刺激乳头，让乳头不要太敏感脆弱。

2.哺乳时应尽量让宝宝含住大部分乳晕，不要仅仅含住乳头。一是为了保护乳头；二是乳晕下面是乳汁集中之处，宝宝这样吸奶更省力。

3.哺乳完毕，一定要等宝宝的小嘴巴放松乳头后才将乳头轻轻拉出，避免硬拉猛拉造成乳头皮肤破损。

4.交替改变哺乳姿势，以便宝宝的吸吮力分散在乳头和乳晕四周，且每次喂奶时间最好不要超过20分钟。乳头无限制地浸泡在宝宝口腔中也容易损伤乳头皮肤，而且宝宝口腔中也会有细菌，可通过破损的皮肤导致乳房感染。

如果已经出现了乳头皲裂，新妈妈应积极地按照以下方法进行处理。

1.哺乳时先在疼痛较轻的一侧乳房开始，以减轻对另一侧乳房的吸吮力；更正错误的哺乳方式，让宝宝含住尽可能多的乳晕；也可以试试戴乳头保护罩。

2.如果新妈妈乳头疼痛难忍，可以把乳汁挤出来，用小勺喂给宝宝，但不要用奶瓶喂，以免宝宝产生乳头混淆。

3.喂奶后，妈妈可挤出少量乳汁或用棉签蘸取10%的鱼肝油涂在皲裂的乳头上，使其自然干燥，如果能靠近窗户照射一会儿阳光就更好了。因为乳汁具有抑菌作用且含有丰富蛋白质，有利于乳头皮肤的愈合。

4.对于已经裂开的乳头，可以每天使用热的食用油涂抹伤口。

● 每次喂完宝宝后，可以挤出少量乳汁涂抹于乳头上，待干燥后再穿衣服，可以对乳头起到保护作用。

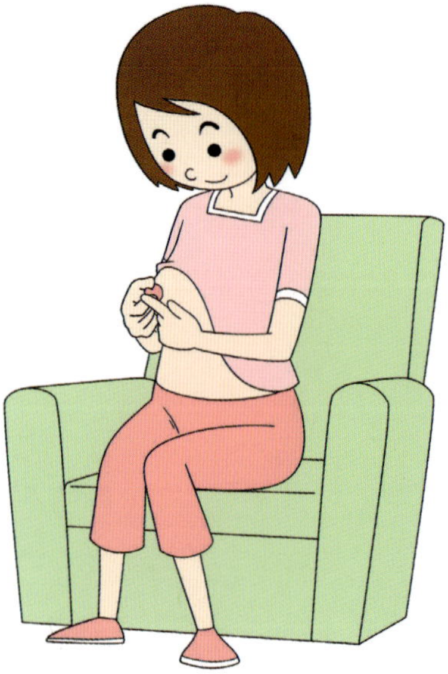

心理调适：新手妈妈的第 3 日抑郁

经历过艰难的分娩之后，大多数初产妇会经历一个情绪上的小低潮，这个低潮往往开始于产后第3日，因此被称为第3日抑郁。产后第3日抑郁跟激素变化有关，也是经历过情绪高潮之后的自然低落，如果任其发展，有可能导致真正的产后抑郁症，因此，新妈妈要用积极的方法来调整自己，尽快摆脱低潮期。

第3日抑郁的表现

第3日抑郁主要表现为情绪沮丧、焦虑、失眠、食欲下降、易激怒、注意力不集中等。大多数新妈妈在持续数日后症状可自行缓解，也有少部分新妈妈迟迟不能摆脱抑郁情绪，最后真的患上了产后抑郁症。

如何应对第3日抑郁

患上第3日抑郁的原因，可能跟分娩不顺利有关。如果你出现了这种抑郁症状，那么请不要在忧伤中继续沉浸下去了，而是应该告诉自己：这很不幸，但是我必须面对它！逃避只会让问题不断积累，最终会更加难以解决。正视它才是最有效的办法。

你需要向内和向外同时寻求改善的方法。向内，就是要检视自己的内心，回顾一下分娩当天的情况，努力找出是什么导致你在那时产生不好的感觉，找出问题的原因，可以选择用更好的方式去看待它，减轻自己的心理压力。另外，读书、洗澡、看影碟，或找点其他你感兴趣的事情做，也是缓解抑郁的好方法。

另外，就是在宝宝和家人身上获得安慰。你可以记录下你的感受，把你和宝宝相处的细节，以及你观察到的宝宝的每日变化，都记录下来。你还可以把这些文字发在一些育儿论坛里跟其他妈妈分享，也许你会发现你所遭遇的烦恼，是很多人都经历过的，你并不孤独。

家人的态度对新妈妈的情绪影响很大，首先，你要懂得寻求家人的帮助，特别是你的丈夫。注意不要采用唠叨、埋怨、说教的方式，要清晰、理智地将你的真实需要说出来，或者可以列出需要帮助的事项，让家人真正意识到该从哪里下手帮忙。

做做运动：
活动头颈、肩臂，缓解颈背僵硬

产后第3天，新妈妈可以活动活动头颈部、肩部、手腕及手指关节，以改善肌肉、关节酸痛的症状。

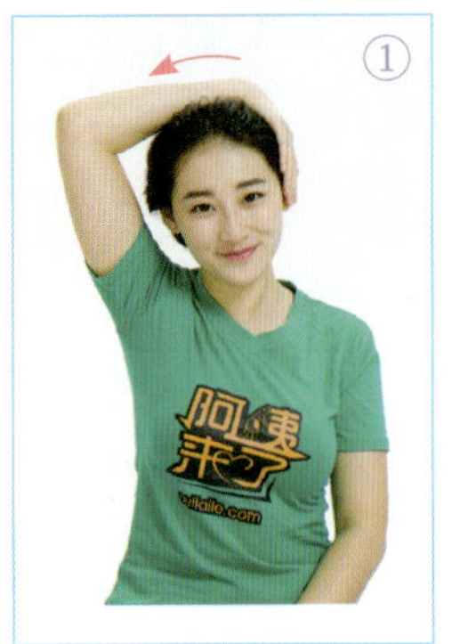
①

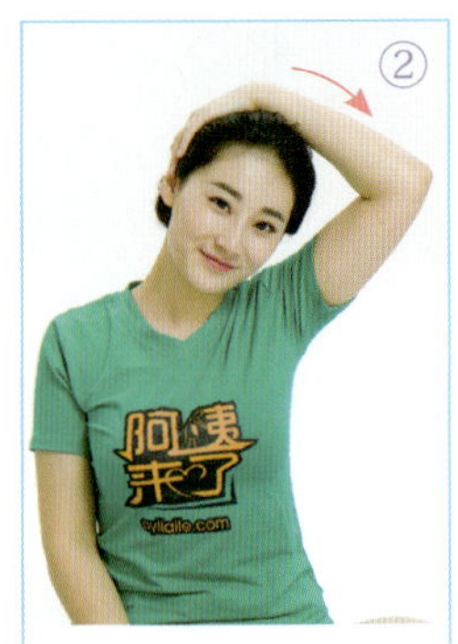
②

头部运动

1.取直立或坐位，目视前方，将左手置于头部右侧，将头部拉向左侧肩膀，保持2~3秒，复原，换另一侧重复上述动作。做5次。（图①、图②）

2.将手放于脑后，向前俯首，保持2~3秒，再将手挪到下巴处，向后仰头，保持2~3秒。做5次。（图③、图④）

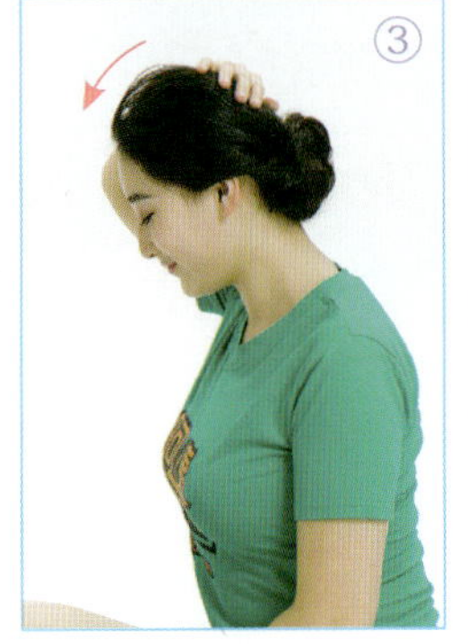
③

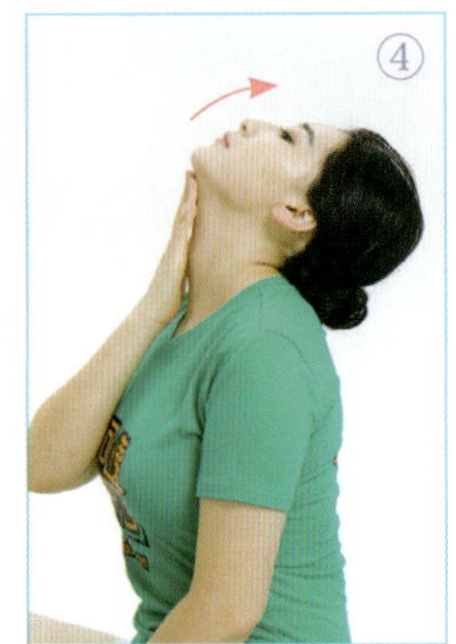
④

3.将手置于脸部，向对侧稍用力，顺势旋转头部至对侧，做5次。（图⑤、图⑥）

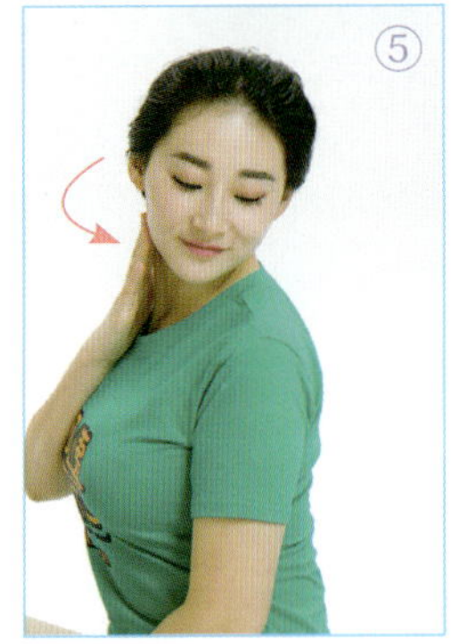
⑤

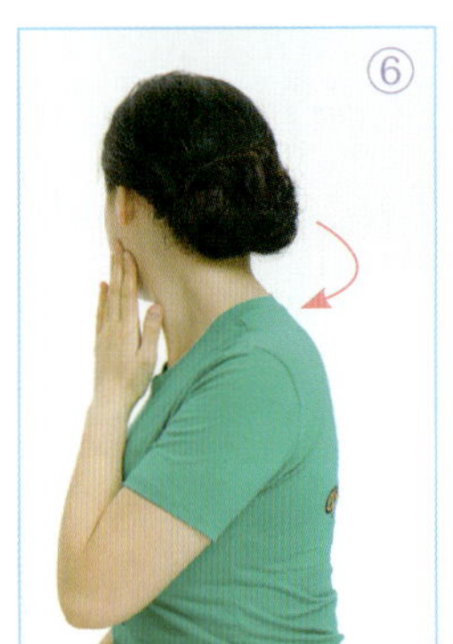
⑥

4.换仰卧位，将手置于腹部，头向上抬起，用下巴去靠近胸部，身体其他部位保持不动。反复进行5~6次，每天4~6组。做这个动作时，新妈妈要注意头颈部用力，而不是腹部用力。（图⑦）

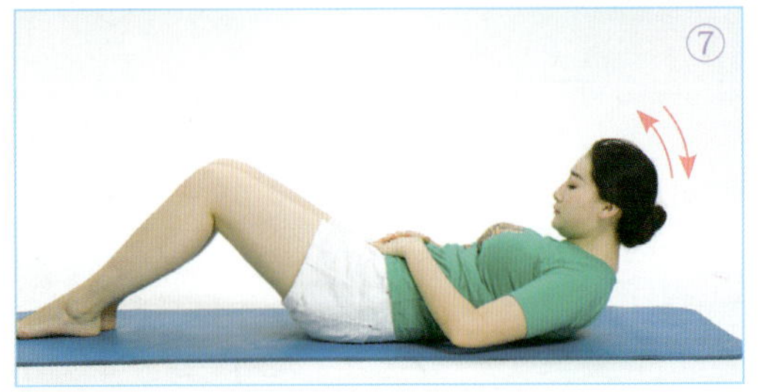
⑦

肩部运动

1.取坐位，双手置于肩部，两臂端平，向后方旋转。接着再按反方向进行旋

转。做5次。（图⑧、图⑨、图⑩）

2.双手抱头，抬头挺胸，上臂向外充分伸展，保持2～3秒，做5次。（图⑪）

3.抬头挺胸，双手于身后交握，双臂伸直，扩展胸部，向后伸展手臂，保持5秒，做5次。（图⑫）

手腕运动

双手向前伸出，左手掌心向内，手指向下，右手握住左手手指，向下施力牵拉，该动作停留15秒后，左手掌心向外，右手握住左手手指向下施力牵拉15秒钟。另一侧做相同动作。注意用力不要过猛，要徐徐用力。（图⑬）

月嫂暖心话

一些新妈妈本身体质比较虚弱，或者有头晕、眼花等贫血症状，这些新妈妈都应该暂停运动，一定要等到身体条件允许了再进行。

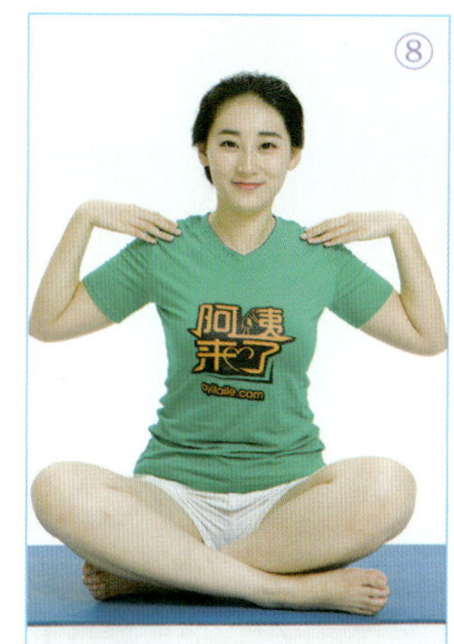

⑧

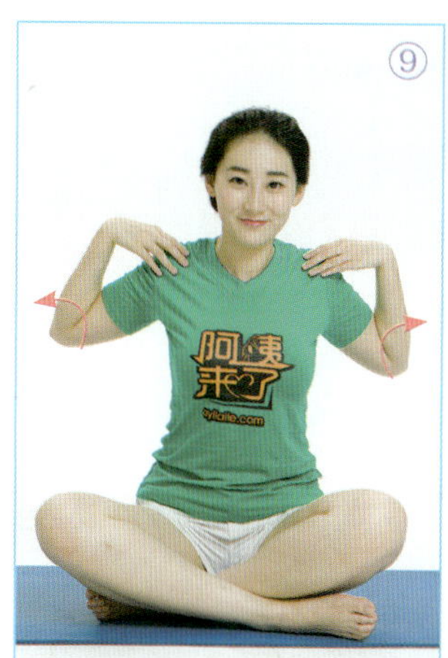

⑨

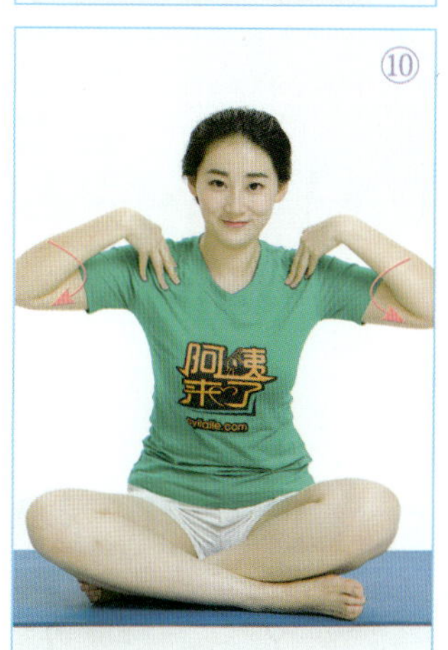

⑩

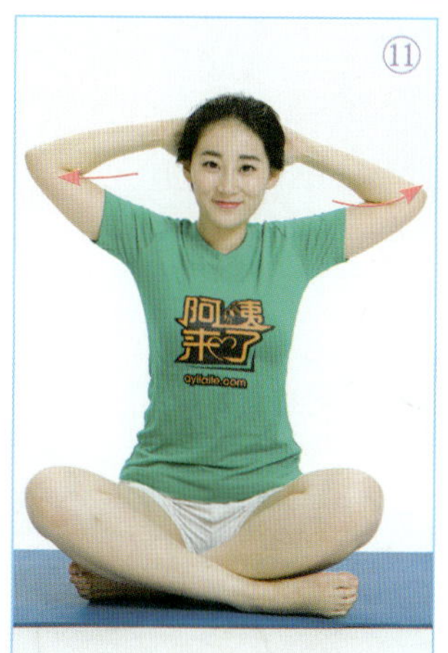

⑪

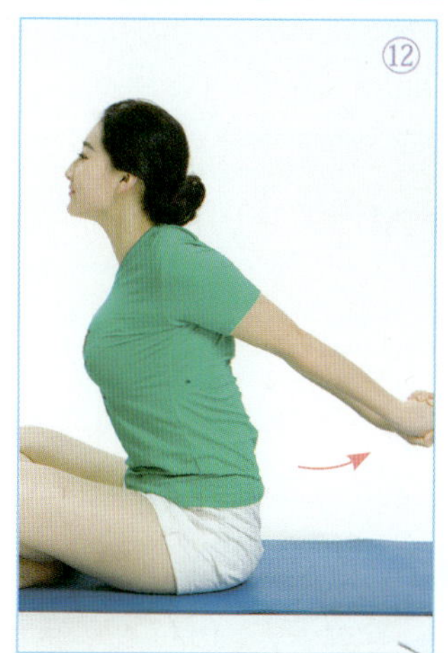

⑫

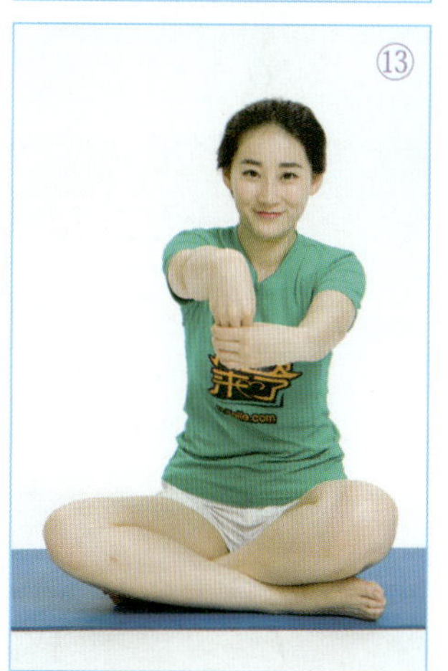

⑬

宝宝护理：了解新生儿的特征

所谓新生儿，就是指从脐带结扎到出生后28天内的小婴儿。新手妈妈对刚出生的小婴儿也许还很陌生，所以难免会经常感到困惑。为了更好地养育宝宝，不妨多了解一些关于新生儿的知识，这样就不至于总是盲目和焦虑了。

体重

刚出生的小宝宝体重一般在2500～4000克之间，超过4000克的被称为巨大儿，低于2500克的则被称为低体重儿。

头部

新生宝宝的头部比较大，几乎占了整个身体的1/4，头围平均为33～35厘米，过大或过小都可能是大脑发育异常的反映。自然分娩的宝宝在通过产道时头部会受到一定程度的挤压，导致看上去有点拉长或变形，这种情况不用担心，也不用矫正，过一段时间是能够自愈的。

眼睛

刚出生的宝宝还很难睁开眼睛，这是正常现象，不要强迫他睁眼。宝宝睁眼的时间有个体差异，有的几天就睁开了，有的要一个星期甚至几个星期才睁开，睁开眼睛后能够看清20～25厘米的距离。

由于在分娩中受到了挤压，宝宝的眼睑会有些浮肿，一般几周后就会自动消退。有的宝宝眼睛里还会有黄色分泌物，如果持续一天左右都没有消失，就需要让医生进行检查。

脐带

新生宝宝出生时脐带被剪断，只留下一段短小的根部，这一小段会逐渐变干、变硬，最后脱落。

皮肤

刚出生的宝宝皮肤呈红色，看上去皱巴巴的，有些宝宝身上会有一层灰白色的胎脂，会随着时间慢慢被吸收。早产儿长出的软软绒毛会在出生1到2周后消失。每个宝宝出生时都会有胎记，只是有大有小，小的胎记不仔细看是很难发现的。大多数胎记会在3岁左右自然消失掉，也有些会逐渐扩大。刚出生的几天宝宝皮肤可能有一些过敏现象，如红斑、痱子、皮疹等，这些现象会随着生长发育而渐渐消失，所以不用担心。

四肢

由于之前一直在子宫里生长，所以宝宝刚出生的一段时间内还会保持子宫里的姿势——手脚蜷曲，拳头紧握，但是头部、颈部、躯干部分摆脱了空间的限制，会逐渐地舒展开来。

大脑

新生宝宝的大脑重量约为370克，为成人脑的1/4，6个月时其大脑的平均重量即可达到700克左右，足足增加了330克，可见其增长速度。如此发育速度，需要充足均衡合理的营养素（特别是优质蛋白）的支持，所以新生宝宝对热量、蛋白质及其他营养素的需求特别旺盛。

体温

刚出生的宝宝还带有母体里的热气，离开母体后体温逐渐下降。出生后的8小时内，体温应保持在36.8～37.2℃。新生宝宝的体温中枢功能尚不完善，体温不易稳定，又因为体表面积相对较大，皮下脂肪较薄，散热比成人快4倍，受外界温度环境的影响体温变化较大，因此要注意新生儿保暖，尤其在冬季。

睡眠

新生儿期是人一生中睡眠时间最多的时期，每天要睡16～23个小时，睡眠周期约45分钟，睡眠周期随宝宝成长会逐渐延长。睡眠有浅睡和深睡之分，在新生儿期浅睡占2／3。深睡时宝宝一般很少活动，平静，眼球不转动，呼吸规律；而浅睡时有吸吮动作，还有很多面部表情，或肢体表现，如微笑、噘嘴、伸懒腰或突然活动一下，不要把这些表现当作宝宝不适，屡屡用哺乳或护理去打扰他们。

大便

新生儿一般在出生后24小时内出现胎便，胎便呈黑绿色糊状，3～4天胎便可排尽，吃奶后，大便逐渐转成黄色。一般情况下，喂奶粉的宝宝大便呈淡黄色或土灰色，且多为成形便，常常有便秘现象，而母乳喂养的宝宝多是金黄色的糊状便，每天排便1～6次甚至更多。有的宝宝经常2～3天或4～5天才排便1次，但大便并不干燥，仍呈软便或糊状便，宝宝也没有痛苦表现，这种现象称为攒肚。

小便

新生儿在出生后24小时之内排尿都属正常。第1天的尿量很少，为10～30毫升，随着哺乳摄入水分，孩子的尿量逐渐增加，每天可达6～15次，日总量可达100～300毫升，满月前后每日可达250～450毫升。

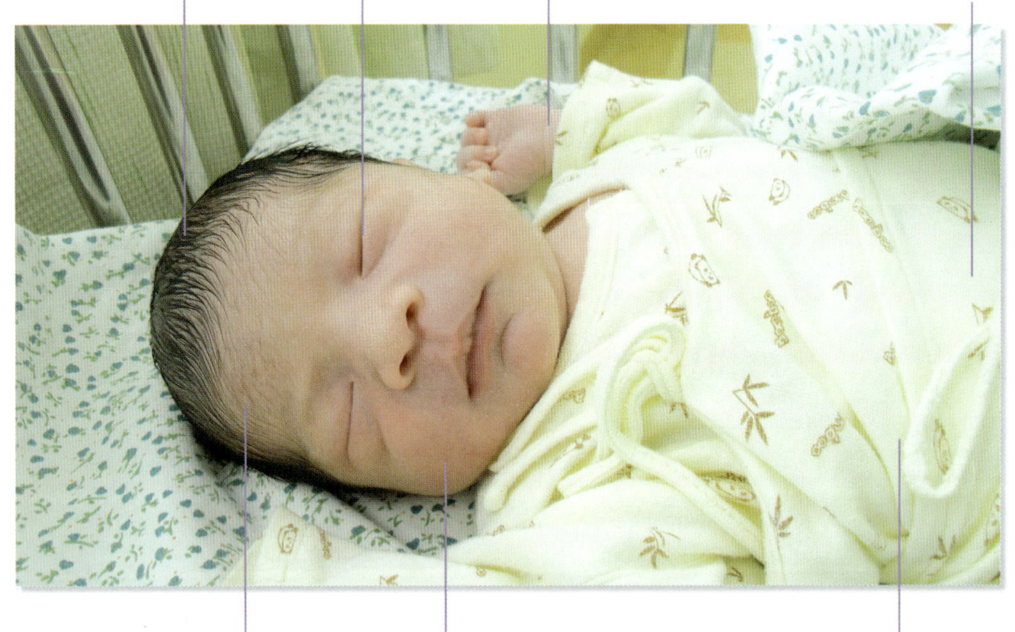

第4～7天

起居护理：坐月子的居室环境合格了吗

大多数顺产的新妈妈在产后第4天，身体条件好的新妈妈在分娩当天或者产后第2天就可以带着宝宝出院，返回温暖的家了；剖宫产的新妈妈则要等到产后7天左右才能回家。家里的居室环境适合新妈妈和新生宝宝居住吗？不妨来检查一下。

坐月子的房间选好了吗

1.新妈妈不宜住在阴凉、潮湿的房间里，因为妈妈的抵抗力还比较低，所以居室需要保温、舒适。冬天室内的温度应保持在18～25℃，湿度30%～80%；夏天温度23～28℃，湿度30%～60%是比较适宜的。夏天可以使用空调，但是温度不宜过低。

2.要选择光线好的房间作寝室用，明亮的阳光可以让新妈妈心情愉悦，还有利于身体恢复。室内光线可随时调节，这样夏天就可以避免过热，冬天又能拥有最大限度的阳光照射，使居室更加温暖宜人。

3.房间内通风条件要好，要远离厨房的油烟和卫生间的异味。传统观念认为坐月子就要捂着，房间内的门窗绝对不能打开，这是不对的。经常通风可以保持室内空气新鲜和干燥，避免细菌滋生和传播疾病。而且如果是在盛夏季节，紧闭门窗往往会导致新妈妈中暑。所以，建议每天都定时开窗换气，每次通风时间不少于20分钟，保持空气新鲜。在通风前，如果怕新妈妈着凉，可以让新妈妈和宝宝先到其他房间休息一会儿。

房间清洁消毒了吗

1.新妈妈在月子里几乎整天都在居室内度过，所以房间里的清洁卫生十分重要。建议在新妈妈出院之前2～3天，家人要将房间彻底清扫一遍并消毒。

2.用3%的来苏水（200～300毫升/平方米）湿擦或喷洒地板、家具和两米以下的墙壁，两小时后通风直至药味散尽。卫生间是重点清洁对象，千万别忽略。

3.床单、被罩等卧具也要清洗之后在阳光下暴晒消毒。

4.家人接触新妈妈和新生宝宝时，应该先用肥皂清洗双手。

饮食进补：四大错误食补观念各个击破

到了产后第4天，新妈妈的脾胃功能得到了初步的恢复，这意味着新妈妈可以适当增加食量了，一些鸡汤、鱼汤也可以开始食用，只是要撇去浮油，并搭配清淡的蔬菜同食。除此之外，有些常见的饮食误区还需要警惕。这里我们纠正几种最典型的错误，希望能对新妈妈起到纠偏的作用。

错误1：鸡蛋得尽量多吃

从分娩第1周开始，直到月子结束，鸡蛋都是新妈妈餐桌上必不可少的补养品。多吃鸡蛋的确有利于新妈妈恢复元气，但是建议新妈妈每天吃2～3个就可以了，多吃营养吸收不了，只会加重肠胃负担，导致身体发胖。

错误2：产后1周内不能吃盐

民间说新妈妈产后1周内不能吃盐，是担心吃盐多了奶水下来得慢，而且可能造成产后水肿。其实，如果新妈妈产后不吃盐，食欲会严重下降，全身虚脱，不仅会影响乳汁分泌，还对产后身体恢复极为不利。正确的做法是，产后新妈妈的饮食中少放盐，是正常饮食中的1/3盐量即可。

错误3：一直喝红糖水

红糖的确是产后的补养佳品，但并不是喝得越多越好，更不能坐月子一直喝。尤其是产后10天左右，恶露开始逐渐减少，子宫基本恢复正常，如果此时仍然喝大量的红糖水，会使恶露的血量增多，造成继续失血。通常，产后喝红糖水的时间以7～10天为宜。

错误4：吃母鸡汤催奶

母鸡的确很滋补，但是乳汁分泌不足的新妈妈如果想用母鸡来下奶，就不正确了。因为母鸡身上有抑制催乳素形成的雌激素，吃了不但不会下奶，反而会减少乳汁分泌，所以乳量不足的新妈妈千万不要吃母鸡。如果新妈妈想要催乳的话，可以吃公鸡，公鸡可以促进乳汁分泌，且脂肪含量较少，不容易发胖。如果新妈妈分娩10天后，乳汁一直非常充沛，或者新妈妈因某些原因不能哺乳，就可以吃母鸡了，它对增加营养、增强免疫力是很有好处的。

母乳喂养：学习哺乳的要领及姿势

虽然已经开过奶了，但许多新妈妈仍然是个哺乳新手，所以我们认为，有必要在这里介绍一些小窍门，帮助新妈妈们更快地掌握母乳喂养的要领，不妨来练习一下。

母乳喂养不可不知的小窍门

哺乳前

要洗手和清洗乳头，这样更加卫生。患感冒时，要戴上口罩哺乳，避免把病菌传染给宝宝。

哺乳时

❶哺乳时宝宝一定要朝向妈妈，与妈妈做到“三贴”。

❷哺乳时将大拇指与其他四指分开呈C形，托住乳房，将乳头送入宝宝口内，注意手指不要离乳头太近，不要用“剪刀手”夹乳头。

❸在宝宝吸吮的过程中要注意观察，听到宝宝有憋气的呼吸声，就用手稍微将乳房往上托一下，或者轻按乳房，给宝宝留下呼吸的空间。

❹两侧乳房应交替进行哺乳，吸空一侧乳房后再换另一侧，下次哺乳时再调换顺序。每侧乳房都要给宝宝充足的时间让宝宝吸空乳汁，时间一般为10分钟左右。

❺白天要尽量多给孩子喂奶，晚上可少哺乳甚至不哺乳，这样新妈妈可以更好地休息。

哺乳后

❶如果乳汁量过多，宝宝吃不完，须将多余的奶用吸乳器吸出来。否则乳汁淤积在乳房里容易引起胀痛，甚至导致乳腺炎。

❷喂完奶后，新妈妈要把宝宝直立抱起，让宝宝的头靠在肩上，用手轻轻地在宝宝背上拍几下，让宝宝打嗝，这样宝宝就不会吐奶了。

掌握哺乳的姿势

母乳喂养中的很多问题都和不正确的哺乳姿势有关，比如乳头疼痛、乳汁不足、宝宝拒乳等。因此，掌握正确的哺乳姿势很重要。

侧卧式哺乳

1.新妈妈取侧卧位，背后可以放上枕头。
2.宝宝面向妈妈侧躺。如果宝宝的位置不够高，也可以在宝宝身下垫一个枕头。
3.妈妈的身体朝向哪侧，就用哪侧的胳膊环绕着宝宝的头背部。
4.哺乳时可用乳头刺激宝宝的嘴或脸部，当宝宝张开嘴时，妈妈用手托住乳房，正确的手势是大拇指在上，放在乳晕处，其余四指在下，与拇指形成一个“C”形，将乳头送入宝宝口中。
5.确认宝宝不抗拒侧卧之后，可将侧卧方的手臂抬放到枕头上，让宝宝直接躺在床上，这样更舒适。
6.换另一侧乳房吃奶时，妈妈可以将侧卧方向的手臂抬起搭在枕头上，这样的姿势可以避免挤压乳房，同时另一侧手臂扶住宝宝的背部，帮助他侧身吃奶。

宝宝的脸朝向妈妈的胸部。
背后可放枕头支撑。
妈妈用手托住乳房，大拇指在上。
妈妈朝哪个方向侧卧，就用哪侧的胳膊环绕宝宝的头背部。

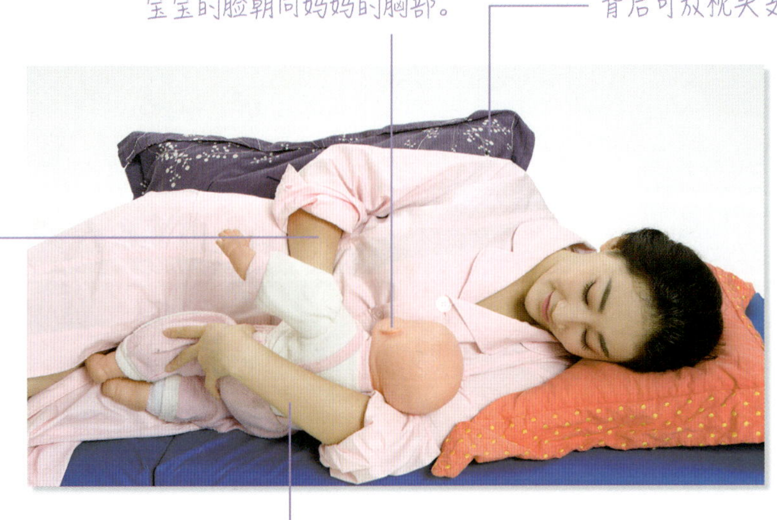

注意，这种姿势最好不要用于乳汁特别充沛的时候，因为宝宝会来不及吞咽，而使多余的乳汁顺着宝宝的脸颊流入耳孔，引发中耳炎。另外，左侧卧和右侧卧应该轮流进行，这样可以让宝宝也能经常变换方向，防止睡偏头。

摇篮式哺乳

摇篮式是最经典的哺乳姿势，这种姿势只需露出一侧的乳房就可以了，方便外出时采用。

1.准备一个舒适的椅子，高矮要适宜，新妈妈坐在椅子上，双脚平放，如椅子太高，可在脚下垫一个小凳子。

2.新妈妈横抱住宝宝，将宝宝贴近自己的胸部，若宝宝不能顺利够到乳房，可在腿部垫个枕头，将宝宝的位置抬高。让宝宝的头靠在自己的手肘内侧。前臂和手沿着宝宝的后背一直伸到腰部，呈摇篮状托住宝宝的颈部、背部及腰部。另一手呈C形托住乳房，给宝宝吸吮。

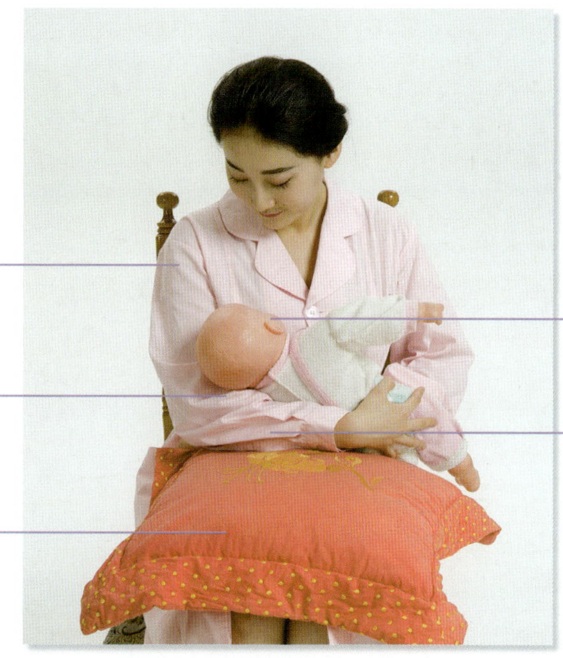

3.摇篮式会压迫到下腹部，剖宫产的新妈妈这个位置有伤口，所以在伤口还没愈合时，不宜采用这种姿势。右侧图是摇篮式哺乳时，容易出现的两种错误，新妈妈要注意避免。

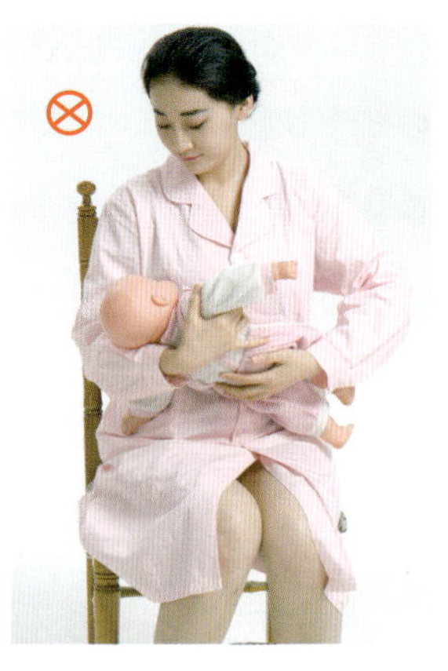

不要将承托宝宝的手臂抬得太高，否则手臂很快就会酸痛。如果宝宝够不到，可在他身下垫个枕头。

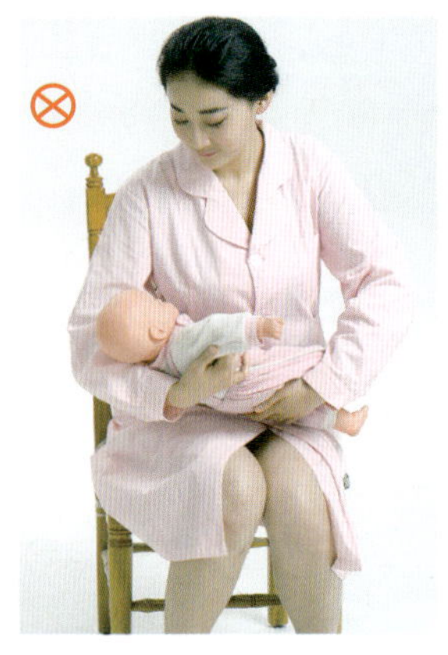

喂奶时不要为了让乳房去迁就宝宝而主动前倾身体，这样容易使腰背劳损。

橄榄球式哺乳

橄榄球式也采用坐姿，姿势有点像橄榄球运动员夹着橄榄球一样，比较适合腹部有伤口的剖宫产新妈妈，这个姿势对妈妈手臂力量的要求比较高，对于无法夹住宝宝的新妈妈，可在宝宝身下垫枕头或靠垫予以支撑。

1.新妈妈在椅子上坐好后，将宝宝夹在一侧胳膊下方。此时宝宝头部应该靠近乳头，脚则在妈妈的身体外侧。

2.用同侧手臂支撑住宝宝的身体，以手托住宝宝的头。另一只手可以托住乳房，便于宝宝吸吮。

妈妈用一侧胳膊夹住宝宝的身体。
宝宝的头部靠近妈妈的乳房处。
用手托住宝宝的头部。

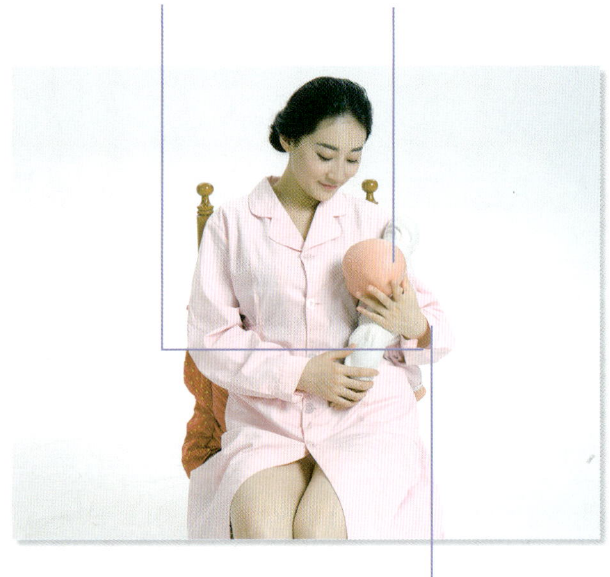

交叉式哺乳

这种哺乳姿势跟摇篮式有点接近，不同之处在于如果用右侧喂奶，就用左手抱宝宝，让宝宝的胸腹部贴近妈妈，对于经验不足的新妈妈来说，如果不能用一侧手臂夹住宝宝，可在床上进行，借助靠垫的力量支撑宝宝。

半躺式哺乳

宝宝的舌系带过短，或者新妈妈发生乳头疼痛、乳头皲裂等症状时，尝试过各种常规方式都不奏效，可以试试采用半躺式。这种方式可以让新妈妈和宝宝都十分舒适。

1.新妈妈半躺着，背后垫几个枕头或靠垫，身体放松，以舒适的角度倾斜。

2.让宝宝横倚在新妈妈腹部，嘴巴靠近乳头，宝宝会自然而然地张开嘴巴寻找乳头。妈妈的双手可以搂住宝宝，防止宝宝滑下去。

妈妈双手搂住宝宝。
背后用枕头或靠垫支持。
宝宝斜倚在妈妈腹部。

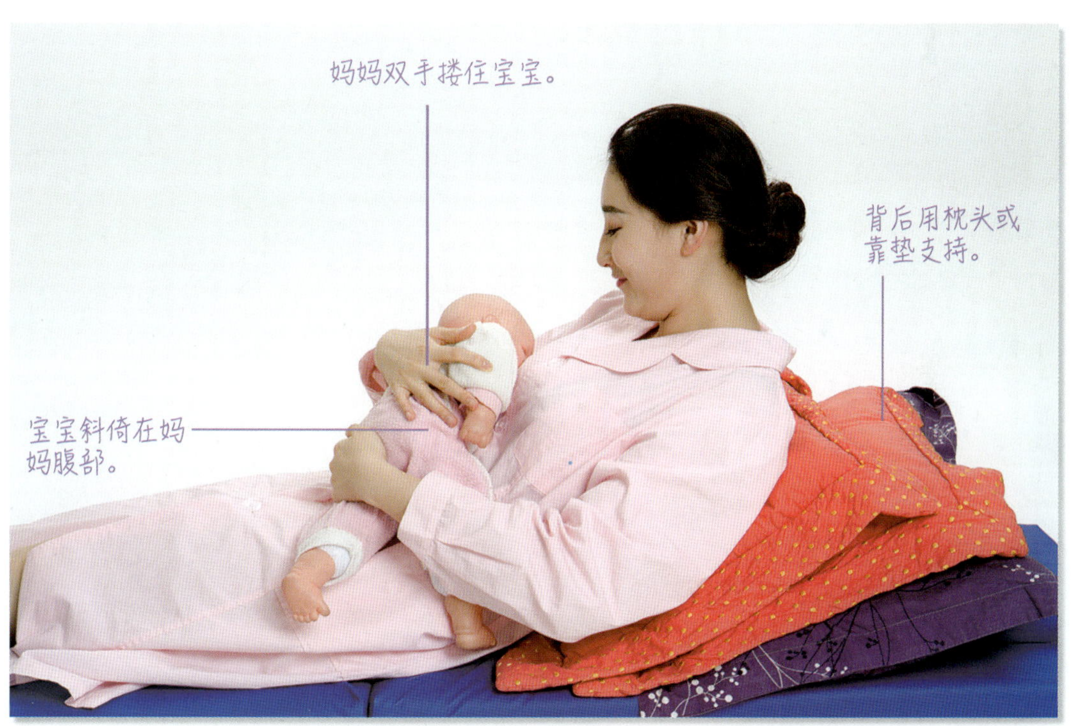

做做运动：动手动腿的四肢运动

到了产后第4～7天，新妈妈的身体已经得到了初步的恢复，可以适当地锻炼一下手臂和腿部关节了。在锻炼的时候，要穿宽松轻便的衣服，要注意室内的温度应足够温暖，保持空气流通，并且别忘了运动后要及时补充水分。

手臂运动

1.仰卧，两臂置于身体两侧。将手臂举过头部，再慢慢收回，再做两个8拍。（图①、图②、图③、图④）

2.手指用力从上到下分别按摩胳膊的外侧和内侧。按摩10次左右。（下页图⑤）

腿部运动

1.身体平躺，双手平放，左右足配合呼吸轮流向上举起，吸气时脚向上举，吐气时脚放下。做这个动作时需要将膝盖与脚尖放平，不能弯曲，刚开始时速度慢一点，如身体状况良好可以逐渐加速。（下页图⑥、图⑦）

2.取仰卧位，双腿伸直，双臂自然地放在身体两侧。大腿向腹部方向弯曲，呼吸一次后恢复。接着抬起一条腿，呼吸一次后放下腿恢复初始动作。两腿交替进行5次。（下页图⑧、图⑨）

3.取仰卧位，四肢向上举起并轻轻摆动。（下页图⑩）

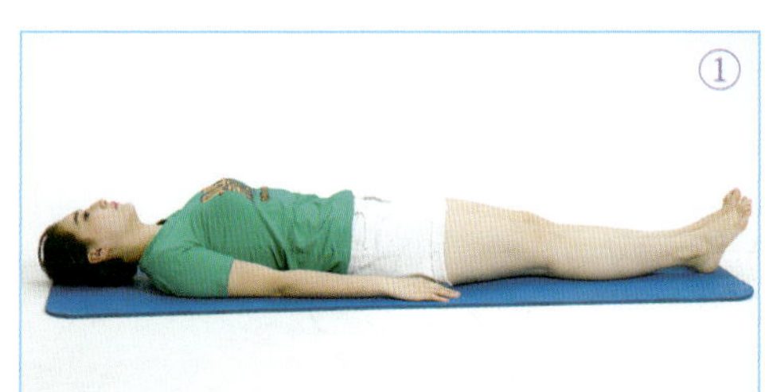
①

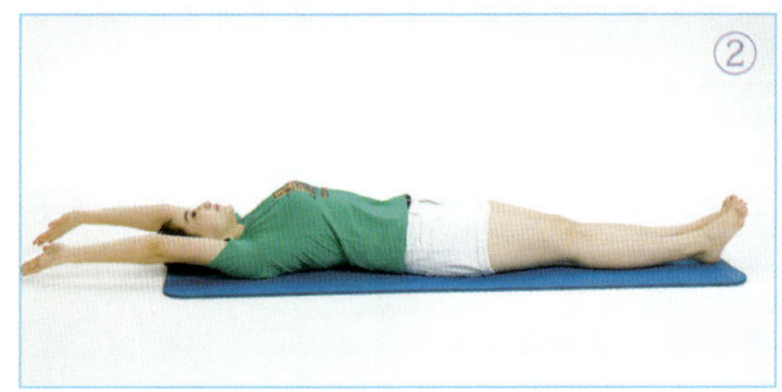
②

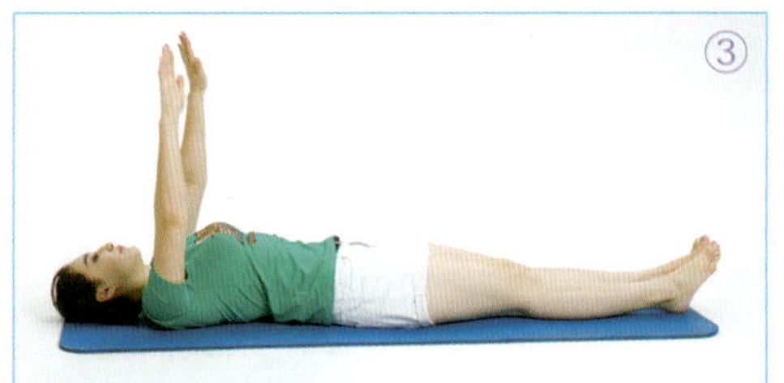
③

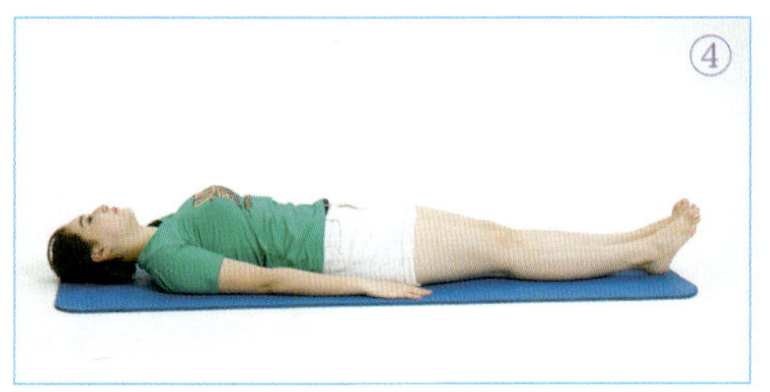
④

4. 仰卧，双手置于臀部下方，双腿举起伸直，与地面成 90° 角，脚尖反复绷紧、拉回，做 10 次左右。（图⑪、图⑫）

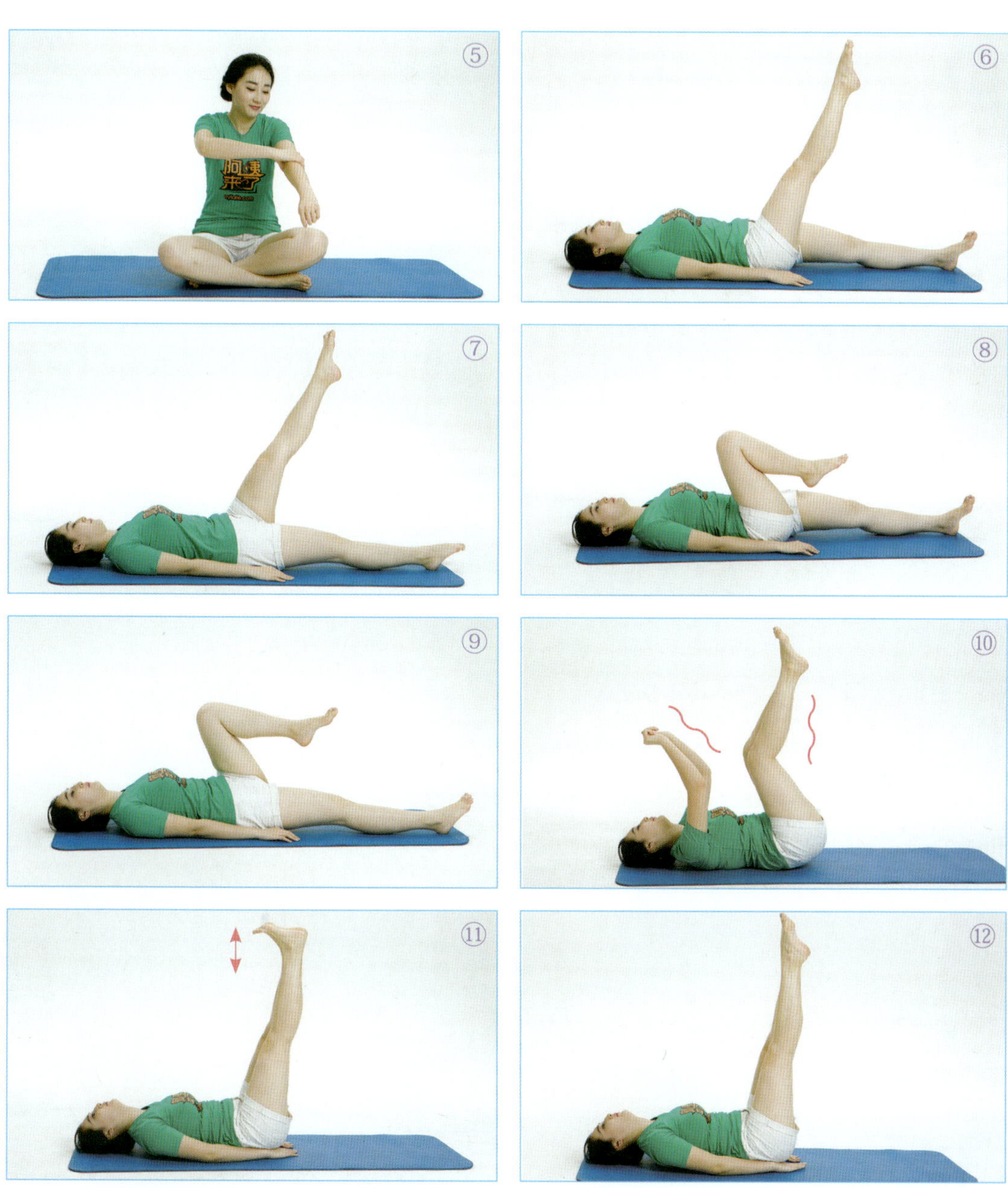

宝宝护理：
体重为什么不升反降

产后第1周，宝宝的体重不升反降了，很多新手爸妈都会为此感到困惑，那么到底是什么原因导致的呢？

新生儿体重下降的原因

新生儿第1周内体重下降是普遍的生理现象，这种体重下降不会超过足月新生儿出生体重的8%，早产儿不应低于出生体重的15%。主要原因是由于新生儿不能立即进食，或因吸吮能力弱而进食较少，再加上排出胎便和尿液，并通过呼吸和皮肤丧失了一些水分等。

什么时候恢复增长

一般新生儿于生后7~10天可以恢复到出生时的体重，早产儿最晚不超过15天。随着孩子吃奶量逐渐增多，机体对外界的适应性逐步调整，体重大致会以每天增加30克的速度增长。

没有恢复增长怎么办

如果10天后仍未恢复到出生时体重，宝宝也没有其他疾病发生，就要寻找喂养方面的原因，比如哺乳姿势是否正确，哺乳量是否充足，人工喂养的宝宝则要考虑奶粉冲调浓度是否符合标准等。针对相应的问题，要采取积极的措施，帮助宝宝改善进食量，例如增加哺乳次数，纠正不正确的吸吮含接姿势，让新妈妈吃好睡好，保持良好的情绪等。如果以上方法都尝试过仍然无效，就要考虑增加一些配方奶，以免宝宝哭闹不止，导致睡眠不足，进一步影响体重增长。短时间增加配方奶不意味着放弃母乳喂养，而是一时的权宜之计，预计2周后，新妈妈适应了坐月子的生活环境和生活节律之后，母乳分泌量会逐渐增加，此时再恢复到全母乳喂养。

月嫂暖心话

婴儿第1年体重增长速度

正常情况下，婴儿前3个月里平均每个月会增长将近0.9千克，然后，婴儿的生长速度就会降低。到了6个月以后，平均的增长速度就会下降到每个月0.45千克。在第1年的后3个月里，平均增长速度会下降到每月0.3千克。如家长发现宝宝生长速度缓慢，应及时去医院检查治疗。

产后第 1 周食谱推荐

产后饮食调养应讲究顺序，遵循“一排二调三补”。产后第1周，新妈妈的主要任务是排出体内的废血（即恶露）、废水、废气和废物，以及健脾开胃、补充元气、去除水肿、防止便秘。根据这些调理重点，我们推荐了一些月子餐，类型涵盖主食、菜肴、汤品、药饮、点心等，新妈妈可以随心选择。

• 排恶露，促进子宫恢复

红糖小米粥

材料：小米 150 克。

调料：红糖适量。

做法：

❶ 小米淘洗干净。

❷ 锅内加入适量清水，煮开，加入小米，煮至小米黏稠，放入红糖再煮 10 分钟即可。

/ 推荐理由 /

此粥益气补血，可改善产后虚弱，还可促进恶露排出。

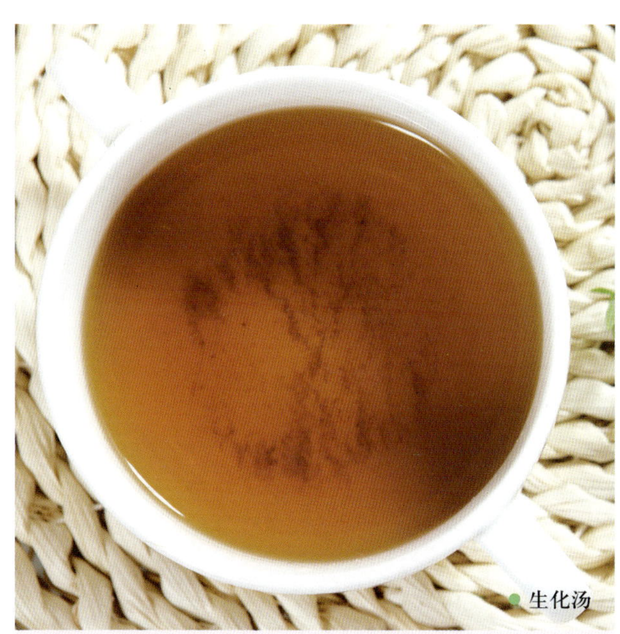

• 生化汤

生化汤

材料：当归 40 克，川芎 30 克，桃仁（去心）25 克，烤老姜 25 克，炙草（蜜甘草）25 克。

做法：

❶ 砂锅内加 700 毫升清水，放入所有材料，大火煮沸，再转小火煮 60 分钟，约剩 200 毫升时，将药汤倒出备用。

❷ 余下的药渣在砂锅内加 350 毫升清水，继续用大火煮至沸腾，转小火煮 60 分钟，至药汤剩 100 毫升。

❸ 将两次煮成的药汤混合在一起拌匀即可。

/ 推荐理由 /

生化汤对小腹冷痛、恶露排出不畅的新妈妈来说，是产后最佳的保健汤品，但体质燥热的新妈妈尽量不要饮用。

枸杞子山药粥

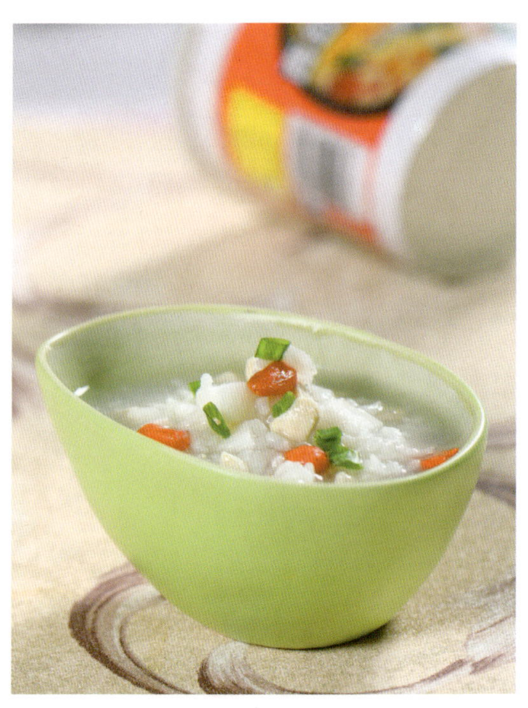

材料：山药、鸡胸肉各 50 克，枸杞子 10 克，大米 100 克。

调料：盐、葱花各适量。

做法：

❶ 鸡胸肉洗净，切丁，焯熟备用；山药去皮、洗净、切块备用；大米淘洗干净。

❷ 锅内倒入适量清水，再放入大米、鸡胸肉丁、山药、枸杞子大火煮开后改小火熬成粥。出锅时撒些葱花和盐即可。

/ 推荐理由 /

此粥既能健脾养胃，又能益气补虚。

南瓜蛋黄小米粥

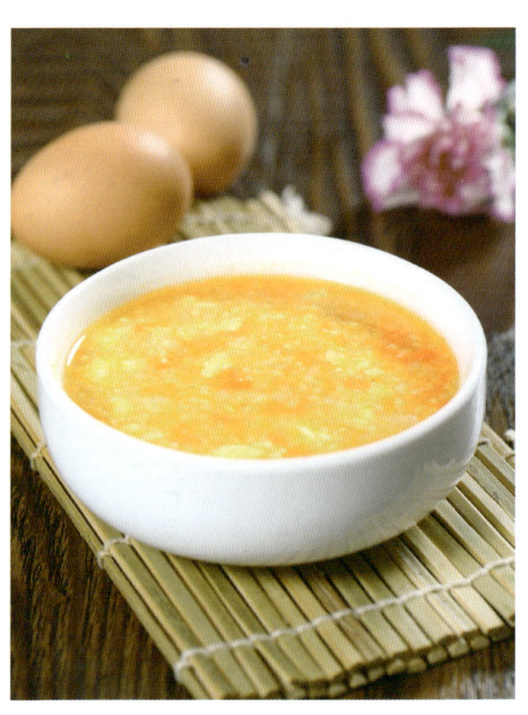

材料：南瓜 150 克，小米 50 克，鸡蛋 1 个。

做法：

❶ 小米淘洗干净，放入锅中，加入适量清水，熬煮成软烂的米粥。

❷ 南瓜去皮洗净，切成薄片，放入蒸锅蒸熟，压制成蓉。

❸ 鸡蛋煮熟，取蛋黄碾压成粉末。

❹ 将南瓜蓉、蛋黄末加入煮好的小米粥里，搅拌均匀即可。

/ 推荐理由 /

此粥可补充元气。

姜丝鱼汤

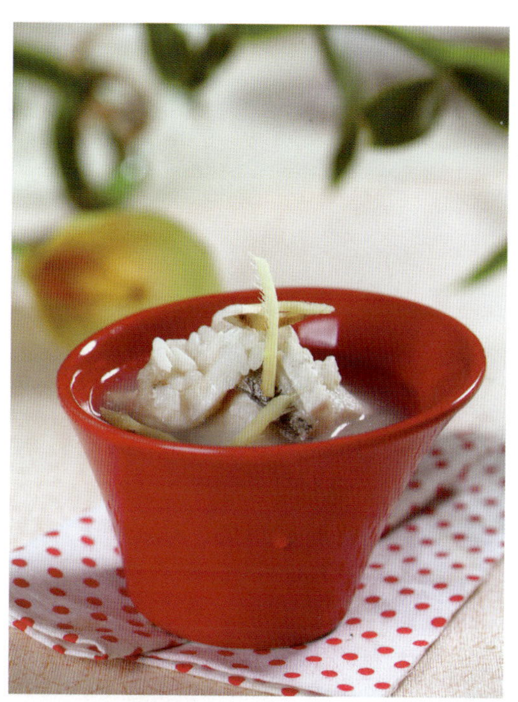

材料：鲫鱼 1 条，姜丝适量。

调料：米酒适量。

做法：

❶ 鲫鱼洗净，切块。

❷ 油锅烧热后放入鱼块，煎至发白放米酒，米酒要淹没鱼身，撒上姜丝。大火加热 15 分钟，煮至鱼汤变浓变白即可。

/ 推荐理由 /

有利于产后身体恢复和催乳下奶。

鲢鱼丝瓜汤

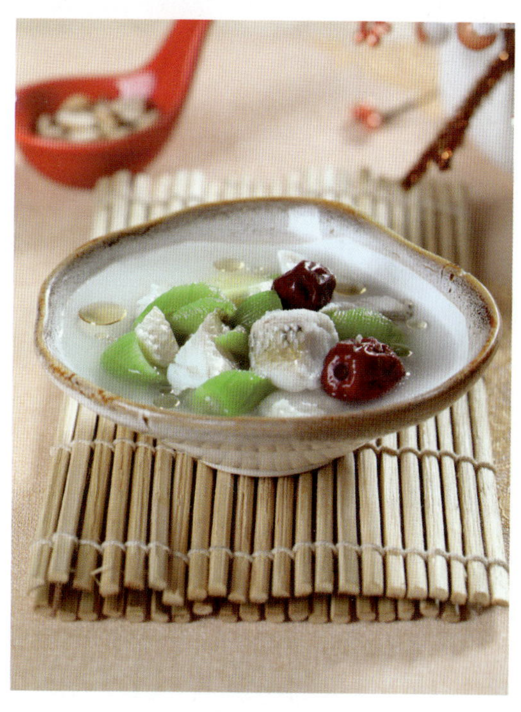

材料：鲢鱼肉 300 克，丝瓜 100 克，红枣 10 克，生姜 1 小块。

调料：盐适量，料酒 1 小匙。

做法：

❶ 将鲢鱼肉洗净，切成片，用料酒和盐腌制 5 分钟；丝瓜去皮，切成块；生姜洗净，切成片；红枣用温水泡透。

❷ 油锅烧热，放入姜片炒香，注入适量清汤。中火烧开后下入鱼肉、红枣。

❸ 煮开后，加入丝瓜、盐，大火煮熟即可。

/ 推荐理由 /

此汤营养丰富，补虚养血，可以增加新妈妈的乳汁分泌量。

冬瓜大骨汤

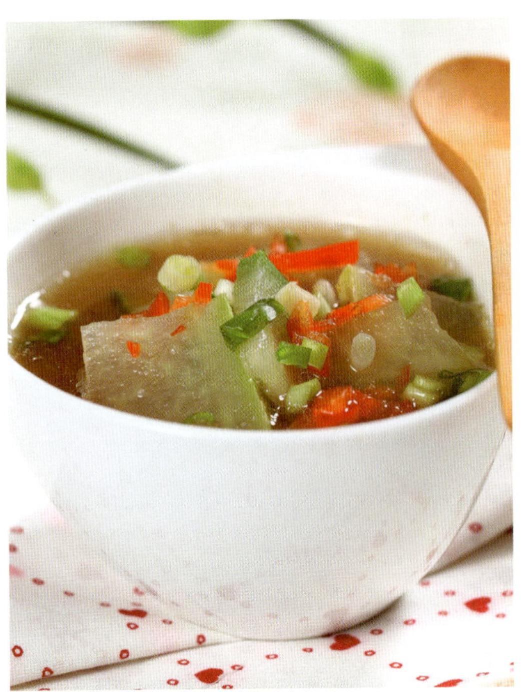

材料：冬瓜 200 克，红青椒 1 个。

调料：小葱 2 棵，盐、香油、胡椒粉各适量，大骨汤 1 碗。

做法：

❶ 冬瓜去皮，洗净，切块；小葱、红青椒择洗净，切碎。

❷ 大骨汤放入锅中，适度兑水，大火煮开，放冬瓜块、盐。冬瓜煮熟，放入备好的葱花、红青椒、胡椒粉、香油等调味即可。

/ 推荐理由 / 

此汤可利尿、消肿，适合水肿的新妈妈食用。

桂圆姜枣汤

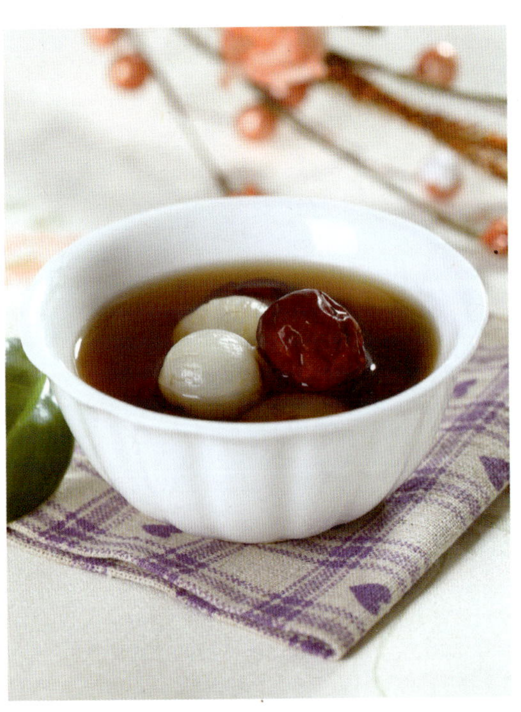

材料：桂圆肉、红枣。

调料：姜片适量。

做法：

❶ 桂圆肉、红枣洗净。将桂圆肉、红枣、姜片放入砂锅中，加入适量清水，大火烧开后改小火，共煮 40 分钟。

❷ 挑出姜片，食用桂圆肉、红枣，喝汤。

/ 推荐理由 / 

此汤对产后脾胃虚弱所导致的水肿有一定的辅助食疗作用。

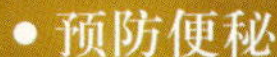

鲜姜菠萝苹果汁

材料：生姜 50 克，苹果 2 个，菠萝 1 个。

调料：水适量。

做法：

1. 生姜洗净，切成小块；苹果洗净，去核，切小块；菠萝去皮，去芯，切块。
2. 将所有原料放入榨汁机榨汁，混合后饮用即可。

/ 推荐理由 /

新妈妈饮用此汁可开胃、预防感冒、润肠通便。

月子
第2周

新妈妈调补过渡期
勇敢迎接各种挑战

给新妈妈们的第2封信

产后第2周，你的身体得到了初步的恢复，伤口的痛感较第1周时轻了些，胃口也渐渐变好了。但这并不意味着你的担子轻了。在这个阶段，你仍然需要面对很多问题，比如要关心子宫和乳房的变化，做好自身的日常清洁与护理，饮食需要精心搭配、及时补钙，乳房需要保养，腰背酸痛袭来，你需要通过锻炼来克服，还要给宝宝洗澡、做抚触，安抚他的哭闹等。虽然麻烦缠身，但是新妈妈也要树立起信心，积极乐观地直面这些事务，按照科学的方法一一处理，只要扛过这个阶段，一切都会好起来。

如果你受生理、心理、人际关系等多方面因素的影响，被抑郁侵袭，不妨适当加强运动，可有效地调整内分泌，转移注意力，改善或消除产后抑郁的情况。另外，跟宝宝多接触，关注宝宝的成长，也能让新妈妈的心情更加愉悦，对于克服抑郁情绪是很有帮助的。说到宝宝，你会发现比起在医院的时候，回家后的宝宝好像更爱哭闹了，他似乎总是不满意，让所有人都束手无策。这种情况还需要你慢慢接受和适应，宝宝哭闹是正常现象，他是在用哭声来表达自己的需求，只要你多跟宝宝交流，就会逐渐摸透他的小心思，读懂这些哭声所代表的含义。

母乳喂养的妈妈在这个阶段会遇到新的问题，乳房开始正式分泌乳汁了，你需要及时排空乳房，这就涉及到吸奶器的选择和使用。另外，泌乳量不足的新妈妈，需要纠正哺乳姿势和乳头含接的方法，确保宝宝能够正确地吸吮。同时还要循序渐进地进行催乳。

在尝试了一周母乳喂养之后，有些新妈妈可能会放弃母乳喂养，也有的新妈妈因为某些疾病不能进行母乳喂养，还有些新妈妈因乳汁不够而采取了混合喂养的方式。我们认为，喂养方式在这周最终固定下来还为时过早，最好再观察两周。如果有新妈妈需要了解奶粉喂养方面的内容，可以在产后第4周的内容里找到。

第8~9天

特别关注：保护好心灵的窗户——眼睛

很多新妈妈跟我们提到，自己原本视力不错，产后却突然近视了，近视眼的新妈妈生了宝宝后视力变得更加不好了，还有的新妈妈出现眼花、畏光、眼睛干涩等症状，这是为什么呢？看看我们咨询专业医生得到的解释吧。

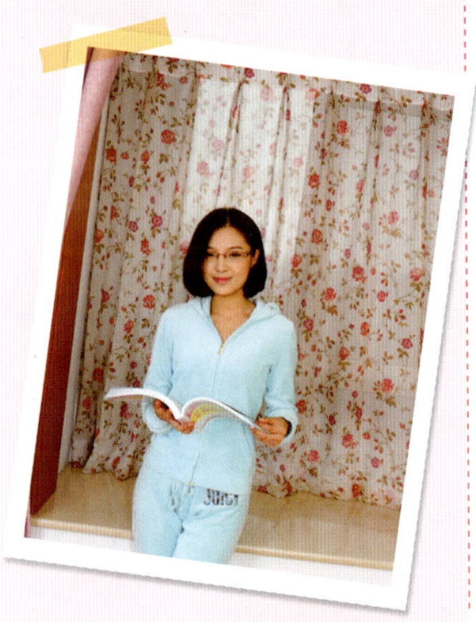

关于近视

怀孕之后出现的近视，大多是因为睫状肌痉挛导致的假性近视，用散瞳药水松弛睫状肌后，视力会有明显提高。但也有很多人会发展成为真性近视，所以一定要及时到医院去做视力检查。

原本就近视的新妈妈，在怀孕及生产后近视程度可能会略微加深，所以产后应复查一下视力，如果发现以前的眼镜不合适了，就应该及时重新验光配镜，千万不要凑合着用旧的。

关于眼花

怀孕后眼花大多是产后激素变化导致的，不用过于担心，平时注意保护眼睛，不要过度用眼，一般用眼1小时左右最好就闭眼休息一会儿，或远眺一会儿，以缓解眼睛疲劳。需要注意的是，如果出现眼前“冒金星”的现象，或是感到眼前有小黑点儿移动的现象，很可能是产妇高血压的表现，严重时可能会导致失明或昏迷，所以一定要立即就医。一旦确诊，就要遵循医嘱卧床休息，忌盐和盐类调味品，必要时按照医嘱服用降压药物。

关于眼干涩

正常的眼睛在角膜和结膜上面覆盖着一层泪液膜，它由内而外又分为黏液层、水液层及油脂层。这三层分别由结膜杯状细胞和相关腺体分泌，使泪液膜均匀分布在眼球表面，保持眼球平滑。产后受激素变化的影响，泪液的分泌量减少，这就导致泪液膜的均匀分布受到破坏，于是就引发了眼睛干涩。

保护眼睛的具体措施

1.产后适当地看书、看电视、看电脑有助于新妈妈回归正常的生活状态，预防产后抑郁。但是产后前10天，视网膜会有一定程度的水肿，应该等水肿消失了之后再看书或电视。看的时候也需要注意劳逸结合，不要用眼过度。喜欢读书看报的新妈妈，要将时间控制在半小时左右，不要让眼睛过度疲劳。看电视应该注意保持距离，要坐在距离电视机屏幕对角线长度的5倍以外。看电视的时间不要超过1小时，看电脑也是如此。

2.多吃护眼食物，补充蛋白质、维生素A、维生素C及钙质。蛋白质是组成人体组织的主要成分，组织的修补和更新需要不断地补充蛋白质。维生素A，不仅利于消除眼睛的疲劳，还可以预防和治疗夜盲症、干眼症、黄斑变性。维生素C是组成眼内晶状体的成分之一，如果缺乏维生素C就容易导致晶状体浑浊，患白内障。钙质对眼睛也是很有好处的，钙具有消除眼肌紧张的作用。

产后护眼食物一览表

护眼营养素	推荐食物
蛋白质	瘦肉、禽肉、鱼、虾、奶类、蛋类、豆类等
维生素A	动物肝脏、鱼肝油、海带、紫菜、奶类、蛋类、胡萝卜、菠菜、韭菜、青椒、柑橘、哈密瓜、杧果等
维生素C	鲜枣、圆白菜、青椒、苦瓜、西红柿、萝卜、柑橘、橙子、草莓、山楂、苹果等
钙	豆制品、奶类、鱼、虾、花生、核桃、香菇、芹菜等

知识链接

产后可以佩戴隐形眼镜吗

产妇受产后激素变化的影响，泪液分泌减少，泪液膜分布不均匀，佩戴隐形眼镜容易损伤眼睛，因此产后三个月内不要佩戴隐形眼镜。

起居护理：坐月子也要刷牙漱口

经常有老辈人告诫新妈妈，月子里不能刷牙，否则牙齿会受“惊”脱落。通过专业的培训，我们了解到这个说法是没有科学依据的。在这里，我们郑重提醒新妈妈：月子期间一定要坚持每天刷牙和漱口，还要掌握正确的刷牙、漱口方法。

产后刷牙、漱口的重要性

坐月子期间，新妈妈每天都要通过饮食来进补，这些食物营养丰富，含糖量和蛋白质都较高，如果残渣留在口腔、牙缝里，就会成为细菌滋生的温床。而且产后新妈妈体内激素发生变化，导致口腔内软组织敏感，牙龈也变得更加敏感了。若不按时认真地刷牙漱口以清除牙面及牙缝的食物残渣，就很容易患上龋齿、牙龈炎，甚至急性牙周病等。

正确的刷牙方法

1.建议每天早晚各刷一遍，如果有吃夜宵的习惯，吃完夜宵后再刷一遍。每次要刷3分钟，同时配合使用牙线。

2.牙刷的选择也有要求，平时常用的牙刷比较硬，刷牙时容易造成牙龈出血，所以最

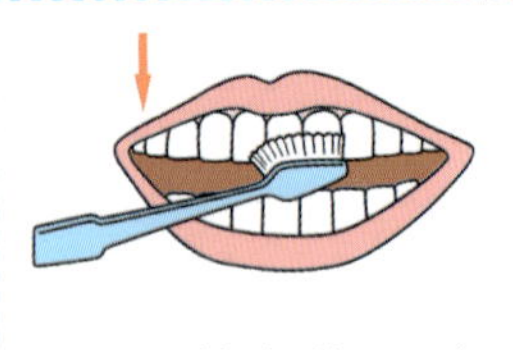
上牙从上往下刷

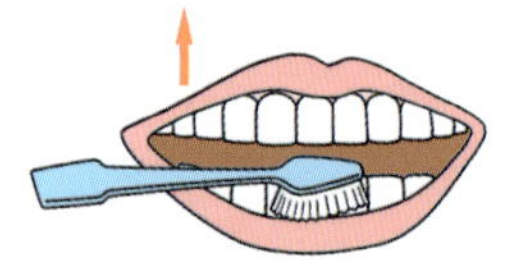
下牙从下往上刷

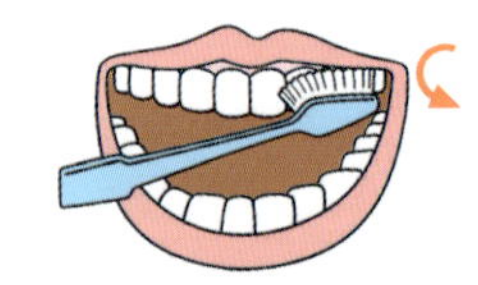
上后牙外侧从上往下刷

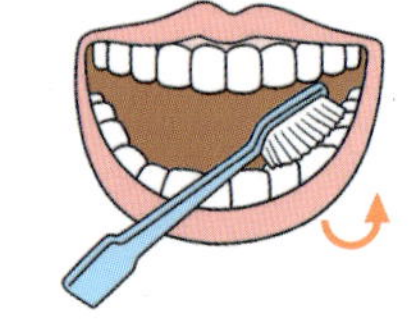
下后牙内侧从下往上刷

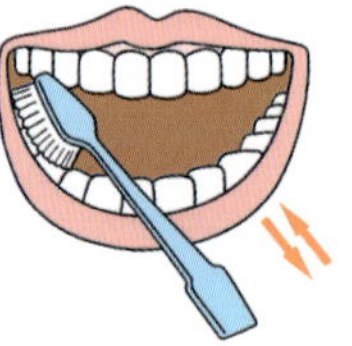
咬合面要来回刷

好替换成产妇专用的牙刷，这类牙刷的刷头比较柔软，可以保护牙龈，通常在母婴店里可以买到。

3.新妈妈身体虚弱，对寒冷刺激比较敏感，因此要用温水刷牙。刷牙前最好先将牙刷用温盐水泡软，刷牙的动作要尽量轻柔，不要损伤脆弱的牙龈。

4.刷牙时要顺着牙齿的生长方向，上牙从上往下刷，下牙从下往上刷，咬合面要沿着水平方向来回刷，牙齿内外、牙缝处，里里外外都要刷干净。每个部位重复刷10次左右。另外，不要忘了舌苔也要刷一刷，它也是滋生细菌的温床。

正确的漱口方法

清洁口腔除了要刷牙外，漱口也是必不可少的。建议新妈妈每次用餐后都要漱口几遍，漱完口就不要再吃东西了。漱口虽然每个人都会，但是也有一些小秘密，或许你以前并不知道。

1.温水漱口法：我们最常用的漱口方法就是温水漱口法。这种方法多用于饭后。动作要领是含入一大口温水，闭上嘴巴，通过活动腮部控制水流的冲击力，让温水充分接触口腔内各个部位，将食物残渣卷入水流之中，再吐出来，重复几次。

2.盐水漱口法：将3克盐放入一杯温水中搅拌至溶化，然后用温水漱口法来漱口就可以了。

3.漱口水漱口法：漱口水的化学成分可以抑制牙菌斑的生长，建议新妈妈为自己选择一款口感比较温和、不含酒精、刺激性小的漱口水。但需要注意的是，不要用漱口水来代替刷牙，虽然漱口水可以抑菌，但是缺乏摩擦的过程，无法起到去除牙菌斑的作用。

知识链接

自制漱口水

有口臭、牙龈炎等牙病的新妈妈，刷牙时还可以用自制的中草药漱口水含漱。以下2款中草药液方具有止痛功效，有助于改善牙龈肿痛和口臭的症状。

1.陈皮细辛方：陈皮6克（鲜者加倍），细辛1克，用沸水浸泡，待温后去渣含漱。

2.白芷甘草方：白芷6克，甘草3克，用沸水浸泡，或加水煎成药液，待温后去渣含漱。

饮食进补：月子饮食的四字真经

食补是坐月子的重头戏，进入产后第2周，新妈妈的肠胃功能有所恢复，饮食对身体的作用会更大，所以养成良好的饮食习惯至关重要。这里有四条重要的饮食原则，我们称之为四字真经，希望新妈妈能够在月子期间抓住其中的精髓，吃得更加健康、科学。

第一字：精——精简食量

进补不意味着吃得越多越好，过量的饮食除了会导致体重增加之外，对于产后恢复并无益处。新妈妈如果母乳分泌充足，食量比孕期略有增加即可，最多增加1/5；如果乳量正好够宝宝吃，食量与孕期等量即可；如果没有母乳或无法母乳喂养，食量和孕前差不多即可。

第二字：杂——全面多样

产后饮食应注重荤素搭配、粗细搭配，全方位摄取五谷根茎类、奶类、蛋豆鱼肉类、水果类、蔬菜类、油脂类等六大类食物，并且不能只吃精米精面，还要搭配杂粮，如小米、燕麦等。

第三字：稀——水分充足

是指饮食中水分要多一些。乳汁的最主要成分就是水，再加上产后出汗较多，新妈妈对水的需要量比较大，因此，坐月子期间应多喝含水分较多的汤、牛奶、粥等。

第四字：软——细软适口

是指食物的烹煮方式应以细软为主。很多新妈妈产后会有牙齿松动的情况，过硬的食物一方面对牙齿不好，另一方面也不利于消化吸收，所以饭和面都应尽量煮得软一些。避免摄入各种坚硬粗糙的食物与不易消化的食物，例如，炒花生、蚕豆、瓜子及大块肉类。

母乳喂养：产后缺乳的体质类型和应对方法

我们工作中接触到的缺乳产妇，有很多是体质原因导致的。清朝的《傅青主女科》中强调了缺乳应着眼于气血，依据乳汁和乳房的情况辨清虚实，虚者补之，实者泻之，只有对因对症进行调理，才能使缺乳的现象得到有效的改善。

中医认为，缺乳主要有五种发病机理，分别为气血虚弱、肝气郁滞、痰气壅滞、脾胃不和、肾虚。不同的发病机理，应采用不同的补益方法来进行催乳。

气血虚弱型

症状表现	引起原因	催乳方法	月子餐推荐
哺乳期中，乳量甚少甚至全无。乳汁清稀，乳房柔软，无胀痛，气色不佳，神疲乏力，头晕，食欲不佳，大便不成形，舌淡，少苔，脉虚弱	气血不足，阳气不振，乳汁缺乏生化之源	应采用补益气血和增加营养的方法来进行催乳，补气血的食物有：黄芪、淮山药、茯苓、红枣、红糖、阿胶、红小豆、桂圆、黑豆、发菜、莲子、核桃、乌鸡、南瓜、枸杞子、葡萄、葡萄干、胡萝卜等	玉米胡萝卜淮山药猪骨汤、黄芪红枣乌骨鸡、木瓜鱼尾汤、干贝鱼汤、海带排骨汤、茯苓猪肝汤、薏米羊肉汤

肝气郁滞型

症状表现	引起原因	催乳方法	月子餐推荐
乳量甚少甚至全无。乳汁浓稠，乳房胀痛，胃脘胀闷不舒，食欲不振，失眠焦虑，遇事提不起兴趣，易躁易怒，爱长吁短叹	肝气不畅，以致乳络、乳脉湿滞，阻碍乳汁运行	应采用疏导情绪和疏肝理气的食物进行催乳，具有疏肝理气功效的食物有：茯苓、百合、糯米、莲藕、白萝卜、芹菜、茼蒿、豆芽、丝瓜、油菜、西红柿、橙子、柚子、柑橘、红枣、玫瑰花茶、代代花茶、茉莉花茶	百合莲子粥、清补凉瘦肉汤、路路通粥、丝瓜桃仁粥、干贝糯米粥、玫瑰代代茉莉花茶

痰气壅滞型

症状表现	引起原因	催乳方法	月子餐推荐
乳汁稀少甚至全无。乳房丰满，松弛，无胀感，乳汁不稠，形体肥胖，胸闷、大便稀溏，舌质胖，胎白腻，脉细滑	产妇肥胖，脾肾阳虚，或产后吃过多的肥甘厚味，伤害到脾胃，脾虚气弱行乳无力，或脾虚生痰，痰阻乳络，致使乳汁运行不畅	应采用控制体重和祛痰化湿的方法进行调理，既要科学合理地摄取饮食，又要充分注意饮食的禁忌，具有祛痰化湿功效的食物有：红小豆、薏米、白扁豆、绿豆、冬瓜、丝瓜、黄瓜、山药、金针菜、荸荠、茯苓等，忌食动物脂肪、动物内脏、黄油、油炸类、高糖类食物	茯苓薏米粳米粥、红小豆粥、丝瓜炒鸡蛋、冬瓜炒虾仁

脾胃不和型

症状表现	引起原因	催乳方法	月子餐推荐
乳汁少，清稀，食欲不佳，肌肤不华，腹胀，大便清稀	脾胃失调，气血不够充盈，生化之源不足	应采用健脾止泻的方法进行调理，有效的食物有：茯苓、山药、香菇、红薯、栗子、扁豆、红枣、蜂蜜、豇豆、粳米、糯米等	蒸酿豆腐、猪骨西红柿粥、归芪鲫鱼汤、猪蹄黄豆汤、乌鸡白凤尾菇汤、四神汤、茯苓栗子粥

肾虚型

症状表现	引起原因	催乳方法	月子餐推荐
乳汁少，腰酸背痛，腰膝酸软，目眶暗黑，头昏耳鸣，怕冷，四肢不温，易感风寒，夜尿多，舌质暗淡，胎薄白，脉沉细	肾气不足，冲任亏虚，乳汁气化不利	应采用补肾强腰的方法进行调理，有效的食物有：鹿茸、肉桂、杜仲、肉苁蓉、菟丝子、羊肉、猪肾、干贝、鲈鱼、栗子、山药、枸杞子、黑芝麻、黑豆、核桃等	羊肉肉桂汤、鸽子汤、猪肾黄花菜汤、黄酒蒸虾

做做运动：锻炼腹肌运动

腹肌运动有助于子宫复位，预防子宫后倾及子宫脱垂，也能帮助新妈妈保持体形，所以月子期间可以坚持做。做的时候要随时关注自己的身体情况，不要在体力不足或伤口疼痛的前提下勉强进行，以不过度疲劳为限。如果出现恶露增多或疼痛明显，一定要暂停运动，等身体恢复正常后再开始。

腹肌运动这个动作一般每天做4组左右，每组做5～10次。具体做法如下：

1.仰卧，曲起双腿，将双手放在腰背部。（图①）

2.深吸气，背部和臀部缓缓向上拱起，然后收缩腹部肌肉，边收缩边吐气，至恢复初始动作。（图②）

如果上述动作新妈妈目前无法完成，那么可以尝试另外一种方式：趴在床上，腹部垫一个枕头，脸朝向一侧，通过呼吸带动腹部起伏。这个动作也可以锻炼腹部肌肉。（图③）

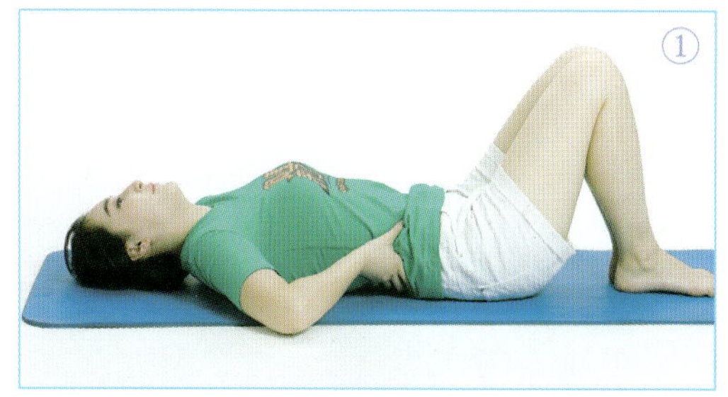
①

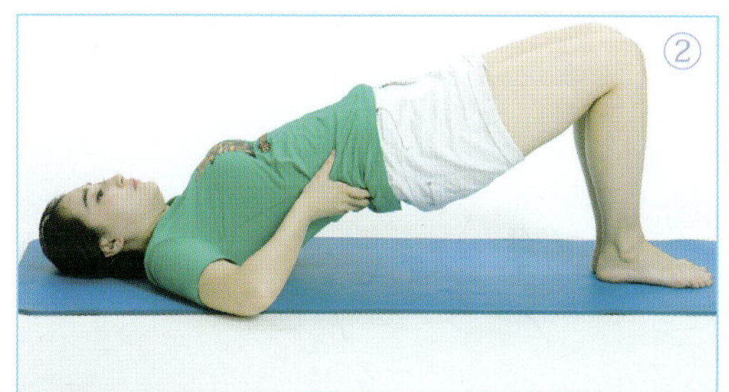
②

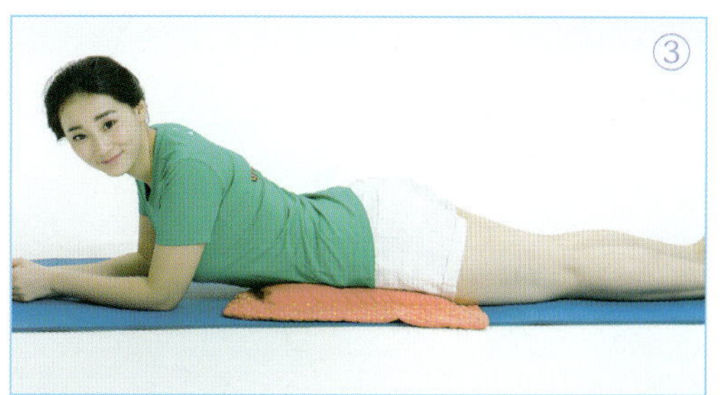
③

月嫂暖心话

剖宫产新妈妈腹部伤口尚未恢复，腹部动作较大时会有牵拉痛，所以不建议做此动作。什么时候开始做锻炼腹肌的运动，要视伤口恢复情况而定，最好咨询一下医生意见。之前我们介绍的腹式呼吸运动也可以锻炼腹肌，剖宫产的新妈妈可以继续坚持做。

宝宝护理：
保护好宝宝的脐带

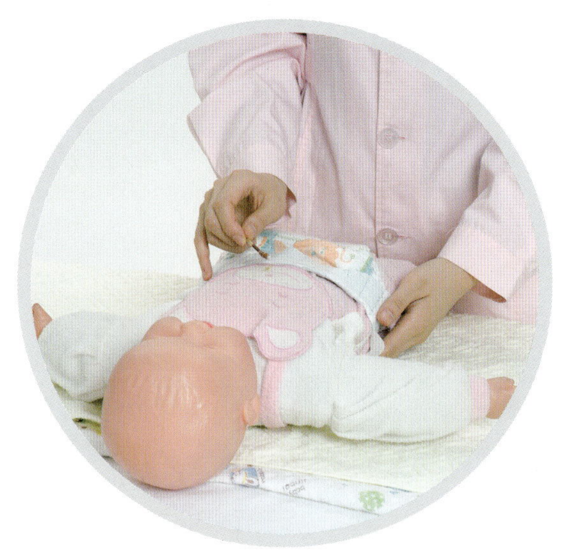

宝宝出生后脐带被剪断，只剩下1厘米左右的脐带残端，在脱落之前，容易被细菌入侵，所以需要精心护理。产后第8天，或许宝宝的脐带刚刚脱落，还需再继续护理和观察，防止出现感染。

脐带一般是在7天后自然脱落，但也有的20多天才脱落。

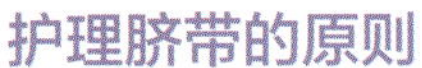

护理脐带的原则

1.保持干燥：脐带脱落之前，要保持干燥，尽量不要沾水。

2.避免摩擦：纸尿裤要选择合适大小，裤腰要避免遮盖在脐部，否则宝宝活动时容易反复摩擦脐带，导致破皮发红，甚至出血。可以将靠近脐带的尿布往下折，让脐部裸露在空气里，保持干燥通风。

脐带消毒的方法

1.脐带未脱落前建议给宝宝洗澡时采用擦洗的方式，避免脐带进水。如果脐部不慎触水，应先以消毒棉签充分吸拭干净，再进行消毒。

2.消毒时用消毒棉签蘸取75%的酒精，由脐根到脐轮沿顺时针方向擦拭消毒。用同样的方法消毒2～3次，完成后给宝宝穿上衣服即可。

脐带发红怎么办

如果脐带根部出现稍微的发红现象，新妈妈不要担心，这是脐带残端脱落过程中的正常现象。但如果脐部明显红肿，有脓性分泌物，且有越来越浓烈的臭味，就要立即就医。

脐带脱落之后

脐带刚脱落时，脐窝内会有少量渗出液，此时可用75%的酒精棉签清理干净，再盖上消毒纱布。

脐带脱落后的3～7天，表面还没有完全长好，所以还需要继续用75%的酒精进行消毒。

第10~11天

特别关注：关注子宫和乳房的变化

到了产后第10天，新妈妈的子宫已经变小，降入了骨盆腔内，如果伸手摸腹部，已经摸不到子宫底了。另外，经过一周多的努力，新妈妈的乳汁分泌逐渐趋于正常了，母乳不足的新妈妈需要采取适当的措施进行调理。

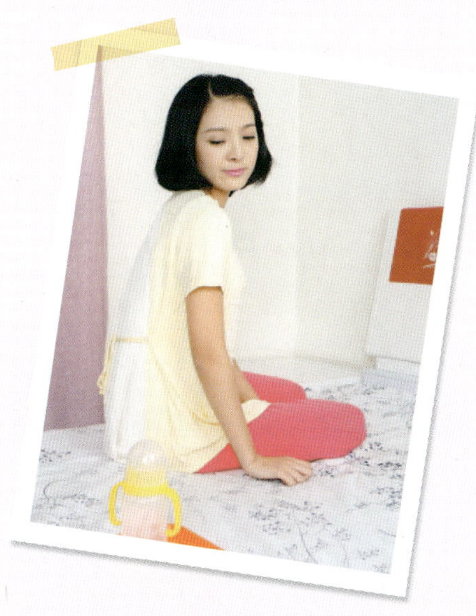

● 乳量不足，新妈妈难免心急，但现在更应该做的是采取积极的措施，逐渐改善泌乳情况。

子宫的变化

1.子宫恢复形状。分娩刚结束时，子宫呈充血、水肿的状态，所以非常柔软，子宫颈壁也非常薄，皱起来如同一个袖口。现在，子宫已经基本恢复到了原来的形状，子宫内口也慢慢关闭。

2.子宫内膜新生。经过了10天左右的恢复，除了胎盘剥离面外，子宫腔已经被一层新生的子宫内膜所覆盖。

3.浆液性恶露来临。产后第2周，颜色暗红的血性恶露变成了浅红，量也大大减少，恶露有轻微的血腥味，但没有恶臭味。如果这段时间，新妈妈的恶露依旧为暗红色，且量多，伴有恶臭味，甚至有烂肉样的东西排出，应及时就医。

乳房的变化

产后第2周，新妈妈终于开始正常泌乳了。也有许多新妈妈面临母乳不足的难题，针对这种情况，建议新妈妈继续让宝宝加强吸吮，并适当补充营养，吃一些催乳食物，如芝麻、花生、鲫鱼、猪蹄等。同时，可以喝一些汤水，促进乳汁的分泌。必要的时候，可以在母乳喂养10分钟之后，再给宝宝喝一定量的配方奶。但不要用配方奶完全替代母乳，即使母乳不足，也要让宝宝尽可能多地吃到母乳。

新妈妈催乳时不要太急，要循序渐进，因为肠胃功能依然没有完全恢复，乳腺还不够通畅，所以，不宜每天大量食用油腻的食物催乳，要注意荤素搭配，尽量清淡。

起居护理：坐月子可以洗澡、洗头吗

过去的女人坐月子讲究不洗头、不洗澡，这是因为以前生活条件有限制，没有完善的浴室及取暖设备，产后洗澡容易着凉感冒。而现在的情况不同了，一般家庭都具有良好的洗浴和取暖设备，所以说这条规定不是一成不变的，如果你的家庭能满足上述条件，洗澡、洗头是可以的。上一周，由于剖宫产及会阴伤口都不能沾水，所以不能进行淋浴，而这周伤口已经拆线，新妈妈可以淋浴了，只是还有一些问题需要注意。

产后洗头、洗澡的必要性

新妈妈在月子期间汗腺十分活跃，容易大量出汗，再加上乳房还要淌溢奶水，下身还有恶露未净，几种气味混在一起，不但味道难闻，还会使身体的卫生状况变得很差，极容易感染。这就要求新妈妈比平常更要注意卫生，保持头发与身体的清洁。

只有及时洗澡、洗头、洗脚，才可使身体清洁，促进全身血液循环，加速新陈代谢，保持汗腺汗孔通畅。研究发现，产后经常洗澡的新妈妈与不洗澡的新妈妈相比，会阴及其他部位的感染率较低。洗澡还可以帮助新妈妈体内的代谢产物随汗液排出，有利于自主神经的调节，恢复体力，消除肌肉和精神疲劳。

产后洗头、洗澡的注意事项

产后必须洗头洗澡，但要注意一些事项。

1.会阴及剖宫产伤口尚未愈合的新妈妈不能让伤口沾水，所以不宜进行淋浴，而是用擦浴先过渡一下。产后第2周新妈妈伤口一般都已经拆线，这时就可以淋浴了，但还不能进行盆浴，以免脏水灌入生殖道引起感染。

2.洗澡时水温要保持在39～41℃，室温在26～32℃。

3.洗澡时间不宜太长，控制在10～20分钟即可。还要把洗头和洗澡的程序分开进行。洗澡的频率以每周2～3次为宜，最多一天一次，会阴部的冲洗则要每天进行。

4.浴后要立即擦干身体，穿好衣服再出浴室。注意这时最好将头发用干毛巾包起来，不要使头部受风着凉，否则，头部的血管遇冷会收缩，有可能会引起头痛。

5.洗澡过程中须有人看护或在外面等候，以防新妈妈在洗浴过程中晕倒。

饮食进补：乳汁不足怎么补

从本周开始，乳房正式分泌乳汁了，母乳对宝宝来说是不可替代的，但是有不少新妈妈都面临乳汁不足的困扰。影响乳汁分泌的原因主要有吸吮、睡眠、饮食、心情等，其中饮食是一个十分重要的因素。那么乳汁不足应该怎样通过饮食来调理呢？

补充优质蛋白质

蛋白质的主要功能是修补细胞，维持免疫力，促进伤口愈合，消除身体疲劳，同时还可以促进产妇乳汁分泌，对于哺乳的妈妈来说尤其重要。根据来源不同，蛋白质分为动物蛋白和植物蛋白两种。决定蛋白质优劣的因素是蛋白质的组成成分中氨基酸的种类和含量。人体所需的必要氨基酸有20种，其中8种是人体自身不能合成的，必须从食物或特殊的蛋白质制品中获得。因此，含有大量必需氨基酸的蛋白质即为优质蛋白质。

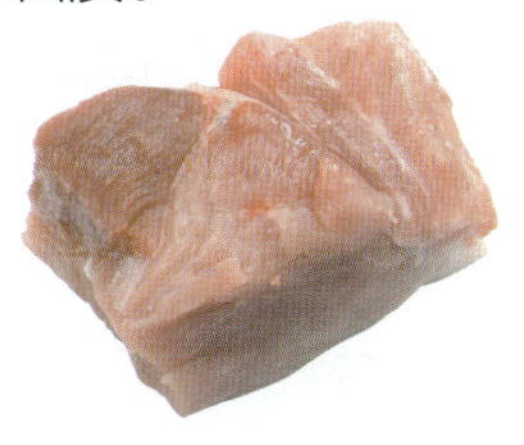

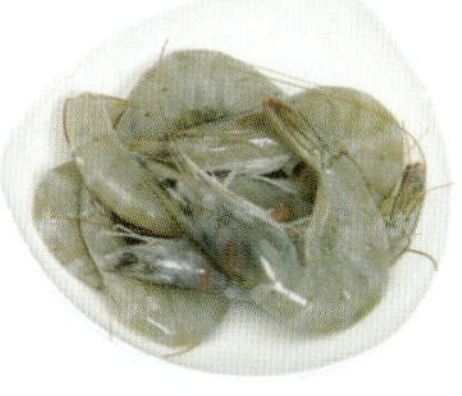

动物性食物中，瘦肉、奶、蛋、鱼中的蛋白质都属于优质蛋白质。它们含有丰富的8种必需氨基酸，也比较容易被人体消化吸收。植物性食物中，只有大豆、芝麻和葵花子中的蛋白质为优质蛋白质，新妈妈可以优先补充。

喝催乳汤

催乳汤不能喝得过早，也不能喝得过晚。现阶段，如果新妈妈乳汁分泌不足，那么可以通过催乳汤来促进乳汁分泌。但是喝催乳汤要讲究方法，注意以下几个问题。

1.有些新妈妈在月子期间，喝了一次通乳汤或者是催乳汤，乳汁没有下来，就自认为是汤没有效果。这种心态是不可取的。新妈妈首先要明白，催乳汤是日常饮食，而不是药物，即便是药物也不一定可以一次见效。因此，喝汤不能认为只喝一次就足够了。新妈妈每天至少喝两次汤，而且不要间断，这才是最好的方法。

2.不是所有新妈妈都适合喝催乳汤：如果新妈妈身体强壮、初乳分泌量较多，可适当推迟喝催乳汤的时间，喝的量也可相对减少，以免乳房过度充盈，从而引起不适。

母乳喂养：自己在家也能做的缺乳按摩疗法

去除乳腺发育不良的因素之外，产后缺乳一般是由产后失血过多及疲劳过度所致，表现为乳房柔软不胀。我们专业的催乳师，通过参加催乳知识的专业培训，能够对新妈妈进行穴位及经络按摩、调理，帮助新妈妈进行正常哺乳。这里有一些催乳师常用的基本按摩技巧，新妈妈不妨学习一下。

按摩疗法的优点

实践证明，按摩疗法对产后乳汁分泌不足有很好的改善作用（乳腺先天发育不良和大出血患者除外）。人们常用的外敷或饮食疗法，也有效果，但是需要一定的时间才能显现，按摩则可以快速解决产后乳痛乳胀、乳汁分泌不足等问题。而且中医按摩疗法经过了长时间的实践验证，相对于其他方法，安全性更高，操作起来也非常方便，自己在家就能做。

按摩催乳的步骤及方法

1.首先以50～70℃的热水热敷乳房5分钟。
2.新妈妈采取仰卧或坐式，将两手搓热，在乳房上涂抹芝麻油，三指按揉膻中1分钟。
3.按揉乳中、乳根、天池、渊腋、鹰窗、神封各2～3分钟。
4.用拇指、食指、中指三指轻轻捏拿乳头1分钟，像婴儿吸吮状。
5.五指从远端向乳房方向梳5分钟。
6.点按云门、中府、曲池、合谷各5次。
7.产妇采取俯卧式，滚揉法按揉背部膈俞、肝俞、脾俞、肾俞5分钟。
8.自下往上捏背3～5遍。
9.双手捏肩井3次，畅通全身经络。

此按摩疗法可每天做一次，3～5天为一个疗程。

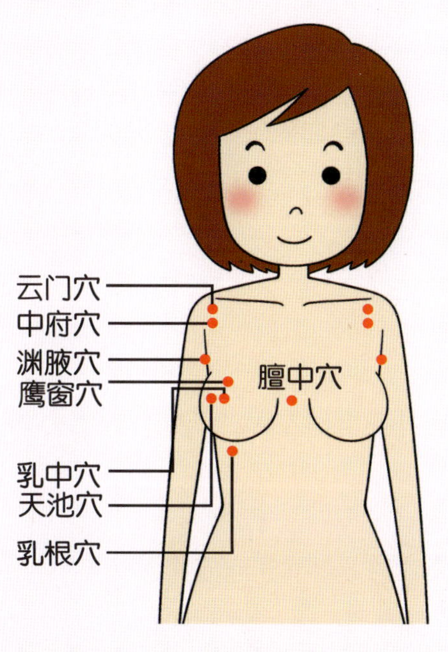

正面穴位：

膻中穴：位于两乳连线中点。

乳中穴：位于乳头正中央。

乳根穴：位于乳中穴直下，乳房的根部。

天池穴：位于腋下 3 寸，乳头外 1 寸，第四肋间隙中。

渊腋穴：在侧胸部，腋中线上，腋下 3 寸，第四肋间隙中。

膺窗穴：位于乳中直上，乳房的上端。

云门穴：位于胸前正中线旁开 6 寸，锁骨下窝凹陷处。

中府穴：位于胸前正中线旁开 6 寸第一肋间骨中。

手臂穴位

曲池穴：

屈肘，位于横纹近处，

即肱骨外上髁内缘凹陷处。

合谷穴：

位于手背第一、二掌骨间，

当第二掌骨桡侧的中点处。

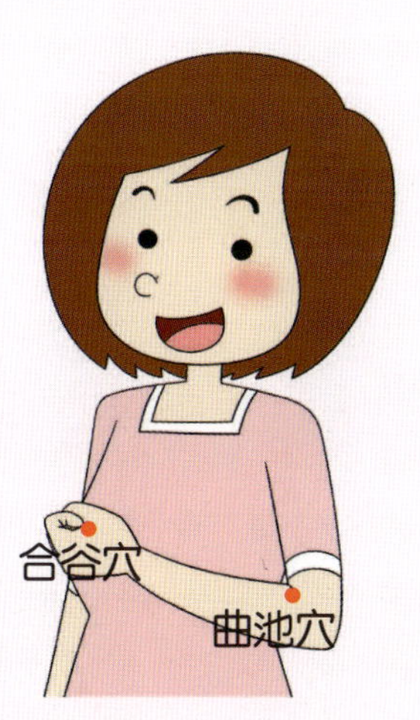

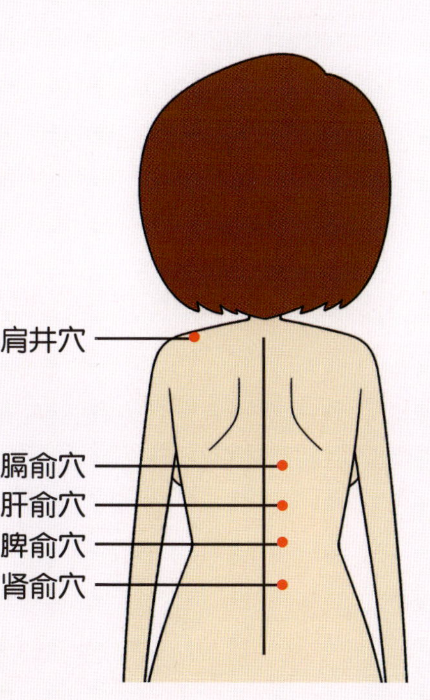

肩背部穴位

膈俞穴：位于人体背部，当第七胸椎棘突下，左右旁开 1.5 寸。

肝俞穴：位于人体第九胸椎棘突下，左右旁开 1.5 寸。

脾俞穴：位于人体背部，在第十一胸椎棘突下，左右旁开二指宽处（旁开 1.5 寸）。

肾俞穴：位于腰部，当第二腰椎棘突下，左右旁开 1.5 寸。

肩井穴：位于肩上，前直乳中，当大椎与肩峰端连线的中点，即乳头正上方与肩线交接处。

心理调适：抑郁倾向的自我检测

产后抑郁虽然很普遍，但是如果放任不管，就可能发展成产后抑郁症，这一点在产后3天时我们就已经谈到了。因此尽早发现和调整产后抑郁的倾向是非常重要的。新妈妈可以根据下面的自测题目来判断一下自己是否已经具有抑郁倾向，如果是，则需要尽快做积极的调适。

给自己留出10分钟安静独处的时间，根据最近两周的真实情况回答以下问题：

1. 有昼夜颠倒的现象，白天情绪低落，昏昏欲睡；晚上兴奋难安，睡眠情况不佳或严重失眠。（ ）

   A.是　　B.否

2. 总是感觉身体疲惫或虚弱。（ ）

   A.是　　B.否

3. 食欲不佳，想起吃东西没什么胃口，吃一点就不吃了。（ ）

   A.是　　B.否

4. 觉得对一切事物都没有兴趣，包括照顾宝宝，原来热衷的事如今也感到索然无味。（ ）

   A.是　　B.否

5. 有自卑感，觉得自己不配当妈妈，常常不由自主地自责，进而对任何事都缺乏自信。（ ）

   A.是　　B.否

6. 很难集中精力做一件事，言语表达紊乱。（ ）

   A.是　　B.否

7. 常常为一点小事而恼怒或伤心哭泣，甚至几天不言不语，不吃不喝。（ ）

   A.是　　B.否

8. 有自杀的意念或企图。（ ）

   A.是　　B.否

重度抑郁：以上题目有5条以上答“是”，且这种状态持续了2周的时间。

中度抑郁：以上题目只有1条答“是”，但每天都出现，那么也应该警惕自己遭遇了产后抑郁。

轻度抑郁：以上题目全部答“否”，但能感觉到最近自己情绪有些低落。

做做运动：锻炼骨盆

怀孕之后骨盆会变得松弛，分娩更会加重松弛的程度，潜伏其后的则是腰痛、子宫下垂、尿失禁、身材走形等危机。所以，分娩后要有意识地锻炼骨盆。

1.仰卧，双手置于两侧，膝盖弯曲，双脚平放，吸气，同时用力收缩腹部，并使臀部外侧肌肉夹紧，保持2秒钟，呼气，放松，重复10～15次。（图①）

2.仰卧，双腿平放，双手叉腰，左腿略高抬起并向右移动，重复5～10次，换右腿做相同的动作。（图②、图③）

3.仰卧，屈双膝，双足并拢，双膝向左右摆动。重复5～10次。（图④、图⑤）

4.换四肢撑地的姿势，手置于肩膀正下方，膝盖位于骨盆的正下方。左臂抬起，手掌伸平，指尖指向天花板方向，静止5秒。换另一边手。整组动作重复3次。（图⑥、图⑦、图⑧）练习时每天做4组即可。

需要注意的是，这组运动只适合自然分娩的新妈妈，剖宫产的新妈妈则要等到伤口复原后再练习。

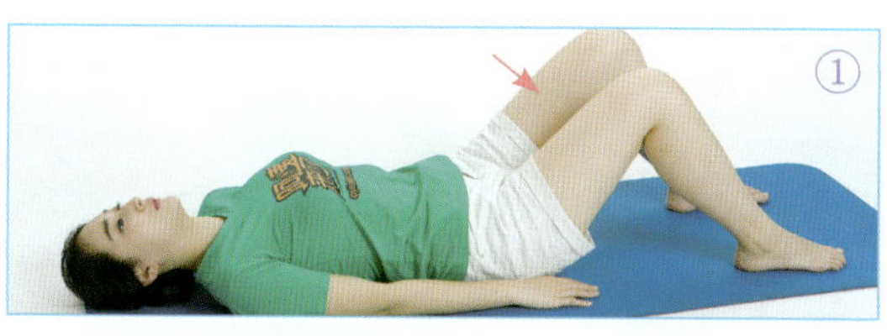
①

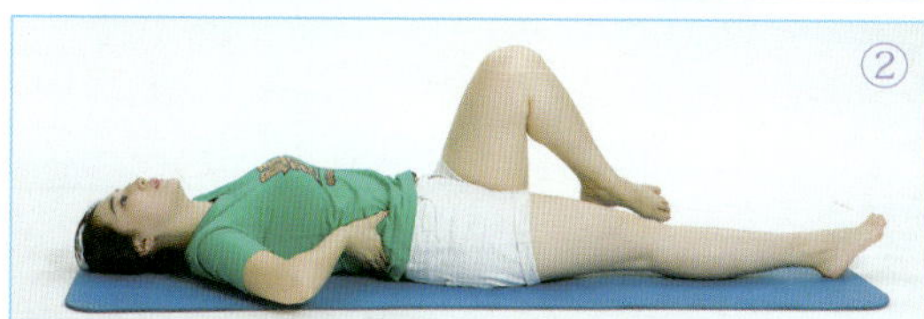
②

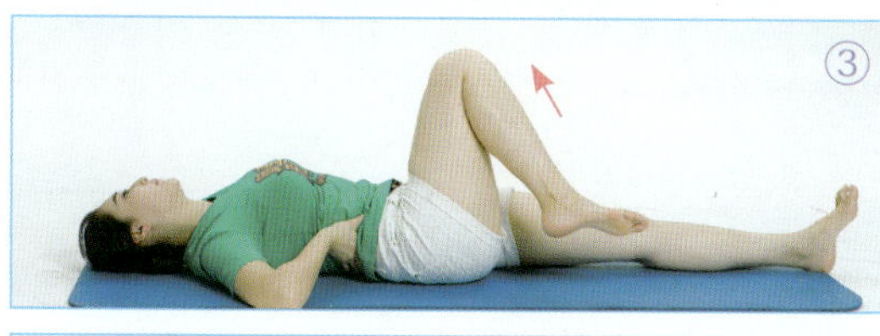
③

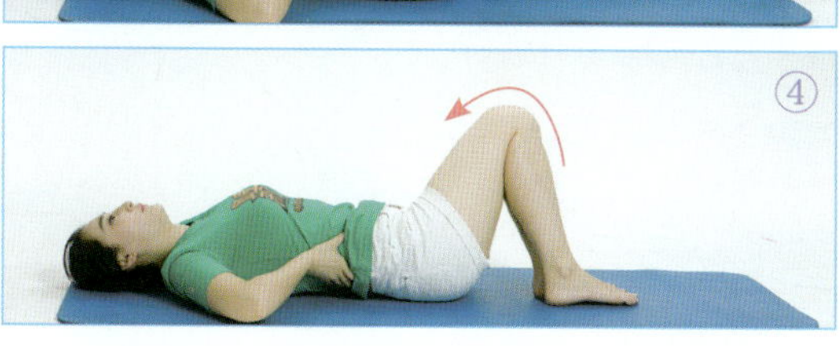
④

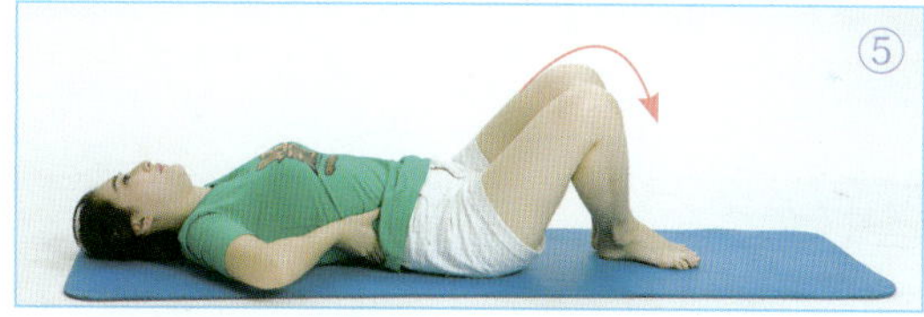
⑤

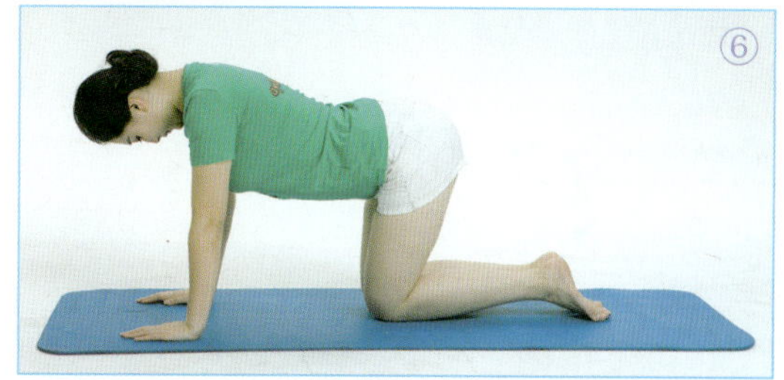
⑥

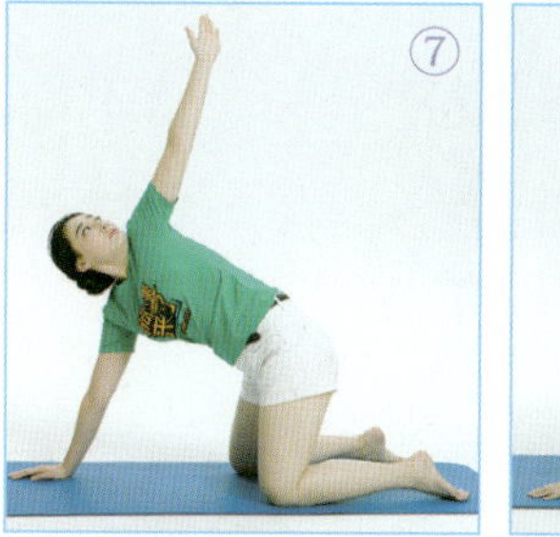
⑦

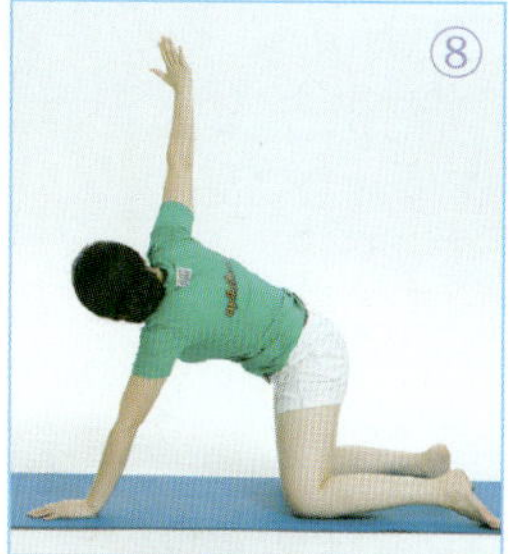
⑧

宝宝护理：了解新生儿黄疸

新生儿黄疸一般于宝宝出生后2～3天出现，4～5天最明显，7～14天消退。大约80%的宝宝都会出现黄疸，这是分娩后新生宝宝体内红细胞分解产生胆红素造成的，具体表现为宝宝的皮肤和眼睛呈现出淡淡的黄色。从发生概率上看，早产儿发生生理性黄疸的可能性高于正常新生儿，其程度也较为严重。

黄疸的鉴别

大部分新生儿黄疸都是生理性的，只要宝宝能吃能睡，精神状态良好，就不用担心会对宝宝造成伤害。这种生理性黄疸通过增加喂养和光照的方式，一般都能解决，产后一周左右就会基本消失。如果黄疸发生在产后24小时，或正常的生理性黄疸消失后再次出现黄疸，持续时间过长，才是病理性黄疸的征兆，这种状况是非常少见的，需要通过医院的特殊检查来诊断。

生理性黄疸	病理性黄疸
出现时间 生后 2 ～ 3 天出现 4 ～ 6 天达高峰 7 ～ 14 天消退	**出现时间** 黄疸出现过早（24 小时内） 生理性黄疸持续过久（足月儿 > 2 周，早产儿 > 4 周）或黄疸退而复现
胆红素量 80.5 ～ 119.7 mol/L（5 ～ 7 mg/dl） 足月儿：≤ 205.2 mol/L 早产儿：≤ 256.5 mol/L	**胆红素量** 足月儿：> 205.2 mol/L （12 mg/dl） 早产儿：> 256.5 mol/L （15 mg/dl）
症状表现 全身情况好，不伴有临床症状	**症状表现** 表现为食欲不佳、呕吐、腹胀、嗜睡、精神萎靡等

新生儿黄疸的护理方法

1.通过观察皮肤黄染的深浅来对黄疸病情做出大致的判断。一般来说，仅头面部泛黄，为轻度黄疸；如黄染蔓延到身躯，则为中度；如双臂、双腿、手足等亦被黄染，则病情严重。

2.母乳中含有充足的水分和热量，可以帮助宝宝排出多余的胆红素，所以增加母乳喂养的量，促进宝宝排泄，是减轻黄疸最有效的解决之道。但是需要注意，黄疸有时候会让宝宝昏昏欲睡，想睡的宝宝往往不像以往有力气，这就会使黄疸症状加重，这时就要多晒晒太阳了，自然光中的紫外线也可以帮助减轻黄疸症状。

3.如黄疸迟迟不退、加重或反复发作，或出现食欲不振、精神萎靡、体温波动、惊厥抽搐等现象时，应该立即就医。

关于母乳性黄疸

母乳性黄疸，顾名思义就是宝宝接受母乳喂养而引起黄疸，这种黄疸的发生概率是非常低的，主要特征是新生儿母乳喂养后不久即出现黄疸，但其他方面比较正常，多见于足月儿。如果医生怀疑你的宝宝为母乳性黄疸，就会要求你在12～24小时内停止母乳喂养，如果宝宝的胆红素水平很快地下降了20%，说明医生的诊断是正确的。之后如胆红素小于342mol/L（20mg/dl），一般不必停止母乳喂养；如果超过342mol/L（20mg/dl），医生就会要求你必须暂停母乳喂养24～48小时，等胆红素水平恢复正常再重新进行母乳喂养。在这期间你需要每隔3小时挤出母乳，以排空乳房，避免乳汁分泌减少，并应注意防止奶瓶喂奶给宝宝带来乳头混淆。

月嫂暖心话

母乳性黄疸的宝宝有必要断掉母乳吗？

有的新妈妈认为，宝宝吃了自己的母乳出现黄疸，可能是自己的乳汁成分不健康，于是就给宝宝彻底断掉了母乳。这种做法是不对的。研究表明，母乳性黄疸跟新妈妈乳汁中的一种活性酶有关，并不代表母乳中有不健康的成分。所以，如果母乳性黄疸症状较轻，是不需要停止母乳喂养的；如果是重度的母乳性黄疸，可以暂时中断哺乳，暂停期间，可以用吸奶器将乳汁吸出，以保证乳汁能够持续分泌，等宝宝黄疸值恢复正常水平后，再继续母乳喂养。

第12~14天

特别关注：产后子宫脱垂及预防

产后一些不良的调养方式会导致支撑子宫的组织发生损伤或过度松弛，使子宫下降或脱出阴道口外，这种情况就是产后子宫脱垂。随着新妈妈日常活动量的增加，我们建议从此时开始，新妈妈要加强对子宫脱垂的预防。

什么是子宫脱垂

子宫之所以能保持于膀胱和直肠之间的正常位置，有赖于骨盆底部的肌肉、筋膜和子宫上韧带的共同支持。如果这些组织发生了损伤或过度松弛，子宫就会沿着阴道下降，甚至脱出于阴道口之外，这就是子宫脱垂。

子宫脱垂的原因

1.首先是急产，即从规律宫缩至胎儿娩出不到3小时，盆底组织和阴道肌肉还没有来得及完全扩张，就被突然的、强大的胎头压迫并撕裂，如果没有及时修补，盆底支持子宫的组织未能恢复产前状态，就容易发生子宫脱垂。

2.难产也会导致子宫脱垂。由于胎儿的头对阴道及盆底组织的压迫时间过久，使组织缺血损伤，失去了盆底组织的支持，就会造成子宫脱垂。

3.产后经常仰卧，或产后过早活动，尤其是从事重体力劳动，如提重物，长时间蹲位、立位等，都可造成子宫脱垂。

4.经常咳嗽、便秘，腹压增加，也会引起子宫脱垂。

子宫脱垂的治疗

不同程度的子宫脱垂，应对方法不同。

1.产后适当运动：轻度的子宫脱垂，若没有排尿或排便方面的症状，则采用保守治疗就可以达到效果。平时注意休息，多做缩肛运动（具体做法上文已讲）。

2.按摩法：取卧位，先用手掌反复轻揉腹部，并反复自小腹向上推揉，力量要柔和，以感到子宫有向上提的感觉为度。再用中指按揉气海、中极、归来、关元等穴位。（见下页图①、图②）

3.如果是重度子宫脱垂，就必须住院进行治疗，医生将根据患者的具体情况安排手术。

①
中极：位于下腹部正中线上，脐下4寸。
归来：位于下腹部，脐下4寸，距前正中线2寸。

②
气海：位于下腹部正中线上，脐下1.5寸处。
关元：位于下腹部正中线上，脐下3寸处。

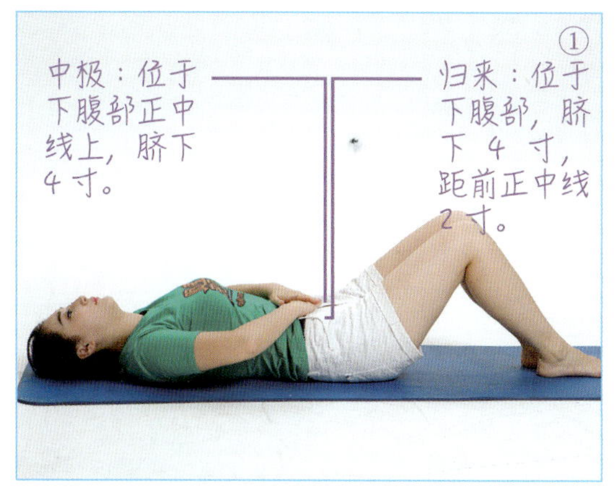

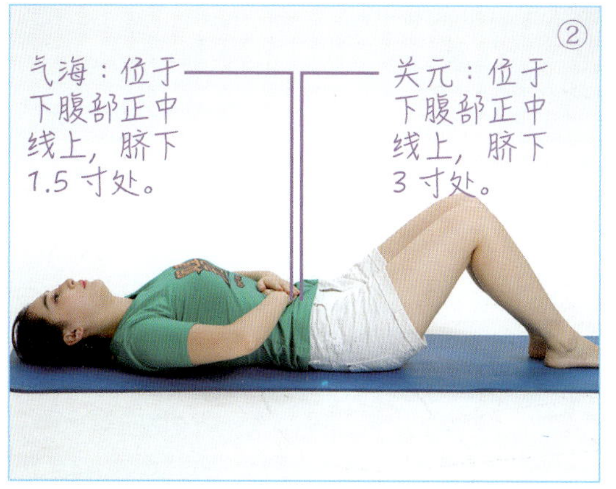

不同程度子宫脱垂治疗建议			
脱垂程度		特征	治疗建议
Ⅰ度		子宫下移，子宫颈尚在阴道口内	无须治疗，注意休息即可恢复
Ⅱ度	轻Ⅱ度	宫颈与部分宫体以及阴道前壁大部翻脱出阴道口外	须手术治疗
	重Ⅱ度	宫颈与部分宫体以及阴道前壁全部翻脱出阴道口外	
Ⅲ度		整个子宫体与宫颈以及全部阴道前壁和部分阴道后壁均翻脱出阴道口外	须手术治疗

子宫脱垂的预防

1.产后注意休息：避免久站、久坐和久蹲，更忌挑重担，肩背、手提重物等。也应适当下床活动，不宜长时间仰卧在床，否则易使尚在恢复中的子宫韧带变得松弛。

2.刺激乳头：通过母乳喂养刺激乳头，可以促进子宫收缩，帮助盆腔各韧带复原。没有办法进行母乳喂养的新妈妈可以通过按摩及热敷乳房来促进子宫收缩。

3.适量做一些锻炼盆底肌肉的运动，包括提肛肌的运动、骨盆运动、胸膝卧位运动，锻炼背肌、腹肌的运动等。

4.产后42天内应严格禁止性生活。可以进行性生活后，动作不宜过重，避免阴道损伤。

起居护理：久坐久立太伤身

我们遇到一些新妈妈，在产后第2周接近尾声时，觉得自己身体没有什么痛感了，就掉以轻心了，觉得自己长时间坐着、站着也没事，结果没多久，就开始出现问题。其实，短短的半个月时间，盆腔内的生殖器官还没有完全复位，机体的其他功能也没有完全恢复，过早久站、久坐必会影响身体健康，出现像腿酸、脚跟疼、腰疼等症状。

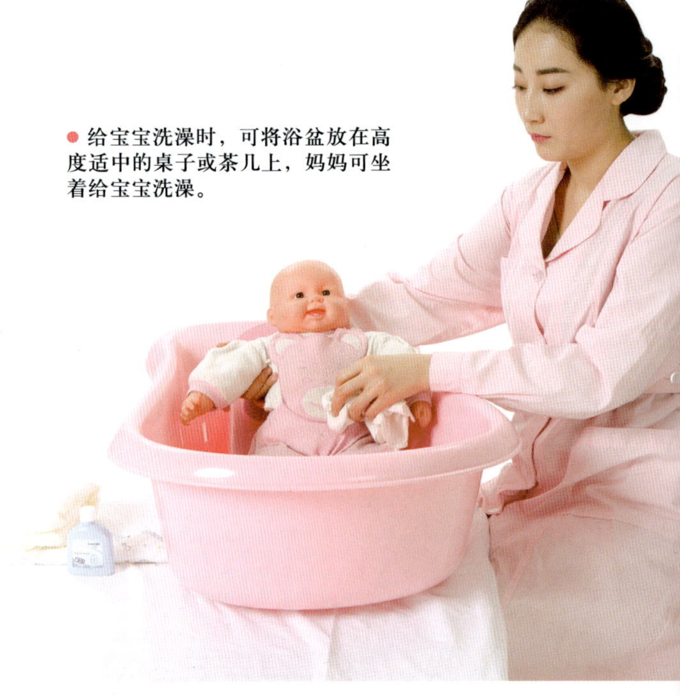

● 给宝宝洗澡时，可将浴盆放在高度适中的桌子或茶几上，妈妈可坐着给宝宝洗澡。

产后久坐的弊端

新妈妈久坐，会导致会阴部血液循环不畅，加重伤口疼痛，还会引起会阴肿胀，影响恢复。剖宫产的新妈妈长期坐着，也不利于伤口恢复。久坐还有以下弊端：使腰部长时间受力，容易发生腰肌劳损；影响下肢循环，导致静脉曲张；还容易引起便秘及产后肥胖等。

产后久站的弊端

新妈妈久站会影响子宫恢复，甚至容易发生子宫脱垂，所以应该避免。

给新妈妈两点建议

1.日常生活中，新妈妈每次坐立时间稍长要及时更换姿势，以身体不出现酸痛为宜。无法避免久坐、久站时，要花2～3分钟时间做做运动，可以活动下腰部，也可以在室内散散步。有必要时也可以卧床休息一会儿。

2.新妈妈应该在一些生活细节上多为自己提供方便，例如久站时可以让一条腿的膝盖略微弯曲，让腰部得到休憩。在给宝宝洗澡时，可以将澡盆放在高度适宜的茶几上，让自己可以舒舒服服地坐在椅子上给宝宝洗澡。在厨房里忙碌时，也可以备一把椅子，以便随时能够坐下来休息。收纳常用的衣物、用具时，最好使用方便取用的柜子。

饮食进补：产后补钙刻不容缓

哺乳妈妈对钙的需要量远远大于普通人，因为新生宝宝生长发育所需要的钙全部来源于母亲。如果不及时补充，母体就会动用自身的骨骼及牙齿中的钙，以满足宝宝的生长需求，所以产后补钙刻不容缓。

补钙的必要性

宝宝成长发育所需要的钙全都来自于母乳，研究显示，哺乳妈妈每天约分泌700毫升乳汁，平均每天钙的流失量为300毫克。而且新妈妈在坐月子期间很少晒太阳，所以不利于体内钙的合成和利用。如果不及时补充，就容易引起抽筋、牙齿松动、骨质疏松等症状。所以新妈妈必须从外界重新摄取钙，以维持钙量的充足。

补钙的方法

俗话说，药补不如食补，大多数哺乳妈妈都可以通过食物来补钙。大自然赐予我们的很多食物中，都含有丰富的钙质，如奶及奶制品、芝麻、菠菜、莴笋、大豆、豆腐、蘑菇、油菜、芹菜、小白菜、雪菜、虾皮、骨头汤等。

除了食用富含钙的食物以外，新妈妈还应补充辅助钙质吸收的维生素D、乳糖，以及维持适当的钙磷比例。富含维生素D的食物有鱼肝油、动物肝脏、蛋黄、奶类等。另外，多晒太阳也能促进维生素D的生成。

新妈妈也可以吃钙片，这种方法更加有效，但是建议新妈妈经常去医院查一下自己是否缺钙，这样才可以更加确定是否补足了钙。

很多食物当中含有丰富的钙质，新妈妈多吃这些食物可以安全、健康地补钙。

母乳喂养：如何给宝宝保存“储备粮”

有些新妈妈每天都会多出来几百毫升乳汁，这部分乳汁需要挤出来，适当留下一部分进行科学保存，以备不时之需。那么乳汁可以储存多久？怎样储存最安全呢？

母乳可以保存的时间

1.室温储存：室温为19～22℃时，母乳可储存10小时。室温为15℃时，母乳可储存24个小时。

2.冷藏储存：0～4℃时可冷藏8天。

3.冷冻储存：单门冰箱可冷冻保存2周。双门冰箱可冷冻保存3～4个月。独立冰柜（-20～-18℃）可冷冻保存6个月。

储存母乳的容器

1.储存母乳最好选择专用的容器，比如母乳保存袋和母乳保存杯。如果用奶瓶保存，最好选择适宜冷冻的、密封性良好的塑料制品或玻璃制品。不宜选用金属制品，因为母乳中的活性因子会附着在金属上，从而降低母乳的营养价值。

2.容器上要标明挤奶的日期和具体时间，至少要精确到上午、下午，以便可以做到“先吸出来的，先吃掉”。

储存母乳的注意事项

1.新妈妈最好每隔3小时挤一次奶，挤出来的奶水应立即放入冰箱。

2.宝宝一顿的母乳量大约为60～120毫升，所以每只容器只用装这么多母乳即可，不管使用哪种容器，都要保证装入这些乳汁后，还留有两厘米左右的空间，以防母乳冷冻后膨胀。

解冻和加热母乳的方法

解冻母乳时，不宜直接加热，只能用温和的手段间接加热。

1.冷藏的母乳，可以用温水解冻。准备一个大碗或大锅，倒入50℃左右的温水，将冷藏的母乳（连容器）放在温水中解冻。如果中途水温下降，要持续注入热水，直至母乳温至38℃左右。或者使用流动的温水冲刷冷藏母乳的容器。也可以将盛放母乳的容器直接放入温奶器里温热。

2.冷冻的母乳，可以用冷水先浸泡或冲洗，至其达到室温，再按照冷藏母乳的加热方式来操作即可。

温热过的奶不可再冷冻。如果停电要赶快把冰箱里的奶喂给宝宝或丢掉。

做做运动：促进子宫收缩的运动

产后12～14天，新妈妈的身体状态恢复良好，可以适当做一些促进子宫收缩的运动。在这里我们月嫂给大家介绍两节运动：第一节腿部运动，可以锻炼腿部肌肉，促进子宫和腹肌的收缩；第二节胸膝卧位运动，可以促进子宫复位，还可以预防及纠正子宫后倾，避免子宫脱垂。

腿部运动

1.平卧，双手置于体侧，两腿伸直。先缓缓将右腿尽量抬高，至与身体垂直，脚尖下压，膝部绷直，角度可视体能状况渐增。坚持一会儿后将右腿放下。依法做另一条腿。（图①、图②）

2.最后双腿并拢，一起抬高，重复5次。（图③）

胸膝卧位运动

1.俯卧，将身体弓起，跪在床上，大腿与小腿成直角，两膝分开与肩同宽，脸侧贴床面，双手扶在床上，胸部尽量贴近床面，腰部放松。（图④）

2.保持此姿势5～10分钟。产后10~14天开始做此节操，每日2～3次，每次10分钟。

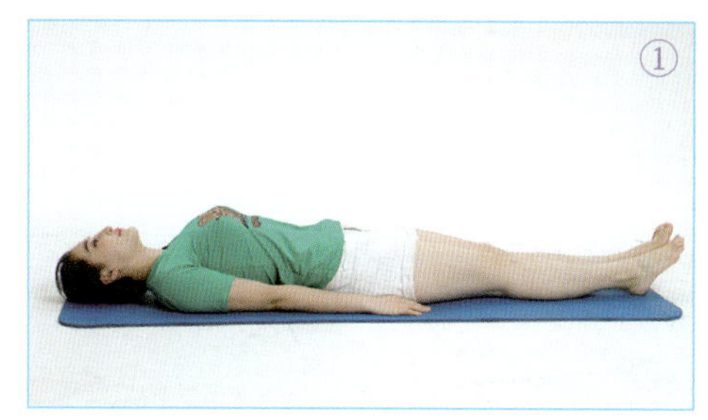
①

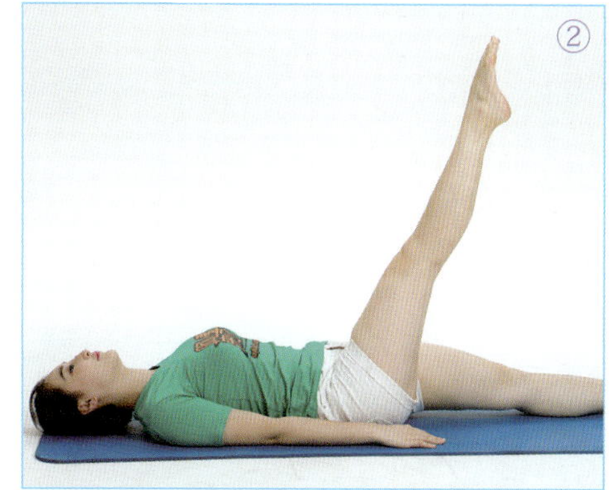
②

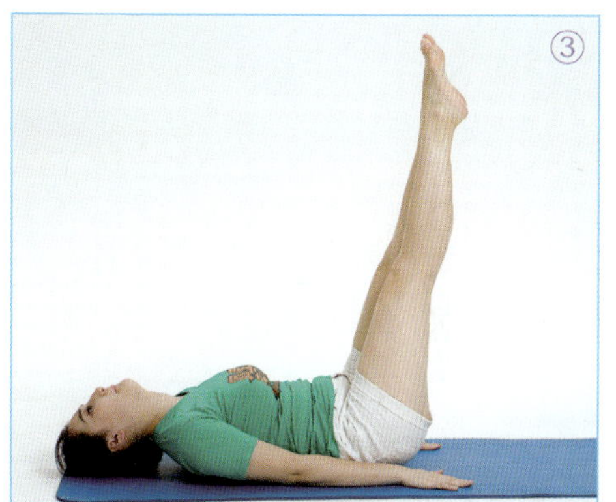
③

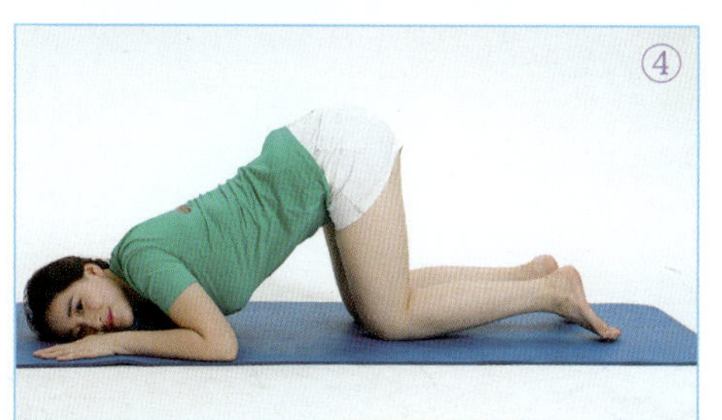
④

宝宝护理：如何正确包裹新生宝宝

包裹宝宝首先可以起到保暖的作用，在温暖的环境中宝宝可以睡得更加踏实。而且刚出生的宝宝神经系统发育尚不完善，容易被外界的声音、晃动所惊吓，正确的包裹方法可以提供给宝宝更加安全舒适的感觉。如果包裹不当，会对宝宝的生长发育造成不良影响。

传统的“蜡烛包”对宝宝有害无益

有些老人习惯用一床小棉被子将宝宝紧紧地包裹起来，尤其是两条腿。包裹之后还要用带子结结实实地绑上。这就是传统所说的“蜡烛包”。这种包裹方法，限制了宝宝的胸肺活动，降低了宝宝的消化功能。另外，被束缚的四肢活动受到限制，会影响宝宝的动作发育，还会导致新生宝宝髋关节脱位，甚至髋臼发育不良。所以，给宝宝打蜡烛包的做法不可取。

正确的包裹方法

市面上有比较实用的睡袋，下方有开口方便更换尿布，新妈妈可以选用。也可以使用棉质的包被，平放在床上，按照下图的方法包裹：

1.把包被平铺在床上，头套在上。（图①）

2.将宝宝臀部清理干净，穿好尿布或戴上纸尿裤，仰面放在包被上，注意宝宝臀部先着地，头部枕在头套一半的位置上。（图②、图③）

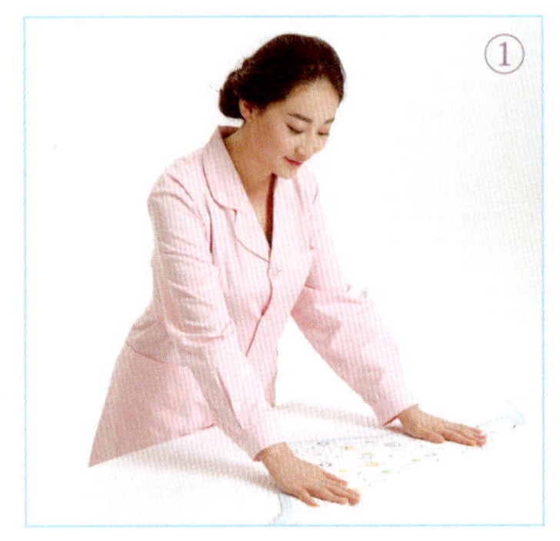
①

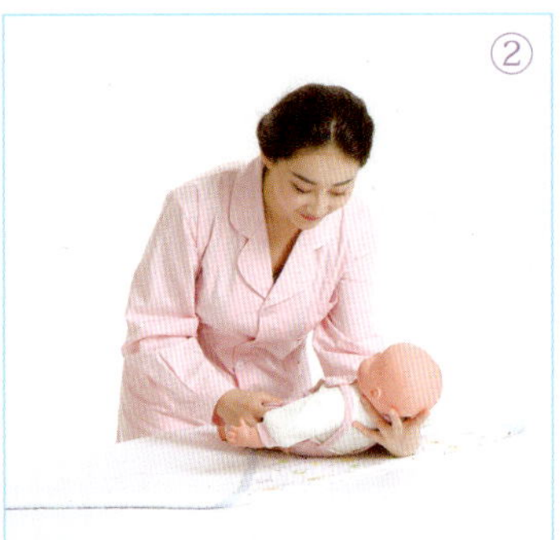
②

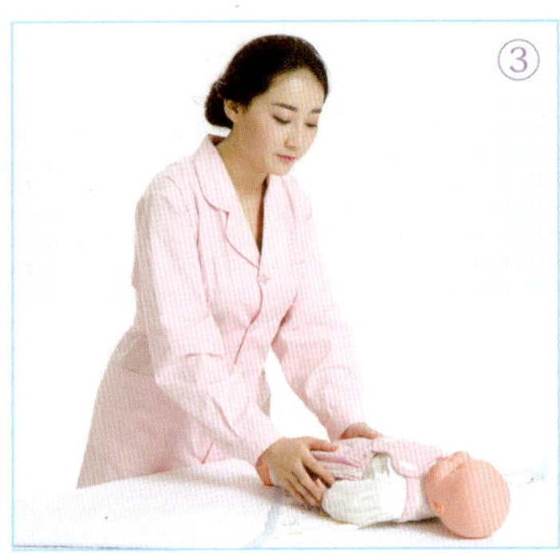
③

3.把包被一边拉起，盖住宝宝的身体，并把边角从宝宝的左腋下穿过，掖进宝宝身体后面。（图④）

4.将包被下方的角（宝宝脚的方向）往上折，盖到宝宝的下巴下方。（图⑤、图⑥）

5.把包被另一边的角拉起，盖住宝宝的身体，再从右边掖进身体下面，最后整理好包被的棱角，避免盖住宝宝的口鼻，让宝宝感到舒适。（图⑦～图⑫）

注意：室温超过20℃的时候可以将被角下折，使宝宝的头部、上肢露在外面。包裹的松紧要适宜，以宝宝感到舒适为度。

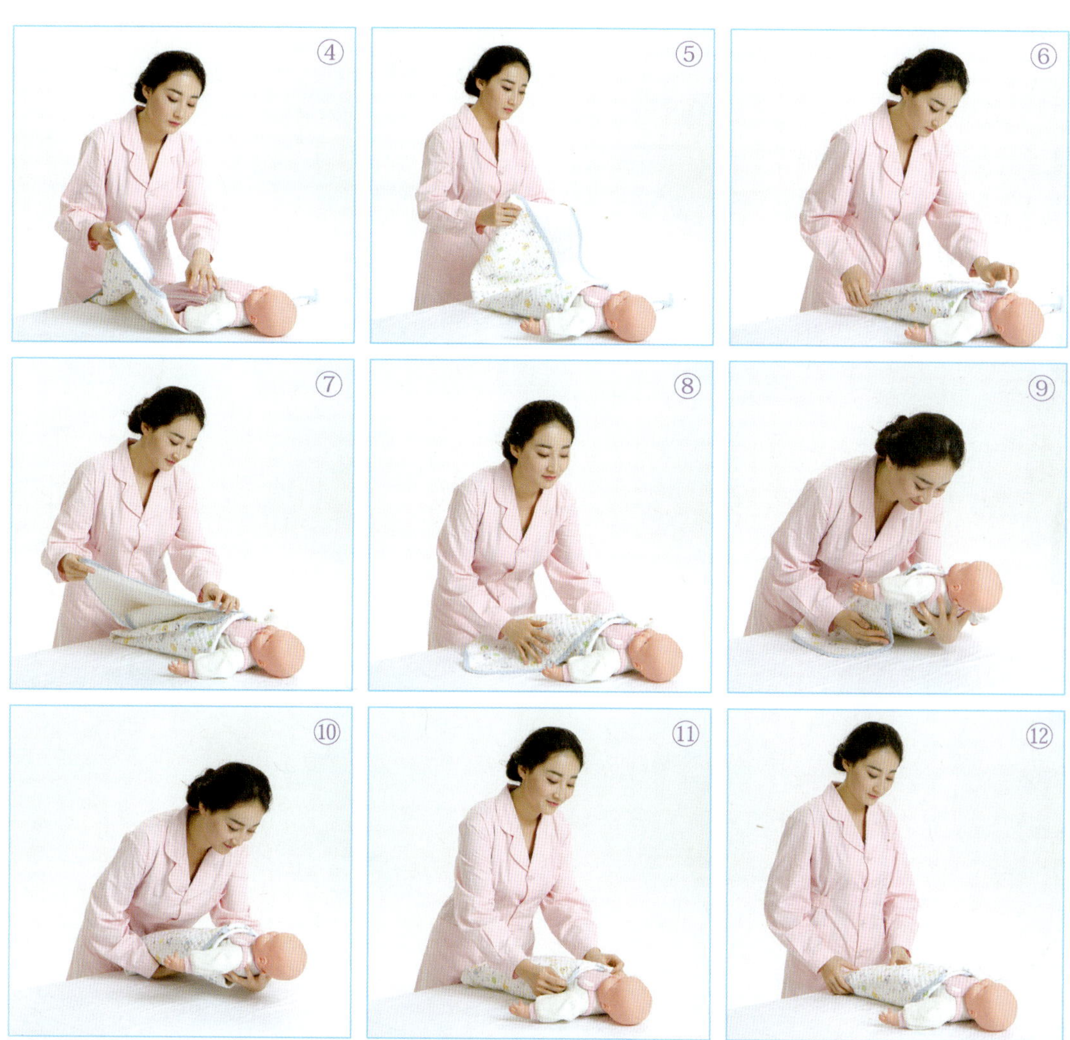

产后第 2 周食谱推荐

产后第2周，新妈妈的体力慢慢恢复，胃口也好多了。这时可以增加一些养气血、补虚损、滋阴、补阳的温和补品来调理身体，促进乳汁分泌。同时也要关注一下身体对食物的消化情况，如果有便秘或上火的症状，应增加一些润肠通便、降火祛燥、利尿消肿的食物。有腰背酸痛感的新妈妈可以适当吃一些补肾强腰、增加钙质的食物。剖宫产的新妈妈伤口恢复较慢，目前还不宜进补，建议重复上一周的清淡饮食。

● 养气血，补虚损

红枣牛肝汤

材料：牛肝 250 克，红枣 50 克。

调料：香葱段适量，盐少许。

做法：

❶ 牛肝洗净，切块；红枣去核洗净备用。

❷ 把牛肝和红枣放入砂锅内，加适量清水用大火煮开。改用小火煲 1 ~ 2 小时，然后调入盐、香葱段即可。

/ 推荐理由 /

牛肝和红枣都有助于生血补虚，搭配食用可补气养血，适合气血虚弱的新妈妈食用。

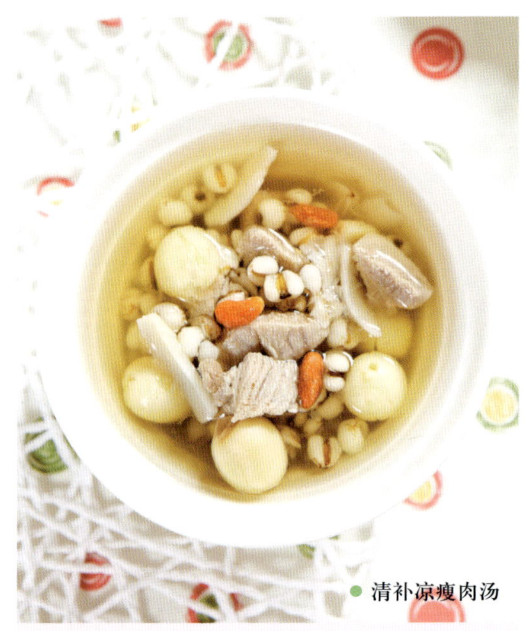

● 清补凉瘦肉汤

清补凉瘦肉汤

材料：瘦肉 30 克，薏米 20 克，淮山药 5 克，莲子 10 克，银耳 1 小朵，百合 10 克，枸杞子 1 小把，姜 3 片。

做法：

❶ 将银耳、百合、莲子、山药、薏米分别清洗、泡发，瘦肉切小块备用。

❷ 将瘦肉加入姜片煮沸后撇去浮沫，然后加入提前泡好的备料，煮 1 小时后，再加入枸杞子稍煮一会儿即可。

/ 推荐理由 / 

之所以叫清补凉瘦肉汤，说明此汤不燥不腻，具有清补的功效，体质偏燥热的新妈妈也可以食用。

木瓜鱼尾汤

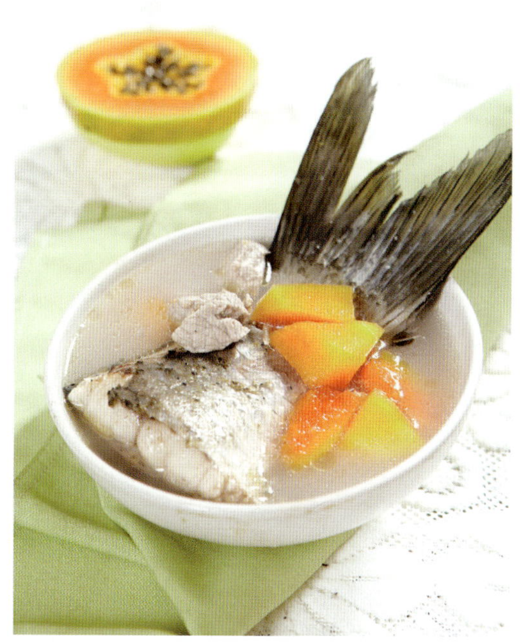

材料：木瓜半个，草鱼尾 1 个，猪肉 50 克，姜 4 片。

调料：盐适量。

做法：

❶ 木瓜去皮和籽、切块；猪肉切块；草鱼尾去鳞洗净。

❷ 锅中放油，煎香草鱼尾。放入木瓜、肉块和姜片，加适量开水同煮，煮开后，用小火煲 1 小时，下盐调味即可。

/ 推荐理由 / 

木瓜营养丰富，搭配鱼肉和猪肉，营养加倍，还具有通乳作用。

归芪鲫鱼汤

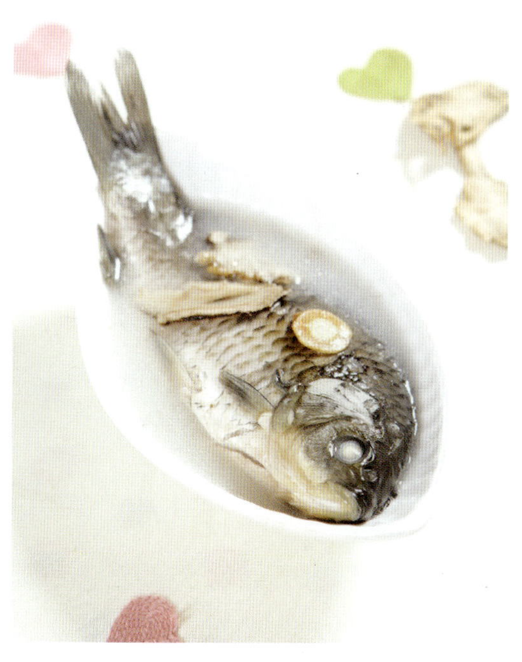

材料：鲫鱼 1 尾（半斤），当归 10 克，黄芪 15 克。

调料：盐少许。

做法：

❶ 将鲫鱼洗净，去内脏和鱼鳞。

❷ 锅内倒水，加入鲫鱼与当归、黄芪同煮至熟即可。

/ 推荐理由 / 

饮汤食鱼，每日服一剂，可改善产后气血不足、食欲不振、乳汁量少。

• 润肠通便，降火祛燥

猕猴桃果肉饮

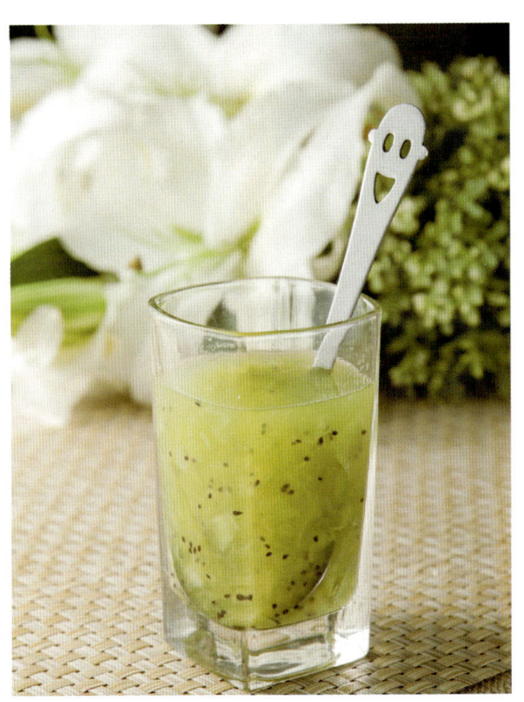

材料：猕猴桃 200 克。

做法：

❶ 猕猴桃去皮，切块，捣烂。

❷ 开水 1 杯，凉凉，倒入捣烂的猕猴桃泥，搅拌均匀即可。

/ 推荐理由 /

猕猴桃利水通便，还可促进肠胃蠕动，是新妈妈改善便秘、水肿的理想食材。

红薯燕麦粥

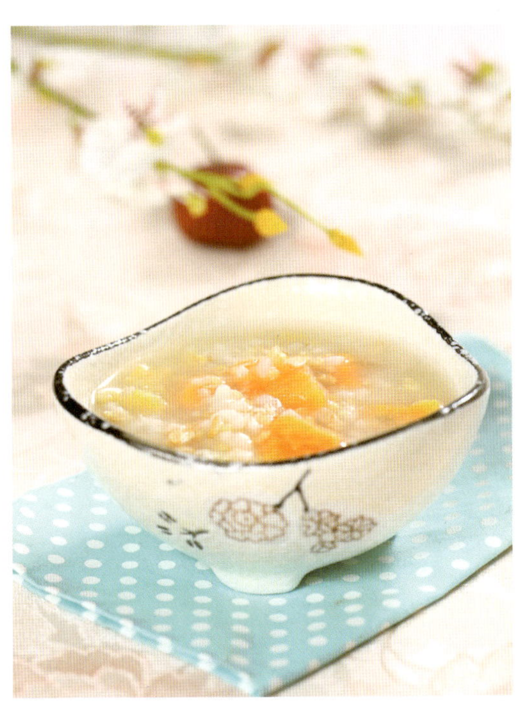

材料：红薯 300 克，燕麦片 100 克，大米、小米各 25 克。

做法：

❶ 红薯去皮，洗净，切块；大米洗净；燕麦片用清水浸泡半小时，备用。

❷ 锅内加入适量清水，放入大米，大火煮开，转小火继续煮，煮到大米软烂，倒入燕麦片，搅拌匀后，盖上继续煮。

❸ 锅内的粥再次煮开，倒入红薯丝，焖 5 分钟即可。

/ 推荐理由 / 

此粥具有滋阴润燥、消食通便、强身健体的功效。

丝瓜炖豆腐

材料：丝瓜 200 克，豆腐 100 克，香葱 1 棵，葱末、姜末各适量。

调料：酱油、盐各少许，高汤适量，水淀粉 1 大匙。

做法：

❶ 丝瓜去皮，洗净切成滚刀块；香葱洗净，切成末；豆腐洗净，切成小方块。

❷ 油锅烧热，放入葱姜末，炒出香味后再放入丝瓜，翻炒。

❸ 丝瓜五分熟时，加入豆腐、高汤同煮，大火炖约 10 分钟，见豆腐鼓起，汤剩一半时，改小火炖约 10 分钟，加盐、水淀粉即可。

/ 推荐理由 /

此菜营养丰富，新妈妈食用可以起到清热通便、消暑祛火、通络凉血、化痰利水的作用。

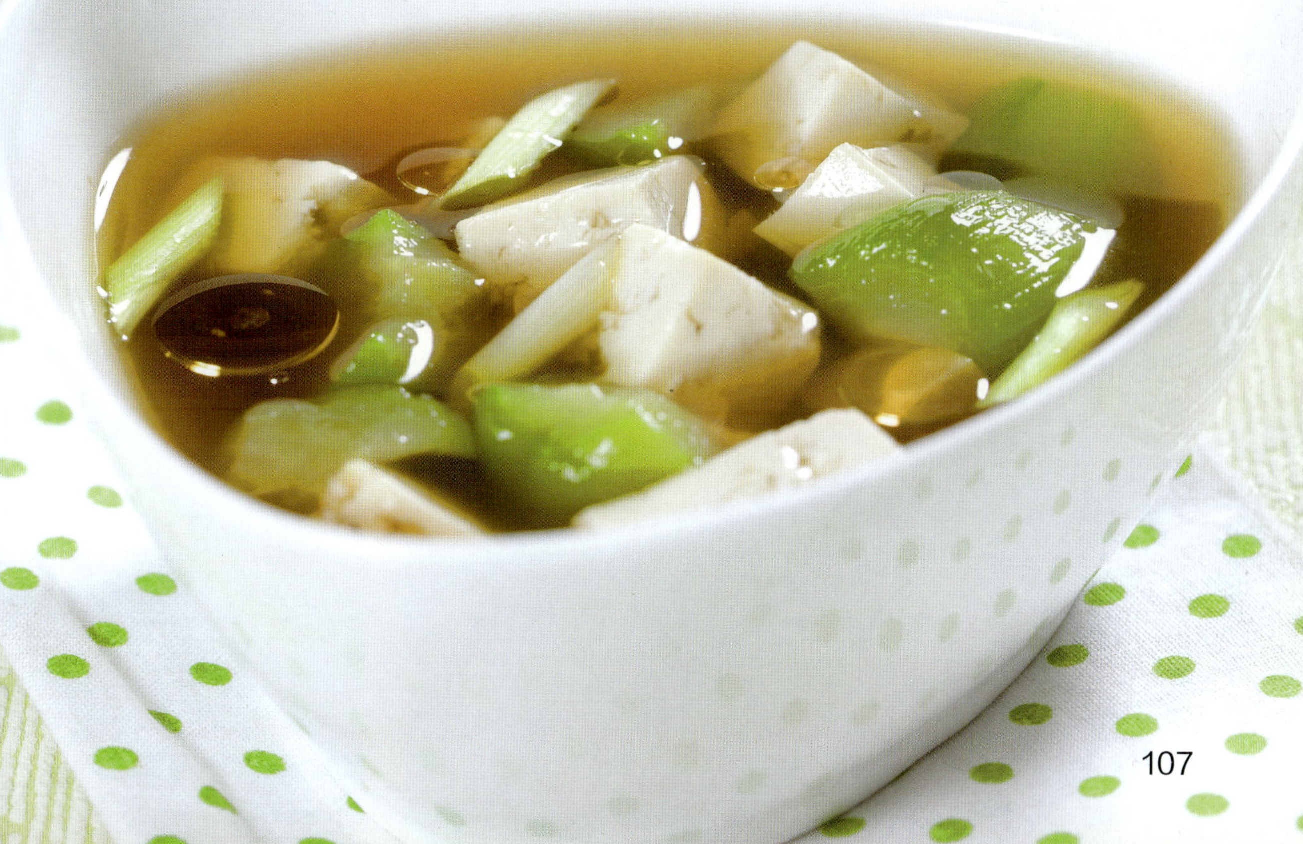

月子
第3周

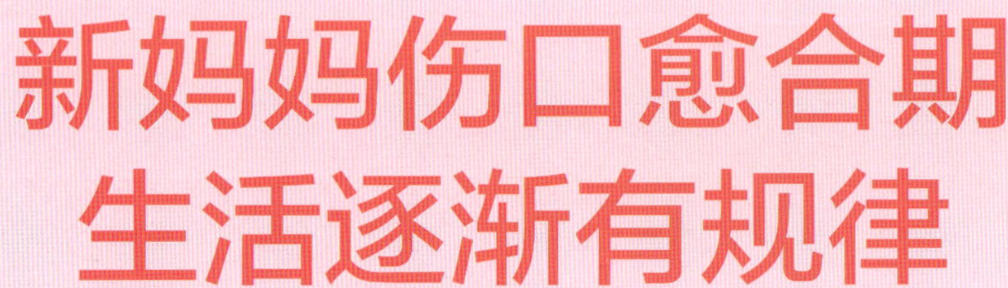

给新妈妈们的第3封信

产后第3周，新妈妈已经逐渐适应了坐月子的生活，身体上的问题也少多了。自然分娩的新妈妈会阴伤口已经基本痊愈，不再有明显的疼痛感觉。剖宫产新妈妈的伤口还在恢复中，偶尔还会有些隐隐的疼痛，但是只要没有分泌物渗出，且疼痛不再持续，再过2～3周，就会恢复正常。

新妈妈的子宫收缩已经基本完成，子宫顺利地下降到骨盆内，但是距离完全恢复到孕前状态，还需要3周左右的时间。因此新妈妈还是坚持做子宫恢复操，还要做好日常的清洁和卫生，预防子宫感染。随着子宫不断恢复，新妈妈所排出的恶露里已经不再含有血液，浆性恶露变成了黏稠状的白色恶露。在这期间，新妈妈要继续观察恶露的情况，一旦发现恶露量增多，颜色恢复红色，就要及时到医院进行诊断。

现在新妈妈可以有更多的精力照顾宝宝了，例如给宝宝洗澡、换尿布、做抚触等，简单轻便的家务活也可以做一做。但仍然不宜久站或久坐，或从事重体力劳动，在这个阶段，还是要以充分休息为主。

这一周，乳腺更加通畅了，乳汁分泌随之变得更加规律，这源于之前的基础打得好。对于乳汁不足的新妈妈可以继续进行催乳。另外，由于泌乳量增加，新妈妈会出现漏奶的情况，对此不要感觉尴尬，这是正常的生理现象，只要冷静地采取应对措施即可。

经过两周时间的朝夕相处，对于宝宝的生活节律，新妈妈也能够大体掌握了。所以你可能会更加有自信，但同时，新的挑战也可能会找上门来，例如宝宝会好几天都不排便，或者是夜里整宿地哭闹，让你心烦不安……对于这些问题，只要你护理得当，是可以提前预防的，有些也是宝宝成长过程中必然要经历的，不用过分担心。

第15~16天

特别关注：警惕乳腺炎

这一周，新妈妈的乳汁分泌量进一步增加，要开始注意预防乳腺炎了。乳腺炎是产后常见疾病，多为急性乳腺炎，患上乳腺炎后，新妈妈的乳头会有强烈的刺痛感，所以月嫂建议，坐月子期间应该及早预防、及早发现、及早治疗。

什么是产后乳腺炎

乳腺炎是指乳腺的急性化脓性感染，是哺乳期新妈妈的常见症状。化脓性乳腺炎一般发病急，新妈妈开始时会感到乳房胀满，哺乳时乳头刺痛，乳汁排出不畅，局部有硬块，伴有红肿疼痛。同时全身也会出现不适，如食欲减退，胸闷烦躁，严重的还可能出现怕冷、寒战、高热，体温有时甚至达39℃以上。

患上乳腺炎该如何哺乳

1.在乳腺炎发生的初期，原则上应继续坚持给宝宝喂奶，而且还应该增加喂奶的时间和次数，以便让乳汁被吸空。如果确实忍受不了乳头的刺痛感，那么可以将乳房里的乳汁用吸奶器吸出来，保持乳腺畅通。

2.乳腺炎发展到化脓阶段时，新妈妈就不宜再用患侧乳房哺乳了。正确的做法是确保乳房排空，健康侧的乳房则可以继续哺乳。如果乳房感染较为严重，新妈妈应及时去医院进行治疗，并根据医生的建议采取回奶的措施。

乳腺炎该如何预防

1.预防乳腺炎，首先要避免乳房淤积乳汁，哺乳时左右乳房要平均分配，轮流吸空。若哺乳后还有乳汁，须用吸奶器吸出。

2.前面我们提到了宝宝含乳的正确姿势，这里再次强调，要让宝宝含住大部分乳晕，不要只含住乳头。

3.哺乳前后要用干净的湿毛巾擦拭乳房和乳头，以保持清洁卫生。

4.用毛巾热敷乳房局部，可以缓解红肿。热敷后可用手轻轻按摩乳房。

5.哺乳内衣要用软质布料，以免磨破乳头，最好使用专门的哺乳胸罩，不带钢托，避免挤压乳房，导致乳汁淤积。

起居护理：要保障好睡眠

产后的睡眠质量直接影响着新妈妈的情绪和健康，劳累加上睡眠质量下降，会导致很多新妈妈脾气烦躁，严重者会患上产后抑郁症。因此，新妈妈应该想办法提高自己的睡眠质量。

每天尽量睡足8小时

在产后15天内，新妈妈都应该尽量卧床休息。一般情况下，新生儿每天的睡眠时间为18～22小时，宝宝稍大一些，睡眠时间会逐渐缩短，而成年人的睡眠时间则只需要8小时。所以，宝宝的作息和大人的作息是完全不同步的。经常是宝宝睡觉的时候妈妈醒着，而宝宝醒了，妈妈就更睡不成。长期下去，再健康的人恐怕也吃不消。

缓解疲劳、疏解情绪最有效的方法就是保证充足的睡眠。所以新妈妈一定要好好休息，尽量每天睡足8小时。为了能够在照顾宝宝的过程中一直保持充沛的精力，新妈妈可以调整自己的作息习惯，当宝宝睡着的时候，新妈妈也可以借机躺下来休息一会儿。即使只是很短暂地打个盹儿，也可以让新妈妈改善疲劳的状态，快速恢复精神和体力。

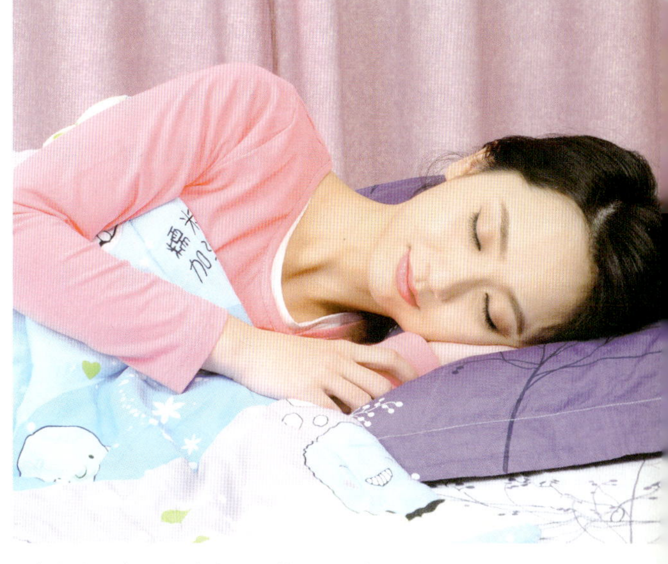

● 新妈妈要保证拥有高质量的睡眠，每天尽量睡足8小时。

做点放松的睡前活动

精神上的紧张、兴奋、焦虑、烦闷等都是影响睡眠质量的因素，新妈妈在睡觉前应该远离这些情绪。在睡觉前的半小时内，建议放下手头忙碌的事情，脑子里也别再想这想那，让思想和身体都进入平静、放松的状态，那些必须要准备的事务，就放心地交给家人去做吧，而你可以看看书、听听音乐、写写日记、做做面膜，或者按摩一下头部和腹部等，这些都是让自己放松的好方法。睡前精神放松，才能提高睡眠质量，也唯有如此，才能在第二天精神满满地照顾宝宝。

饮食进补：这些调料月子里能吃吗

厨房里的调料花样百出，味精、酱油、醋等都是中国人的家常菜里少不了的调味品。对于新妈妈来说，哪些调料可以放心吃，哪些调料最好不吃，对此一定要有清醒的认识。

坐月子能吃味精吗

1.味精的主要成分是谷氨酸钠，它进入人体经过消化之后，会产生谷氨酸，后者可以转化为一种抑制神经递质，如果一次摄入过多，就会干扰神经系统的正常规律。

2.体质比较敏感的人，摄入过量味精后可能出现眩晕、头痛、嗜睡、肌肉痉挛等情况，严重的还会诱发焦躁、心慌意乱的症状。

3.母乳喂养的新妈妈摄入过多的味精，会导致血液中谷氨酸钠含量增加，这会抑制人体对钙、镁、铜的利用。而且谷氨酸钠通过乳汁进入宝宝体内，会与宝宝血液中的锌发生结合，形成不能被身体吸收的谷氨锌而随尿液排出，导致宝宝锌的缺乏，进而出现智力减退、生长发育迟缓，以及性晚熟等不良后果。

综上所述，新妈妈产后应禁食或少食味精，鸡精当中也含有较多的味精成分，也应尽量避免食用。

坐月子能吃酱油吗

传统坐月子观念认为，吃酱油会让新妈妈脸上长斑，让宝宝皮肤发黑，这些说法并没有什么依据，但是坐月子期间确实不宜多吃酱油。因为酱油含盐量较高，会给新妈妈的代谢系统带来负担，从而造成水肿，还可能诱发高血压，所以应尽量少吃。新妈妈的饮食宜清淡，如果放了酱油，盐就要相应少放一些。

坐月子能吃醋吗

有观念认为，月子里吃醋会损伤牙齿，伤害肠胃功能，甚至导致回乳，其实这种说法并不完全科学。平时适当吃一些醋，对人体是有好处的，还可以开胃。只是如果摄入过量的醋，不论是新妈妈还是普通人，都会造成食管黏膜灼伤，甚至导致慢性肠胃炎，还会引发骨质脱钙，加重骨质疏松。一般情况下，成人每天醋的摄入量以不超过40毫升为宜，新妈妈可以控制在20毫升以内。

母乳喂养：如何挤奶

新妈妈的泌乳量增加了，宝宝吃完后，乳房仍然有饱胀感，这时就需要及时将乳汁挤出来。因某些特殊原因而无法直接向宝宝授乳的时候，也需要将乳汁挤出来保存。虽然现在有吸奶器可以使用，但最好还是学会用手挤奶，以备不时之需。

1.彻底清洗双手，热敷并轻擦乳房和乳头，开通乳腺，便于挤奶。

2.按摩乳房，按摩时可使用专用的具有安全性的按摩油。具体操作方法为：用双手合围住乳房，大拇指朝上，四指朝下，然后轻轻挤压乳房，重复十次；手指轻轻移向乳晕处，重复上述动作。（图①、图②）

3.将消毒后的容器放在适当的高度，用一只手托住乳房，往肋骨处轻压，另一只手的手指移向乳晕，然后有节奏地向内轻挤，使乳汁流出，流入容器里。（图③、图④）

4.两侧乳房交替挤压，每侧乳房大约挤5分钟，然后换到另一侧乳房，重复上述步骤。

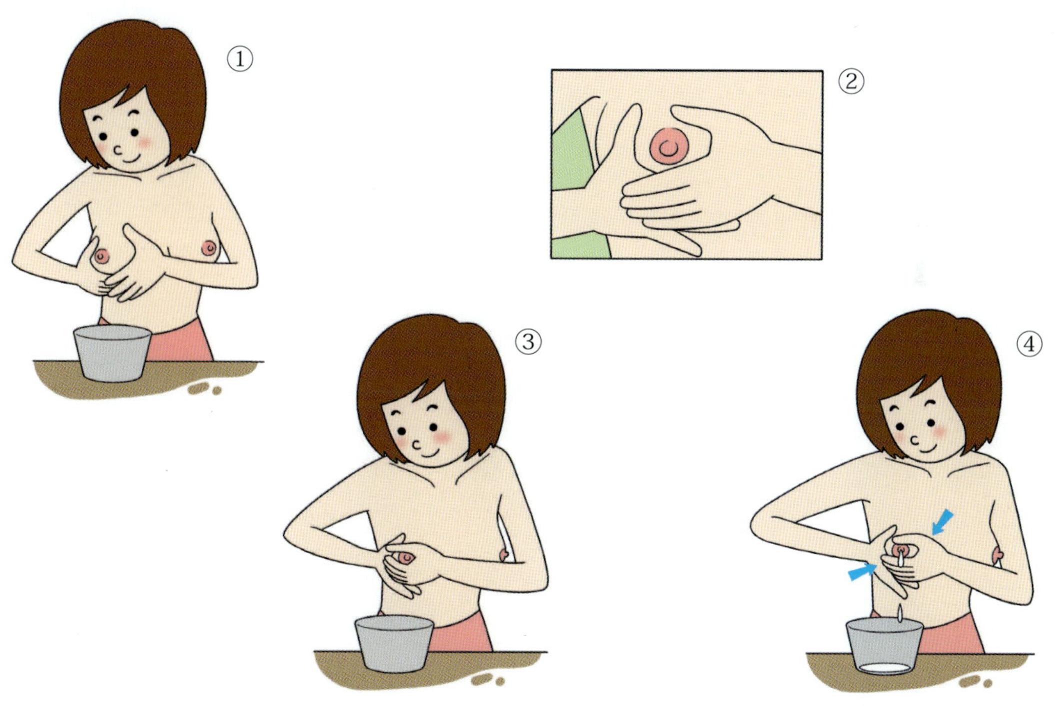

做做运动：产后子宫恢复操

产后第6周新妈妈的子宫才能恢复至孕前状态，在此之前，可以通过做子宫恢复操来锻炼，以促进子宫更好地恢复。现在大多数自然分娩的新妈妈身体状态已经可以承受这项运动的强度了，剖宫产的新妈妈则要尽量避开容易牵拉到腹部伤口的动作。

1.新妈妈仰面平躺，双手置于腹部，全身放松，深呼吸20次。（图①）

2.双手抱住后脑，将胸腹略微抬起，然后缓缓放下，就像简易版的仰卧起坐，连做10次。（图②）

3.恢复平躺，双臂向两边伸开，呈“一”字，双腿齐向上抬，与身体成90°角，两膝盖保持平直，停留2～3秒，再缓缓落下，连做10次。（图③）

4.仰面平躺，双手放在身体两侧，双脚抬起，膝关节弯曲，两脚交替做蹬自行车运动，连做10次。（图④）

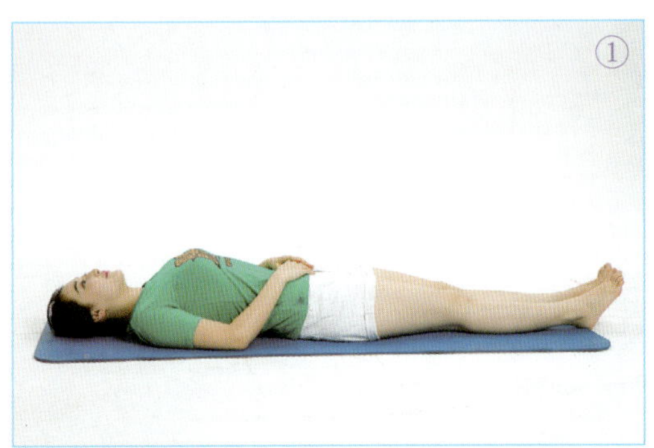
①

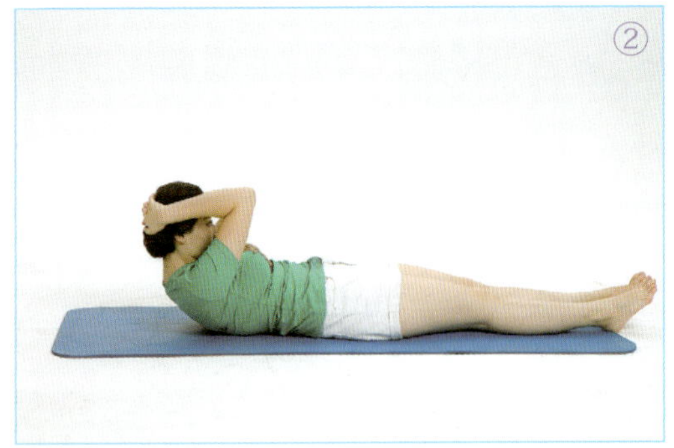
②

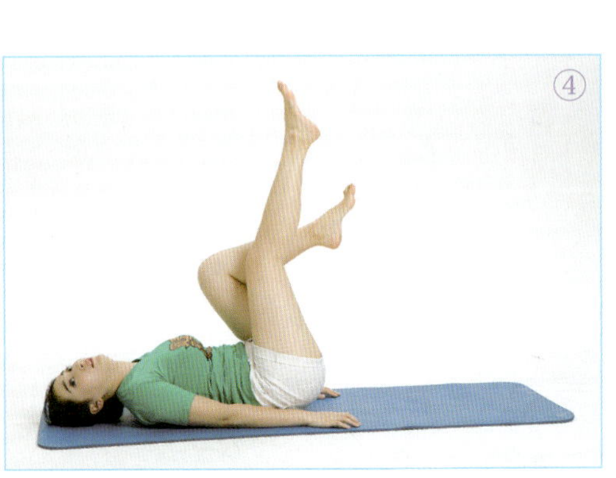
④

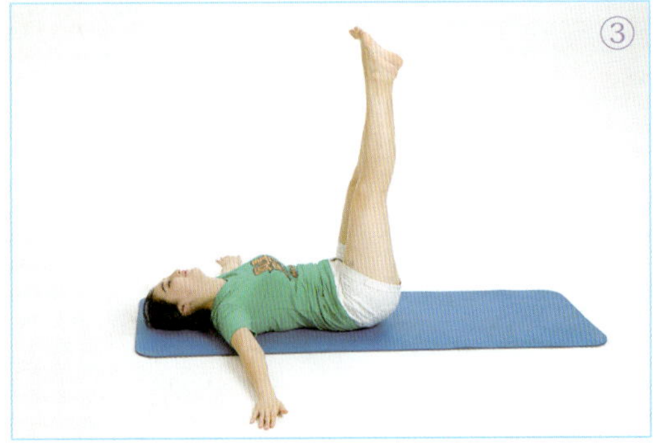
③

宝宝护理：宝宝应该和妈妈一起睡吗

在很多人看来，宝宝跟谁睡并不重要，可以跟阿姨睡，也可以跟姥姥、奶奶睡，没必要非得跟妈妈睡。也有人认为，宝宝就得跟妈妈睡，不仅要同室，而且还得同床，这样才能方便妈妈随时照顾，有利于加深母婴感情。到底哪种说法正确呢?

母婴同室好处多

母婴同室，可以促进新妈妈和宝宝尽快建立起感情。在温馨、舒适的房间里，新妈妈能随时看到自己的宝宝，这会令新妈妈身心更加愉悦，有利于哺乳及产后恢复，还能很大程度地激发母爱。

让宝宝睡在妈妈旁边的小床上，可以方便母婴随时沟通和接触。当宝宝哭闹的时候，新妈妈可以及时发现并满足他的需要，及时安抚他的情绪。当宝宝清醒并情绪稳定的时候，新妈妈可以跟他说说话，冲他笑一笑。

新妈妈经常爱抚、拥抱宝宝，会让宝宝学会辨别出妈妈，新妈妈也能更加懂得宝宝的不同表现所代表的含义。正是这些点点滴滴的相处，拉近着彼此之间的距离，让母婴之间逐渐达到心灵上的默契。

母婴同床要注意

母婴可以同室，但不宜同床。这是因为宝宝现在还小，还不懂得自我保护，非常容易发生挤伤、压伤、翻落、跌落等危险情况。研究表明，1岁以内的小宝宝，大多数意外都是在母婴同床的时候发生的。例如许多新妈妈喜欢让宝宝枕着自己的手臂睡，这种姿势其实非常危险，新妈妈睡着后翻身时很容易压到宝宝，导致宝宝窒息。而且与妈妈面对面睡的宝宝，长时间呼吸妈妈呼出的废气，容易引起脑供氧不足，影响睡眠，甚至阻碍正常的生长发育。

最好的方法是在妈妈的床边放一张小床，小床上装有栏杆，可以放下来，也可以围起来。栏杆放下去的时候，宝宝的床和妈妈的床是连在一起的，这样新妈妈和宝宝既能睡在一张床上，又可以各自分开，一举两得。

第17~18天

特别关注：注意保养，预防产后手脚痛

很多新妈妈在产后会出现手脚疼痛的现象，有人认为是因为在月子里受了风，其实，产后手脚痛主要跟产后体内激素变化以及新妈妈不注重产后保养有关。

引起产后手脚痛的原因

1.手痛。产后手痛的主要部位在手腕和手指关节等处。新妈妈在产后和哺乳期间，由于身体内部内分泌激素的变化，使肌肉、肌腱的弹性和力量有不同程度的下降，关节囊和关节附近的韧带也会出现因张力下降而导致的关节松弛。在这种情况下，如果新妈妈从事较多的家务劳动，使用冷水或受寒冷刺激，将会使本来已经薄弱的关节、肌腱、韧带负担过重而出现疼痛。

2.脚痛。脚痛常常发生在脚跟部，这是由于脚跟脂肪垫水肿、充血所引起的。在月子里如果不适当地下地活动，脚跟脂肪垫就会出现退化现象，这样一旦下地行走，退化的脂肪垫承受不了体重的压力和行走时的震动，就会出现水肿、充血等炎症现象而引起疼痛。

预防及改善产后手脚痛的方法

出现产后手脚痛要好好保养，可采用艾灸、热敷、按摩等方法，缓解手脚痛。具体做法为：

1.艾灸疼痛部位，每日两次，每次5～10分钟即可。（图①）

2.用按摩法，一般是在痛点处先轻压后重压，压30秒放开15秒，交替进行。注意按压时不要揉捏，否则会使疼痛加重。（图②）

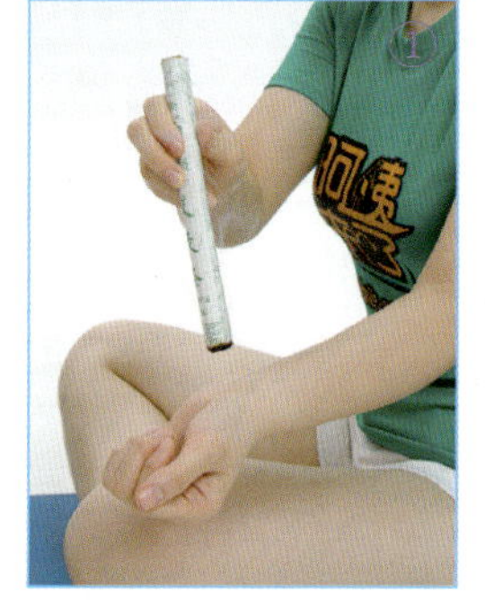
①

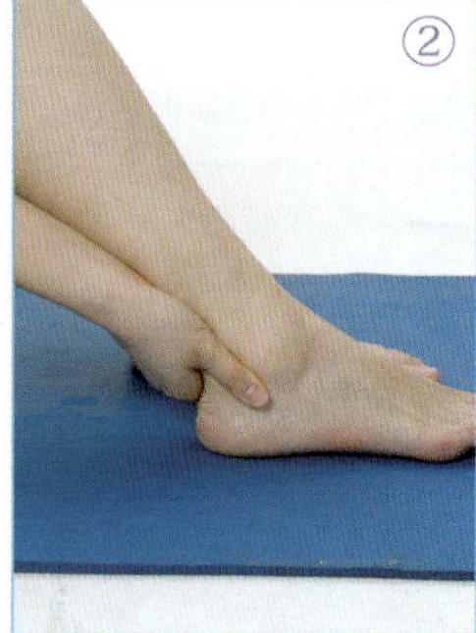
②

起居护理：放对物品少弯腰

新妈妈产后骨盆的韧带还处于松弛状态，腰部肌肉也因为分娩而变得松弛，在照看宝宝的时候经常要弯腰，再加上恶露排出不畅，容易导致盆腔淤血，所以产后腰痛是很多新妈妈都面临的问题。为了预防产后腰痛，建议新妈妈在做家务的时候，能够巧妙地避免一些经常弯腰的动作。

不要把热水瓶放在地上

坐月子期间使用热水瓶的机会比较多，所以应该将热水瓶放在茶几或矮柜上，避免因频繁弯腰取热水瓶而导致子宫下垂或不易复位。

不要把宝宝的奶具放在橱柜底层

宝宝常用的奶具每天都要使用和消毒，所以应该放置在橱柜的中上层，但也不能太高，以妈妈伸手可及为准，这样方便新妈妈随时取用。还可以在厨房内放一把椅子，做家务时方便经常坐下，有利于保护子宫。

不要把宝宝的物品放在橱柜的底层

宝宝的物品最好放在妈妈伸手便可拿取的地方，可准备一个带有抽屉且高矮合适的橱柜。橱柜的上面放宝宝的尿布，抽屉里放置宝宝的衣物等日常用品，最好还有与之匹配的椅子，让妈妈坐着便可取得用品，不用频繁地弯腰去拿。

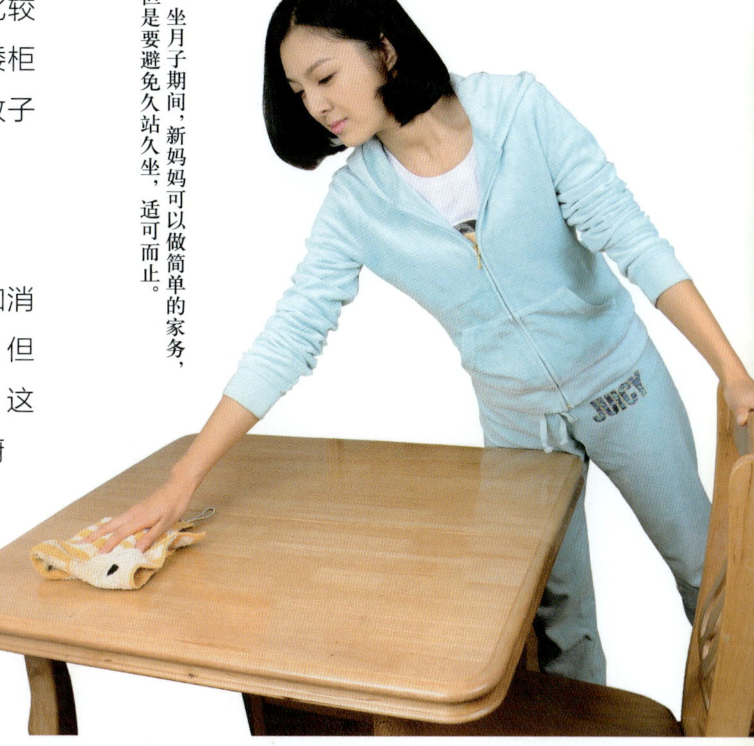

坐月子期间，新妈妈可以做简单的家务，但是要避免久站久坐，适可而止。

饮食进补：产妇必吃食材及关键营养素

产后第3周，是新妈妈调补身体的关键时期，选对食材才能更好地进补。我们的月嫂依据以往的经验，将适合月子期食用的优质食材总结如下，新妈妈及护理者在制作月子餐时可以参考。

日常饮食宜忌

宜吃食物	忌吃食物
1. 滋补品：红枣、红小豆、鱼、芝麻、甲鱼、乌鸡、山药、鸡蛋、小米粥、红糖等 2. 蔬菜：莲藕、黄花菜、黄豆芽、海带、莴笋、丝瓜、西蓝花等 3. 水果：猕猴桃、苹果、木瓜、葡萄、菠萝、香蕉等	寒凉生冷食物、辛辣食品、刺激性食品、酸涩收敛食品、冰冷食品、过咸的食品、麦乳精、韭菜、麦芽、人参等

重点营养素及代表食材推荐

营养素	代表食材
蛋白质	瘦肉、鱼、蛋、乳、鸡、鸭等都含有大量的动物蛋白质，花生、豆类和豆制品等都含有大量的植物蛋白质
脂肪	肉类和动物油含有动物脂肪，豆类、坚果类、莲子和芝麻中含有植物脂肪
糖类	所有的谷物类、白薯、土豆、栗子、莲子、藕、蜂蜜，都含有糖类
矿物质	油菜、菠菜、芹菜、雪里蕻、小白菜中含有铁和钙较多，猪肝、猪肾、鱼和豆芽菜中含磷量较高，海带、虾、鱼和紫菜等含碘量较高
维生素 A	鱼肝油、蛋、肝、乳都含较多的维生素 A，菠菜、胡萝卜、韭菜、苋菜中含胡萝卜素较多，胡萝卜素在人体内可转化成维生素 A
B 族维生素	小米、玉米、糙大米、豆类、肝、蛋、青菜和水果中都含有 B 族维生素
维生素 C	各种新鲜蔬菜、柑橘、草莓、柠檬、葡萄、红果中含有维生素 C
维生素 D	鱼肝油、蛋黄和乳类中含量丰富

母乳喂养：冷静应对产后漏奶

有时宝宝并没有吸吮，新妈妈也没有挤压，乳汁却从乳头自行流溢出来，令不少年轻的新妈妈觉得尴尬。这种现象就是漏奶，那么漏奶是怎样形成的？又该如何应对呢？看看月嫂怎么说。

引起漏奶现象的原因

1.从乳房结构上看，如果新妈妈乳头位置较低，易发生漏奶现象。
2.新妈妈乳汁分泌过多，乳房胀满，自然就会流溢出来，这是自然的现象，不属于病态。
3.新妈妈看到宝宝或别的妈妈哺乳时，产生条件反射，也会引起自己的乳汁漏出。

应对漏奶的方法

出现了漏奶问题，新妈妈一定不要慌张，冷静采取合理的应对措施，就能很好地解决这一问题。

1.佩戴合适的哺乳胸罩，将乳房适当承托起来。
2.当感觉乳房胀满的时候，就应该及时哺乳或将乳汁吸出。
3.事先准备干净的纱布或溢乳垫，随时擦拭，或垫在胸罩里，注意纱布和溢乳垫要经常换洗，保持卫生。
4.减少刺激，尽量避免看到能引起条件反射的场面。
5.合理安排饮食，不要短时间内进食过多催乳食物，以免乳汁分泌过多，出现漏奶。
6.新妈妈和宝宝应该尽快地建立起合理的哺乳节律，做到按需哺乳，及时吸空乳房，实现供需平衡。
7.出席公众场合之前，先吸空乳房并佩戴衬有防护垫的胸罩，并准备好备用衣物，方便必要时更换。
8.不要用手或前臂阻止漏奶，这样会抑制乳汁的流出，阻塞乳腺管。
9.如果溢乳问题比较严重，建议去咨询医生。

心理调适：克服过分依赖和自责

生下宝宝后，新妈妈受激素变化的影响，情绪容易出现不稳定。再加上坐月子前期，大多数新妈妈身边都时刻有人陪伴和照顾，这种情况容易催生依赖心理或自责心理。过分依赖或过分自责，都容易导致一些负面的情绪，所以建议新妈妈积极进行调适。

如何调适过度依赖心理

新妈妈产后依赖心理表现为离不开别人的陪伴和照料，不能单独承担照顾宝宝的责任，这种情况会让新妈妈越来越敏感、脆弱、娇气。这种缺乏独立性的表现，对宝宝的成长也会有一些负面影响。要知道，只有内心足够坚强、足够独立的新妈妈，才能培养出一个自信、独立、勇敢的宝宝。所以，拥有依赖心理的新妈妈，最好不要安于现状，而是应该勇敢地迈出第一步，积极调整自己的心理状态，让自己以更加健康的心态，面对未来的生活。

1.调适依赖心理，首先要学会相信自己。大多数新妈妈都是第一次为人母，如何照顾宝宝，如何跟宝宝相处，一切都要从头学起。新妈妈应该相信，只要有意识地多积累一些育儿知识和经验，一定可以把宝宝照顾得很好。

2.换位思考。产后的新妈妈需要家人或月嫂的精心照料，但是新妈妈要意识到，自己才是宝宝最亲近的人，也是最应该对自己负责任的人，而别人不可能一直陪伴着你，帮你照顾宝宝，毕竟家人也有自己的事情，月嫂也是有工作时限的。在他们的帮助下，能够学到有效的保健和育儿经验，让自己强大起来，才能成为一个更好的母亲。

3.做好角色转变。很多年轻的新妈妈在生宝宝时，仍然保持着自己还是个孩子的心态。有的甚至因家人对宝宝的关注而故意使自己也从心理上退化为婴儿状态，以求得到家人同样的关注。此时，新妈妈应及时转换角色，尽快适应为人母这一现实的需求，不要抗拒承担责任，因为这是每个妈妈必然的成长。要知道，逃避责任是需要以承担后果为代价的。而在与宝宝朝夕相处的过程当中，一点点承担责任，一点点获得母亲的成就感和幸福感，会让你拥有新的收获。

如何调适过度自责心理

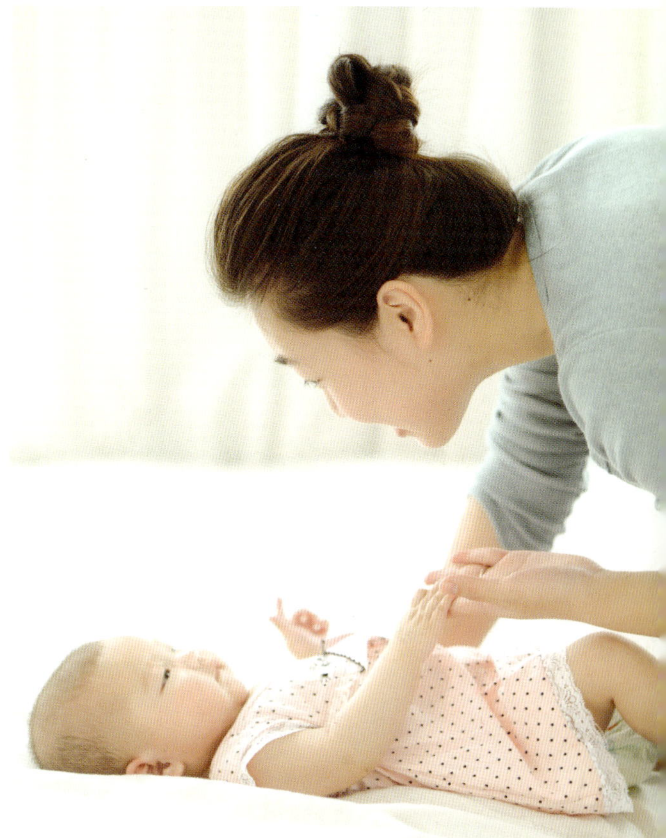

产后抑郁的新妈妈动不动就对说过的话、做过的事感到后悔，认为都是自己的错，从而产生沮丧、后悔、郁闷，甚至产生悲观绝望的消极心态。处于这种内心冲突时，新妈妈会把很多精力放在自我斗争上，更会因为害怕犯错而缩手缩脚，抑制自己的能力，扼杀自我潜能，造成内心的紧张，体会不到现实中的快乐。更糟糕的是，这种心理还容易传递给宝宝，影响宝宝的情商发育，因此应及时进行调适。想要改变自责的心态，可以尝试以下几种方式。

1.首先，不要追求成为一个完美的妈妈。人总是会犯错的，不要苛求自己事事都做得完美，要懂得审视自己的心理和行为，学会把自己做错的事和自己的价值分开，告诉自己：虽然这件事我没有做好，但是我的出发点是好的，而且我也尽力了，只是没有达成最终的目标。每个人都有自己不擅长的事情，要给自己时间去学习和训练。

2.尝试用记录的方法来审视自己的想法。每次感觉自己“不是一个好妈妈”的时候，就在纸上记录下来，觉得自己表现好的时候，也在纸上记录下来。这样一比较，你会发现你觉得自己做得不好的地方往往和好的地方是互相矛盾的。“如果你觉得自己不合格，那么你一直都是不合格的吗？是不是有时候也挺能干的？”通过这种自我审视，可以帮助新妈妈降低自责感。

3.换个角度思考。当别人批评你的时候，可以将对方的意见加以区分，如果是良好的，有建设性的，就当作是帮助自己进步的善意提醒，而不要当作是恶意的语言攻击。

做做运动：手脚关节活动操

我们的月嫂经常遇到产后手、脚关节痛的新妈妈，在这种情况下，月嫂会建议新妈妈通过一些简单的康复训练，使关节得到放松，改善酸痛症状。

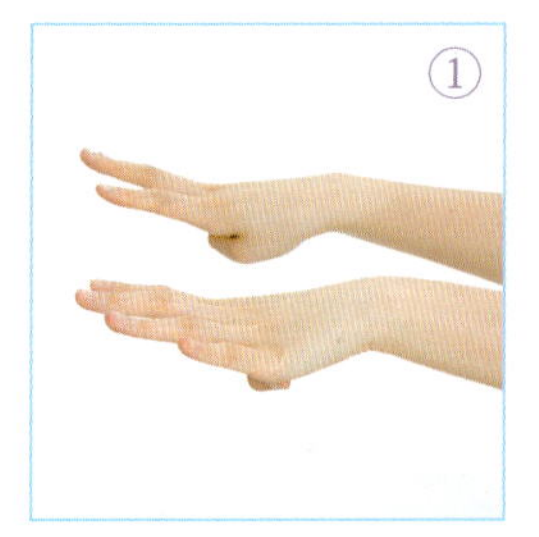
①

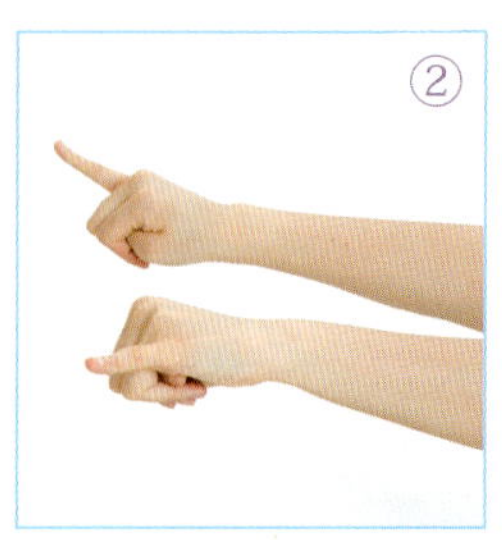
②

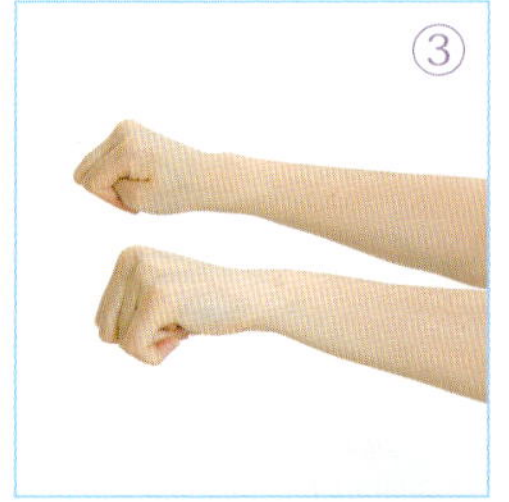
③

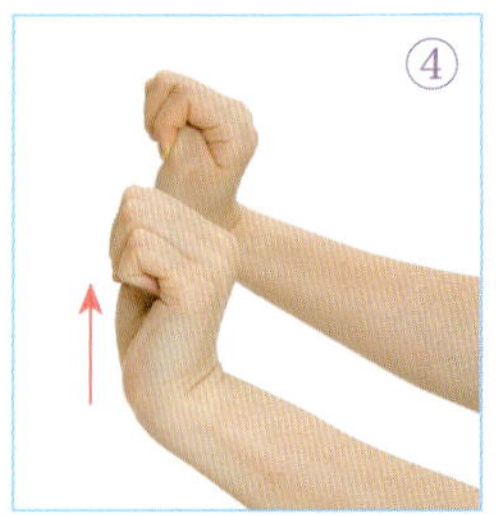
④

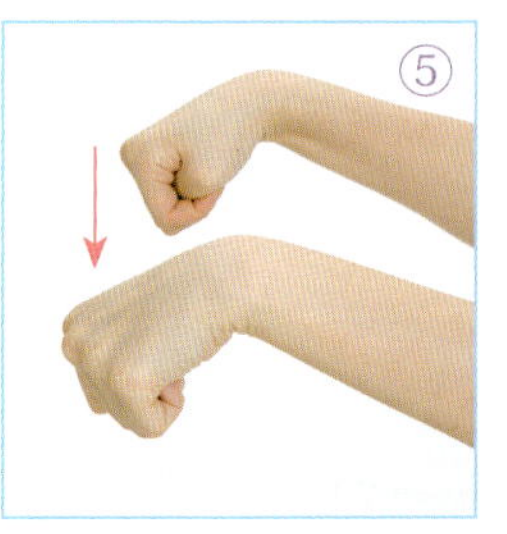
⑤

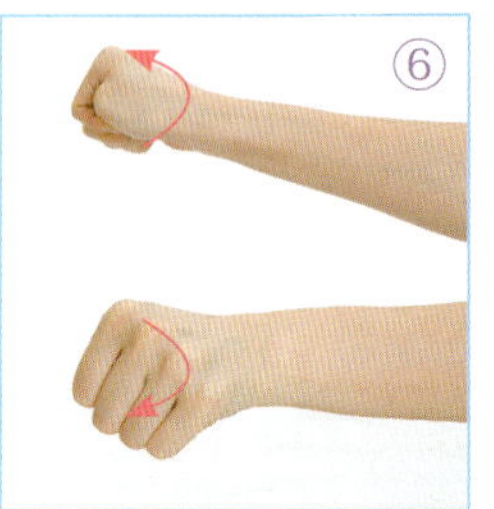
⑥

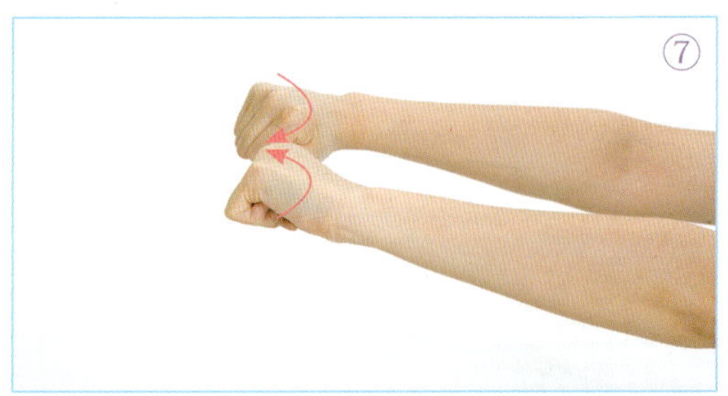
⑦

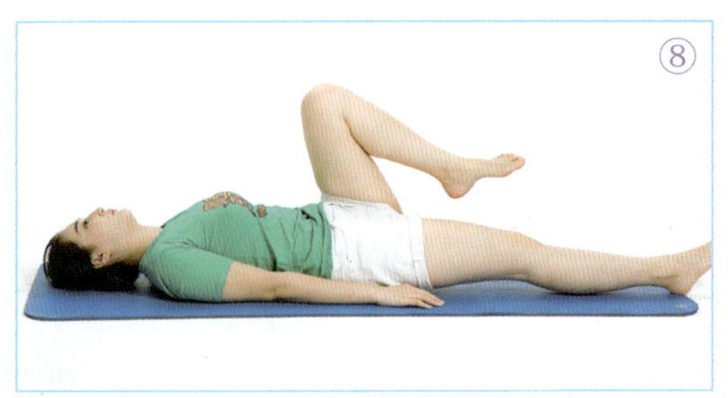
⑧

1.手指运动：取坐位，两臂由体前抬起至与地面平行。十指尽可能向外伸展，充分张开指间的虎口，保持5～10秒，再由拇指开始依次收回十指，最后呈握拳状，用力握紧拳头，保持5～10秒。再由小拇指开始打开拳头，继续做打开以及握拳的练习，重复动作4～6组。（图①、图②、图③）

2.手腕运动：握拳以手腕为基础，将双拳向上、下立起，感受小臂上侧、下侧及手背处的拉伸，重复练习。保持握拳，将双腕同时向外旋转，做旋腕的练习，同时将双手臂向身体两侧打开至平行于地面的位置。再将双腕同时向内旋转，双臂也跟随双腕由身体两侧恢复到身体前侧，多次练习。（图④、图⑤、图⑥、图⑦）

3.下肢屈伸运动：取仰卧位，两手平放于身体两侧，将左腿抬起向腹部屈曲，停留一会儿后放平伸直。右下肢做同样的动作，共两个8拍。（图⑧）

宝宝护理：洗澡和抚触

宝宝的脐带痊愈之前，以擦浴为主，痊愈之后，就可以开始洗盆浴了。沐浴的时间不宜太长，否则宝宝会感到疲乏，因此建议最好控制在10分钟以内。洗完澡之后，可以顺便做做抚触。抚触的好处多多，既可以促进新陈代谢，又可以镇静情绪，还能刺激宝宝的大脑发育，一举多得。以下是月嫂为宝宝洗澡、做抚触时使用的方法，操作方便，新妈妈可以学一学。

洗澡的步骤

1.给宝宝洗澡之前应准备好所需的东西，放在顺手的位置上，避免沐浴时手忙脚乱。需要准备的用具包括宝宝专用的浴盆、浴巾、浴液、替换衣服、尿布、温度计、润肤油、棉花棒等。（图①）

2.在洗澡盆里放1/2左右的水，把温度计放入水中测一下，水温40℃左右为宜。（图②）

3.洗脸：先不给宝宝脱衣服，将方巾蘸湿后，从眼角内侧向外轻擦拭双眼，然后按照“额头→鼻子→嘴巴→脸颊→耳后”的顺序，给宝宝擦洗脸部。（图③～图⑩）

4.洗头：坐在凳子上，用手臂夹住宝宝，对于刚刚接触宝宝的新妈妈来说，如果你无法用手臂夹住宝宝，可将宝宝放在大腿上（宝宝头部朝盆方向）。左手绕过宝宝的身体托住头颈，手指分

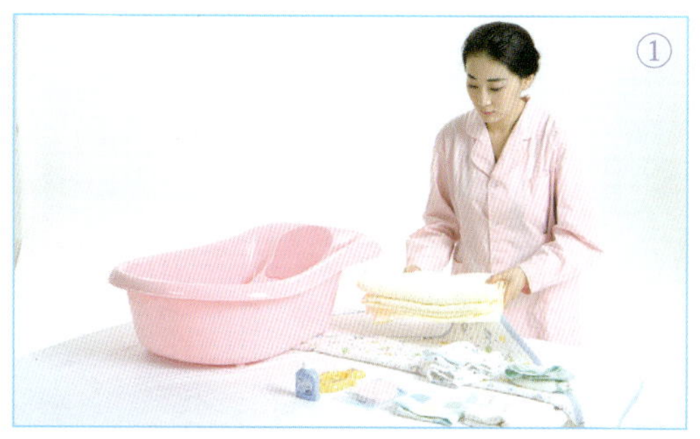
①

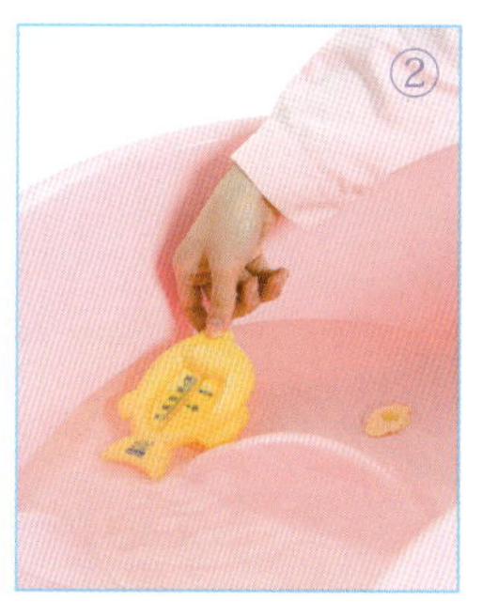
②

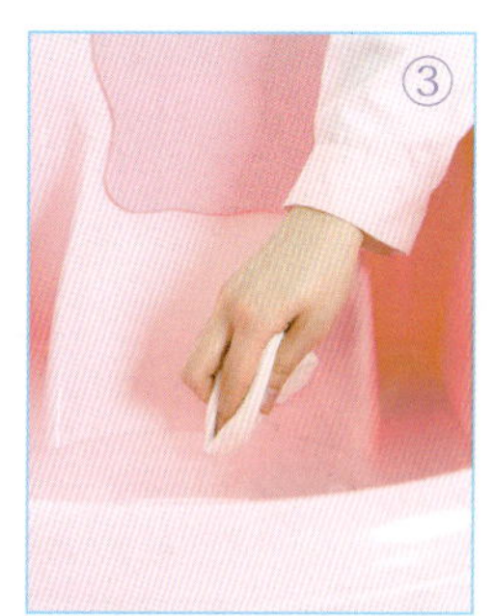
③

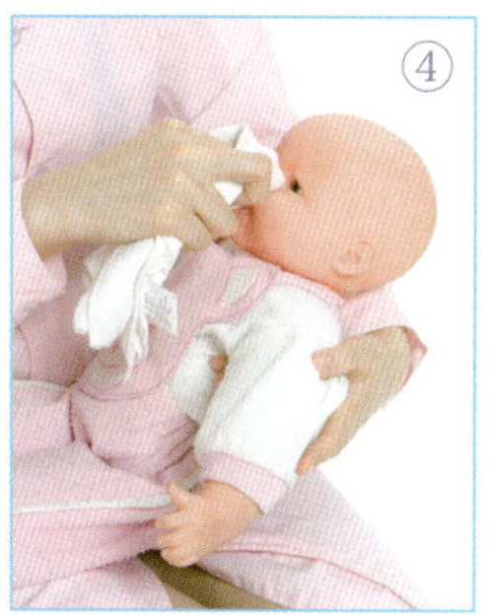
④

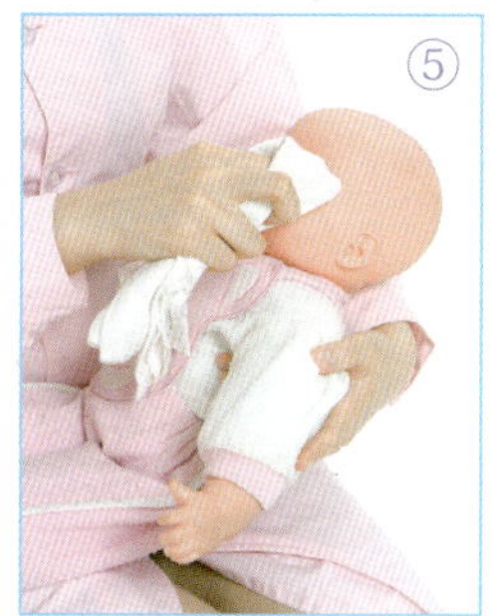
⑤

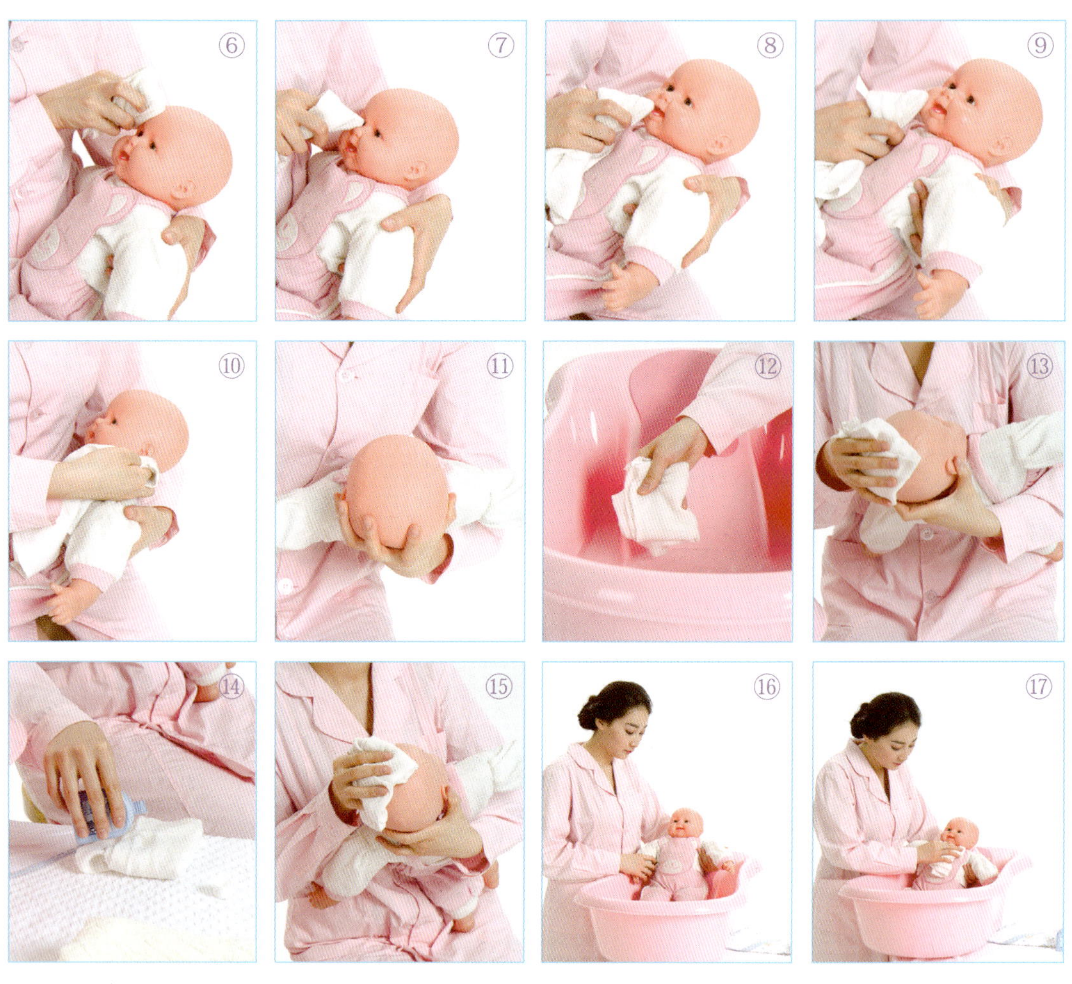

开，拇指压住宝宝的右耳郭，无名指、小指压住宝宝的左耳郭。对于手小的妈妈来说，可将手指分开，托住宝宝的后脑，保证宝宝的头部稳定。稍微向下倾斜你的膝盖，使宝宝的头稍低于身体，然后右手将小毛巾蘸湿，把宝宝头发弄湿，抹上洗发露，轻轻按摩头部，再用温水冲洗干净并擦干。（图⑪～图⑮）

5.洗身体：按照前文脱衣服的方法将宝宝的衣服脱掉，然后将他轻轻放在浴床上，使宝宝颈部以下都浸在水中，你的左手前臂托住宝宝的头颈，手指握住宝宝的肩膀，右手先轻轻地往宝宝身上泼水，然后按照“颈部→前胸→腹部→手部→背部→腿部→外阴→臀部”的顺序清洗宝宝的身体。动作一定要轻柔，如果宝宝的皮肤发红，你需要

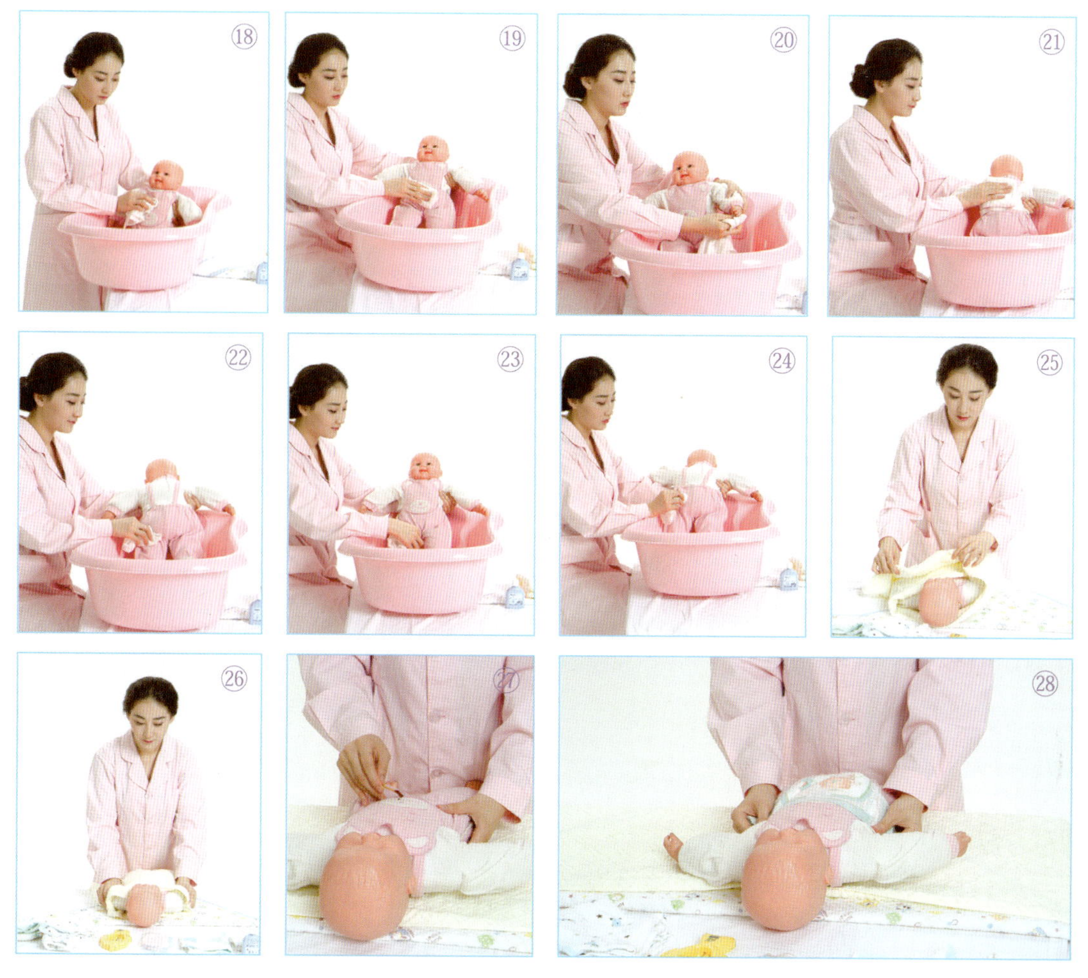

减轻力度；注意清洗皮肤褶皱处。（图⑯～图㉔）

6.擦干身体：洗完后，把宝宝慢慢地抱出，轻轻地放在垫有浴巾的垫子或床上，迅速用浴巾包裹好宝宝，然后从上到下把宝宝的身体、皮肤褶皱处擦干。（图㉕、图㉖）

7.清理肚脐：用棉签轻轻擦干脐部的水分。在脐带未脱落之前，还需要涂抹碘酒。（图㉗）

8.换尿布、穿衣服：给宝宝穿上尿布（或纸尿裤）和衣服。（图㉘）

做抚触的步骤

洗完澡还没穿上衣服时，可以让宝宝光着小屁股躺在床上，为他做做抚触。经常抚触能够促进宝宝血液循环，加快新陈代谢，刺激宝宝生长发育。一边做抚触一边跟宝宝说话，对宝宝的五感和大脑发育也会产生良性的刺激。

1.抚触面部：用双手拇指分别舒展宝宝的前额、面颊、下巴。（图㉙、图㉚、图㉛）

2.抚触胸部：将手放在宝宝一侧肋缘，先用右手滑向宝宝左肩，复原后换另一只手。（图㉜、图㉝）

3.抚触腹部：两手依次从宝宝的右下腹至上腹向左下腹，呈顺时针方向按摩。注意：宝宝的肚脐未痊愈时不宜按摩此处。（图㉞）

4.抚触手臂：双手捏住宝宝的一只手臂，从肩部轻捏至其手腕部，再按摩小手掌和每根指头，换另一只手。（图㉟）

5.抚触腿部：双手从宝宝的大腿开始轻轻挤捏，至膝盖、小腿、脚踝，最后按摩小脚丫和脚趾。（图㊱、图㊲）

6.抚触背部：把宝宝翻转过来，从仰卧变成俯卧，双手平放在宝宝背部，沿脊柱两侧用双手向外侧滑触，从上向下一次进行，再从颈部向脊柱下端按摩背部肌肉。（图㊳）

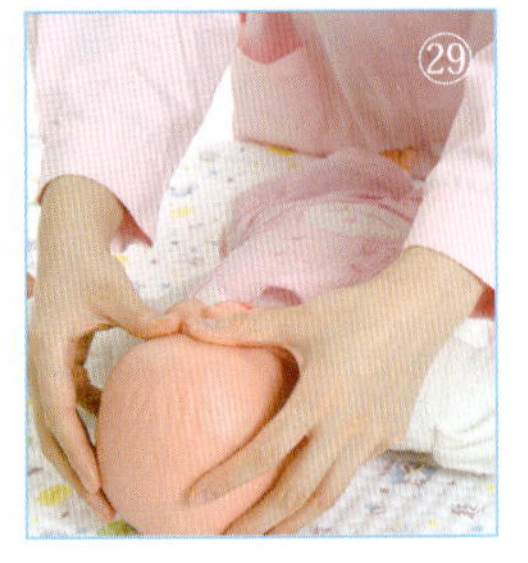
㉙

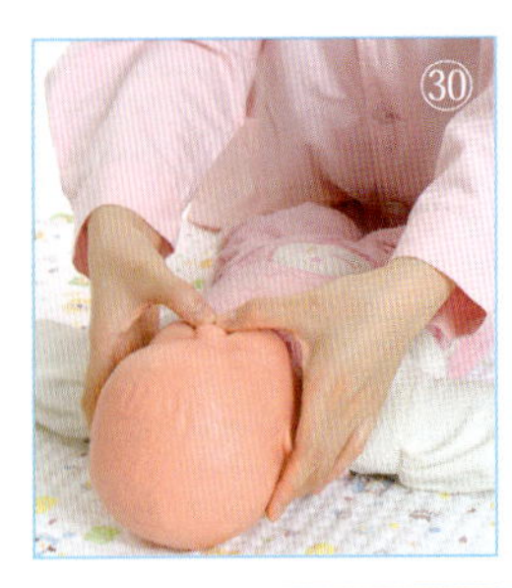
㉚

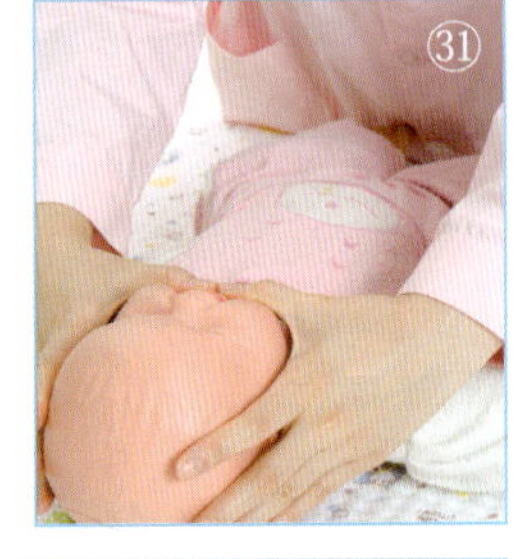
㉛

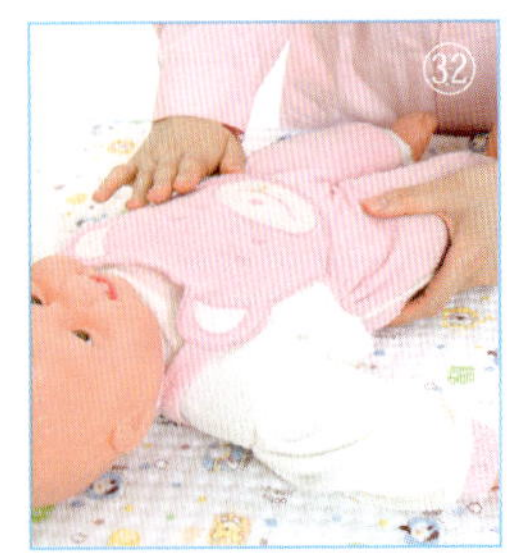
㉜

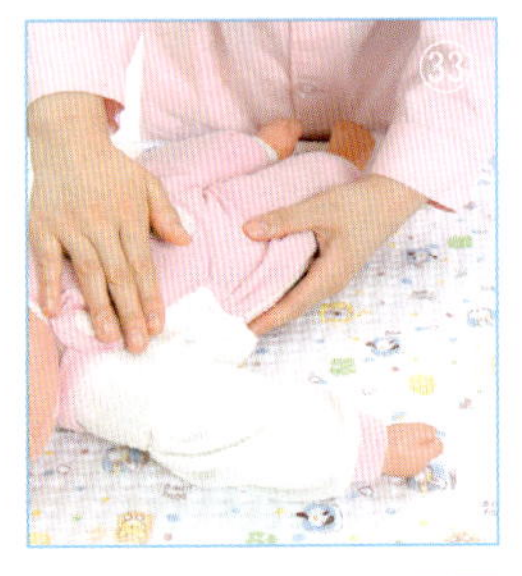
㉝

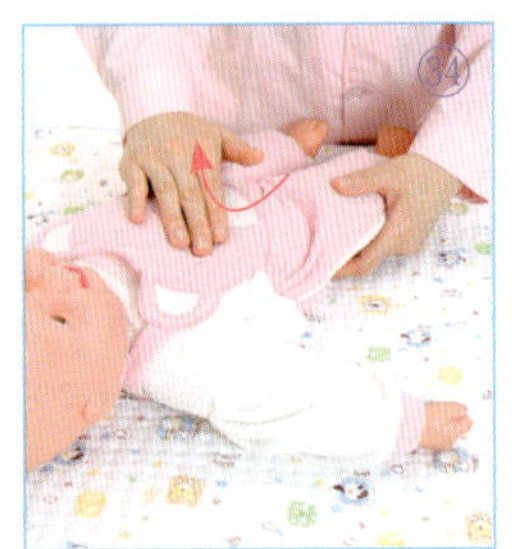
㉞

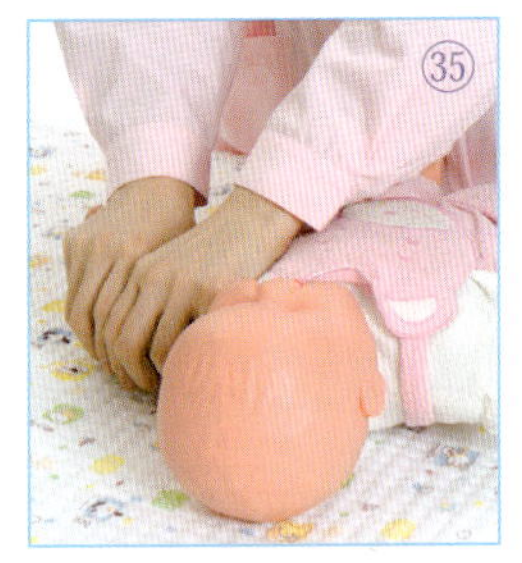
㉟

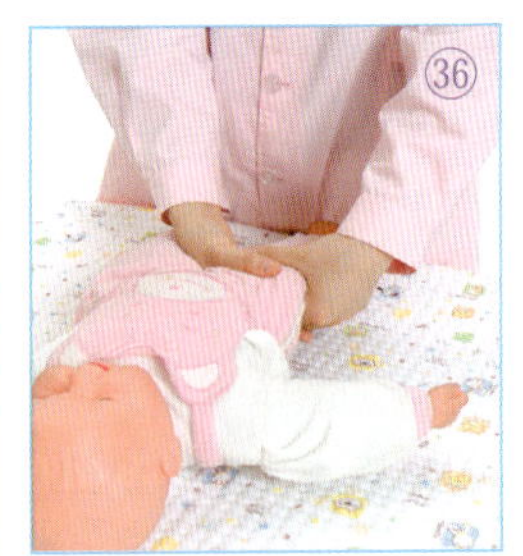
㊱

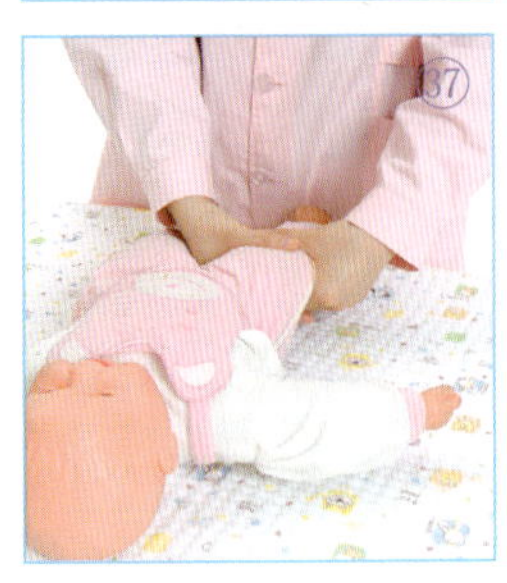
㊲

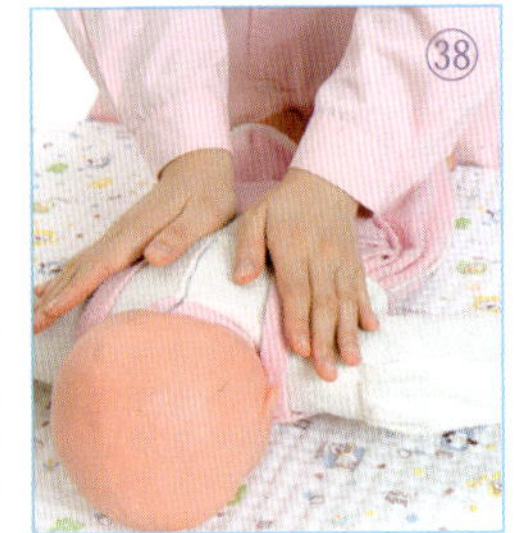
㊳

第19~21天

特别关注： 预防产后子宫复旧不全

如果产后增大的子宫不能顺利收缩，并伴有混血的恶露排出和腹痛感，就可能出现了子宫复旧不良，这时产妇及家人应提高警惕，及时就医。

影响子宫复旧的因素

导致子宫复旧不全的原因主要包括产后尿潴留、胎盘或胎膜组织残留、子宫蜕膜脱落不全、子宫或盆腔感染、子宫肌瘤、子宫后位、产妇属于高龄产妇或身体状况不佳、分娩次数多或多胎妊娠等。

产后子宫复旧不全的症状表现

1.恶露异常。产后子宫复旧不全时，血性恶露持续时间长，可达7～10天甚至更长时间，恶露量明显增多，有时会大量出血。如恶露中混有陈旧胎盘残留及胎膜组织，即为胎盘或胎膜残留。如恶露量减少，或流出脓性分泌物，并有臭味，则为合并子宫内膜感染。

2.腰痛及下腹坠胀。子宫复旧不全多有腰痛及下腹坠胀的感觉，但宫缩痛不明显，偶尔有恶露量少且腹痛剧烈者。

产后子宫复旧不全的应对方法

1.及时排尿，充分休息，卧床时尽量采取侧卧位，避免长时间仰卧。

2.要多活动，如果发现子宫后倾，可做胸膝卧位锻炼，每日1～2次，每次10～15分钟。（做法见P101）

3.一日三餐中既要有富含蛋白质的动物性食物和水产性食物，又要有新鲜蔬菜、水果及豆制品，主食也必不可少。

4.发现子宫有复旧不全的症状时应及时就医，医生诊断后会及时清理宫腔，并使用子宫收缩剂促进子宫收缩。

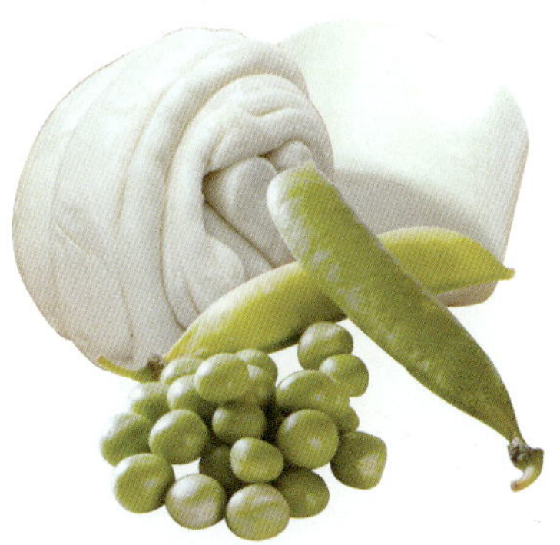

能够增强体质的不止是大鱼大肉，主食、蔬菜、豆制品当中也有能增强体质的营养素，所以要均衡饮食。

起居护理：
晚上可以开灯睡觉吗

为了方便随时起来给宝宝喂夜奶，有的新妈妈会一直开着房间里的灯，睡觉时也不关。殊不知，亮着灯睡觉对新妈妈和宝宝的健康都会有不良影响。

减少褪黑素的分泌

研究表明，人体在夜间入睡后会分泌大量褪黑素，这种激素对增强机体免疫力有着重要的作用。但在有光源的情况下，褪黑素分泌量会减少。如果新妈妈总是开着灯睡觉，就会抑制褪黑素的分泌，从而导致免疫功能下降。

影响宝宝睡眠规律的形成

对于新生儿阶段的宝宝来说，夜晚的黑暗具有一定的安全感，因为在妈妈的肚子里时宝宝面前也是一片黑暗。在黑暗环境中，宝宝的睡眠质量更高。如果总是开着灯睡觉，会给宝宝带来黑白颠倒的错觉，久而久之，会对光线形成依赖，让宝宝难以养成正常的昼夜睡眠规律。

影响宝宝的视力发育

宝宝的视力尚未发育完善，如果晚上开灯睡觉，宝宝的视线会被光线吸引。强烈的光线照射在宝宝的眼部，会影响宝宝的视力健康。

正确的做法

将灯的开关设置在离床较近的地方，起来喂奶时尽量不要用强烈的光源，适当将灯光调暗一些，使自己能够观察到宝宝的情况即可，喂完奶后及时关灯睡觉。另外，研究表明，白色灯光对眼睛的刺激比较大，因此建议晚上最好使用红色或黄色的光源。

知识链接

可以使用小夜灯吗

既然夜晚的灯光会影响褪黑素的分泌，那么家里的小夜灯还能用吗？睡眠专家表明，小夜灯的灯光微弱，对新妈妈和宝宝的睡眠环境、褪黑素的分泌都不会造成太大影响，所以新妈妈可以准备一盏小夜灯，放置在离宝宝稍远的地方，注意不要让灯光照射到宝宝的眼睛。家中设置一盏小夜灯，既方便观察宝宝的情况，又方便新妈妈起来喂奶和如厕，可谓一举多得。

饮食进补：
补充能提高乳汁质量的营养素

正在哺乳关键期的新妈妈，日常饮食中热量及各种营养素的摄取，都有增加的必要，尤其需要注意增加脂肪、优质蛋白质、各种维生素、钙和铁、DHA的摄入。

不要拒绝脂肪类食物

哺乳期间，一些在意体重的新妈妈会有意识的远离脂肪类食物，殊不知，脂肪是乳汁的重要成分，所以哺乳的新妈妈每天都离不开脂肪类食物。新妈妈在怀孕期间储存的脂肪有1/5左右是为了满足哺乳所需。在泌乳期的前3个月，这些脂肪每天可以为宝宝提供200～300千卡的热量，但哺乳的新妈妈每天仍需要再增加500千卡的热量，才能够满足泌乳及新妈妈自身所需。所以新妈妈在哺乳期间应适量进食脂肪类食物，植物油、坚果、奶类、肉类、蛋类等都含有一定量的脂肪。

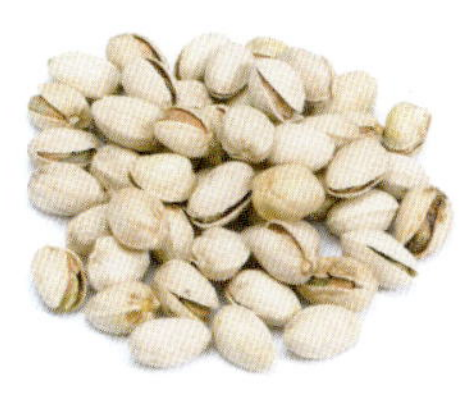

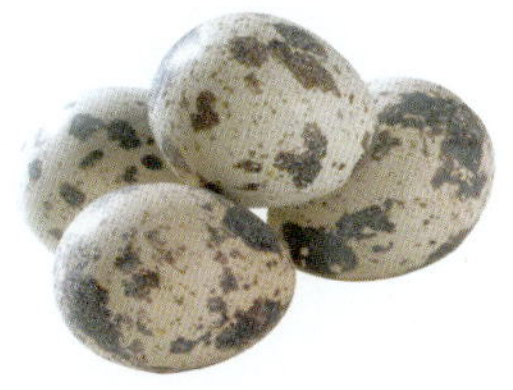

不要忽略铁质的摄入量

正常人每天对铁质的需求量为15毫克，新妈妈则需要增加至28毫克，如果膳食中铁供应量不足，将会造成新妈妈贫血和乳汁中的铁含量低，影响宝宝的健康。

补充促进大脑发育的DHA

DHA可维持视网膜正常功能，也对人脑发育及智能发展有极大的助益，更是神经系统成长不可或缺的营养素。母体补充DHA能增加血液和乳汁中的DHA含量，这自然就提高了宝宝对DHA的摄入量。为避免母乳中的DHA含量不足，新妈妈还要适量吃些富含DHA的食物，例如三文鱼、鳟鱼、鳕鱼、沙丁鱼、鳗鱼等。

坚持低钠饮食

宝宝出生不久，肾功能还不健全，对于母乳中的钠不能很好地代谢，母乳中钠含量过高，就会增加宝宝肾脏的负担。为了降低乳汁内的钠含量，新妈妈应该采取低盐饮食。除了做菜时要少放盐之外，还应控制腌制食品的摄入量，如咸菜、腊肉、腊肠、咸鱼、腐乳、火腿等。各种酱如海鲜酱、肉酱、辣酱等，钠的含量也很高，应尽量少食用。

母乳喂养：
如何正确选择和使用吸奶器

吸奶器是哺乳期妈妈的好帮手，宝宝吸吮力不足，或乳汁分泌过多、乳腺不通的时候，就需要吸奶器来帮忙了。使用吸奶器将淤积的乳汁吸出来，可以避免乳房胀痛。所以，新妈妈有必要了解一下吸奶器的选择和使用方法。

吸奶器的选择

市面上的吸奶器主要分为电动和手动两大类。电动吸奶器可以解放双手，省时省力，吸力大小可以自动调节，使用时力量恒定，不会忽高忽低，清洗起来也比较方便，价格相对也比较贵。手动吸奶器价格实惠，携带也方便，不用连接电源，但是需要手动操作，吸力不稳定。新妈妈可以根据自己的经济状况和喜好来选择。不建议使用橡胶圆球的吸奶器，因为这种吸奶器吸力强，会对乳头造成伤害，且吸奶效果不好。

吸奶器是否适合自己，主要看吸乳罩的大小和吸奶器的频率、力度是否合适。吸乳罩偏大或偏小都不好，一方面容易造成吸乳不全，堵塞乳腺管，另一方面还容易摩擦乳房，使乳房出现不适或损伤，从而影响哺乳。

正确使用吸奶器的方法

1.使用吸奶器须遵照商品的说明书，每天要清洗与杀菌。使用吸奶器挤奶前，先对乳房进行按摩，以利于吸奶的顺利进行。按摩方法为：从乳房外围向乳头方向以圆圈按摩，然后以拇指及食指轻轻地按揉乳头。

2.有些新妈妈在给宝宝喂奶时，因宝宝大力吸吮而感觉疼痛，就用吸奶器把奶水吸出来，再用奶瓶喂给宝宝。这样做有两个问题，首先，吸奶器终归不如宝宝吸吮的通乳效果好，如果乳腺未能及时疏通，乳汁分泌就会受到影响。另外，宝宝使用奶瓶吃奶，容易出现乳头错觉，甚至会拒绝母乳。所以，新妈妈千万不要因为怕痛而用吸奶器代替宝宝吸吮。

3.使用吸奶器时要控制好力度，力度不能太大，时间也不能太久，否则会伤害乳房周围的组织及乳头部位，反而会影响哺乳。使用吸奶器的时间以两边乳房吸空为度，最长不宜超过半小时。

4.每次喂完奶后，如果乳房里还有多余的乳汁，就一定要用吸奶器将其吸空。以免乳汁堵塞在乳腺管里，滋生细菌，甚至导致乳腺炎。

做做运动：促进子宫恢复平卧练习

前面的内容中我们介绍了子宫恢复操，新妈妈可以坚持做。如果不愿意始终做一套操，也可以换换花样。以下这套操也可以帮助新妈妈促进产后子宫恢复，还可以增强腹部及骨盆底肌的力量，新妈妈可以尝试一下。

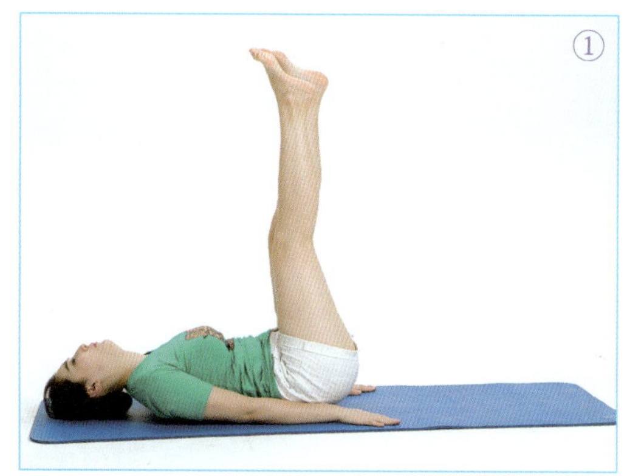

①

1.取仰卧位，两腿伸直。收腹举腿至90°，再放下。重复10～20次。（图①）

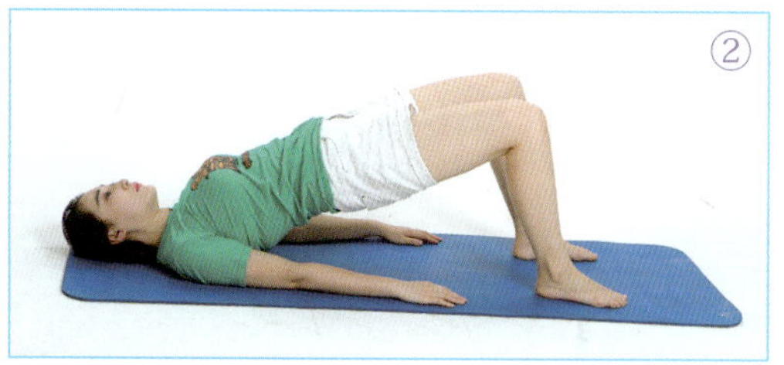

②

2.取仰卧位，屈膝分腿，两脚平放。臀向上抬，再放下。重复10～20次。（图②）

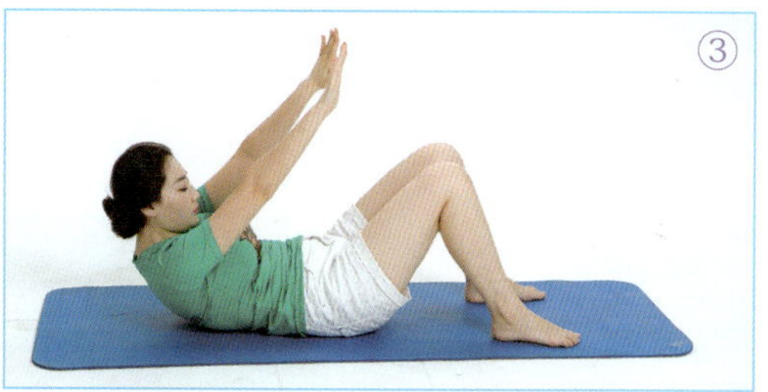

③

3.取仰卧位，屈膝分腿，两臂上举，收腹抬上半身，再放下。重复10～20次。（图③）

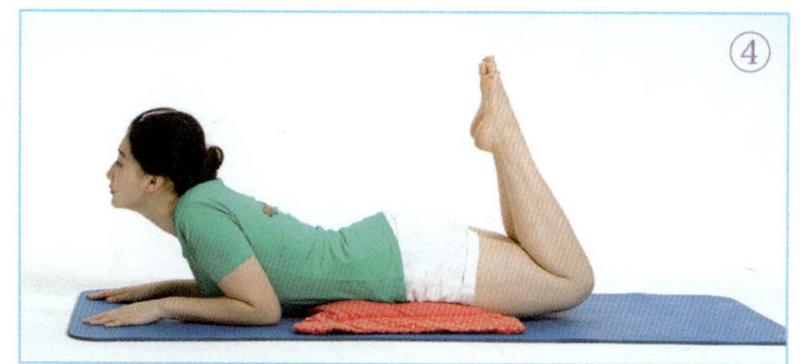

④

4.取俯卧位，两腿并拢伸直，腹部垫一枕头。小腿后屈，脚跟尽量靠近臀部，再放下。重复10～20次。（图④）

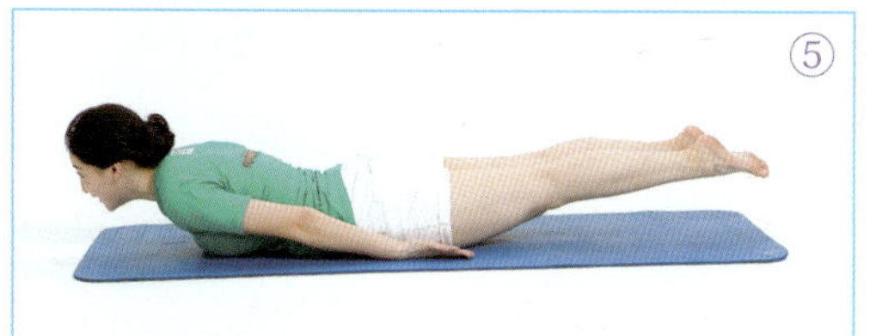

⑤

5.取俯卧位，两臂平放于体侧。两腿伸直抬起，保持一会儿，再放下。重复10～20次。（图⑤）

以上练习可根据实际情况有所选择，每天练习两次。

宝宝护理：宝宝重点部位的清洁与护理

宝宝的新陈代谢很旺盛，眼睛、耳朵等部位最容易产生脏东西，因此，每天清洁面部一些重点部位和小手，是很有必要的。

清洁眼睛

宝宝的鼻泪管发育还不完善，容易分泌白色的眼屎。你可以用以下方法清理：将宝宝擦眼睛专用的方巾轻微蘸湿，按照由内向外的方式擦拭宝宝的眼角。擦拭时要一次过，不要反复擦拭。如果一次擦拭不干净，换干净的棉签，蘸湿后再擦拭。（图①、图②）

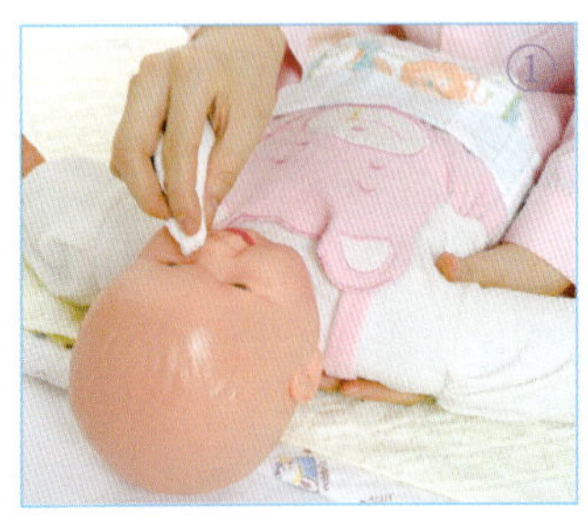

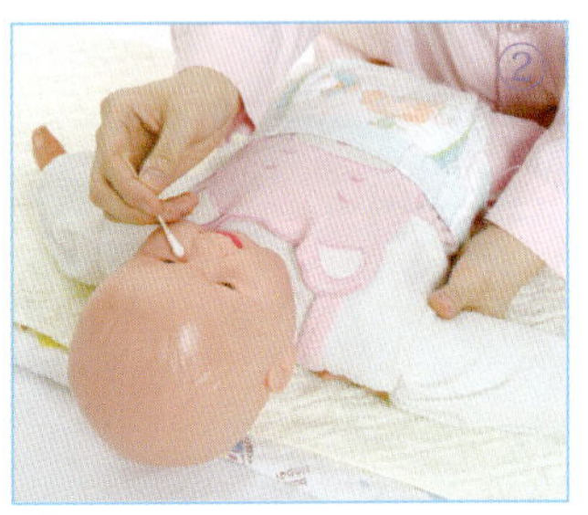

清洁口腔

每次宝宝吃完奶后，要给他喂一口温开水，可以有效地冲净口腔中残留的奶液。如果宝宝吃完奶就睡着了，难以喂水，可在宝宝每次醒来时给他喂水。这里顺便提一下，宝宝吃完奶或者发生溢奶时，新妈妈要及时擦干净宝宝嘴边和下巴处的奶液，另外还有一个地方不能忽略，就是脖子。这几个部位可能每天都要擦上好几次，所以动作要轻慢，以免擦红甚至擦伤宝宝娇嫩的皮肤。（图③、下页图④）

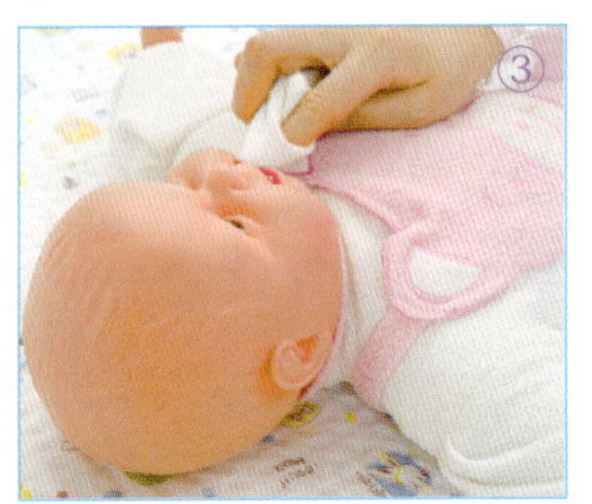

清洁耳朵

宝宝的耳道十分狭窄，爸爸妈妈不要将棉棒深入内耳道清洁，这样容易将杂物推入耳内，破坏自洁机制。你只需要清理宝宝的外耳就可以了，方法为：把纱布轻微蘸湿，沿着耳郭的轮廓轻轻擦拭，然后轻轻擦拭外耳道部分，再用干的纱布吸干水分。

清洁鼻子

鼻腔平时的分泌物不一定是异物，它是预防感染的一道防线。一般宝宝会通过打喷嚏把分泌物排出去，但如果他鼻腔里的分泌物过多、过硬，呼吸时有呼噜声，感觉鼻子被堵住了，就要帮他清理。方法为：将消过毒的纱布一角按一定方向揉成细条状，轻轻地放入宝宝的鼻腔里，按照反方向一边转动一边往外拉，分泌物会随之被带出来。对于比较硬的分泌物，可先往宝宝鼻腔滴1～2滴温开水或乳汁，等分泌物软化，再用上面的方法清理。（图⑤）

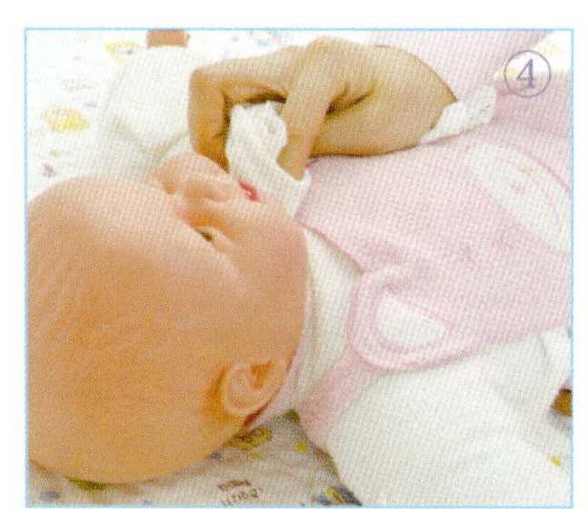
④

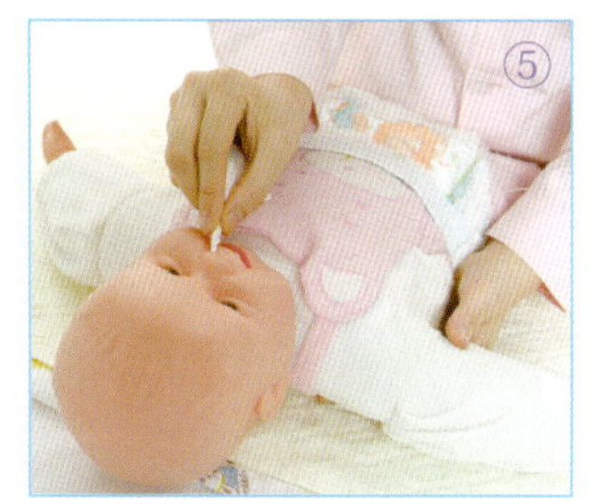
⑤

清洁头垢

新生宝宝新陈代谢速度较快，头上经常形成一层褐色的头垢，清洗时千万不要用手直接去抠，以免伤害到宝宝的头皮。可以将植物油或者婴儿油涂抹在头垢上，待头垢软化后用手指轻轻揉洗，也可以使用一点婴儿洗发液，宝宝头皮上的污垢含有较多油脂，婴儿洗发液一般都有溶解油脂的成分，洁发效果更好。最后用清水冲洗干净即可。尽量不要用香皂给宝宝清洗，因为香皂是碱性的，对宝宝皮肤上的保护性油脂破坏力较强，滋润效果不如婴儿沐浴露和婴儿洗发水。（图⑥、图⑦）

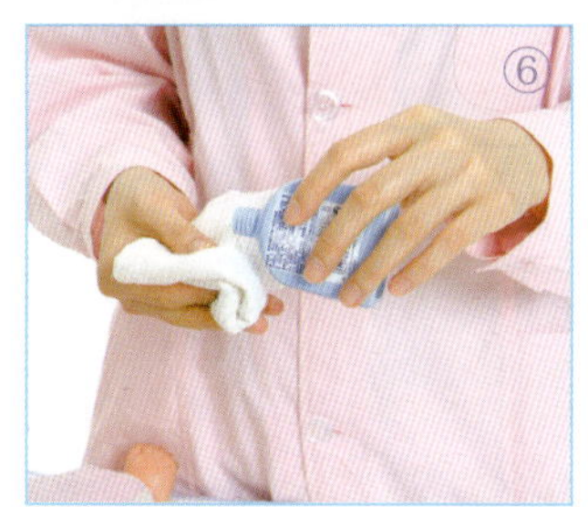
⑥

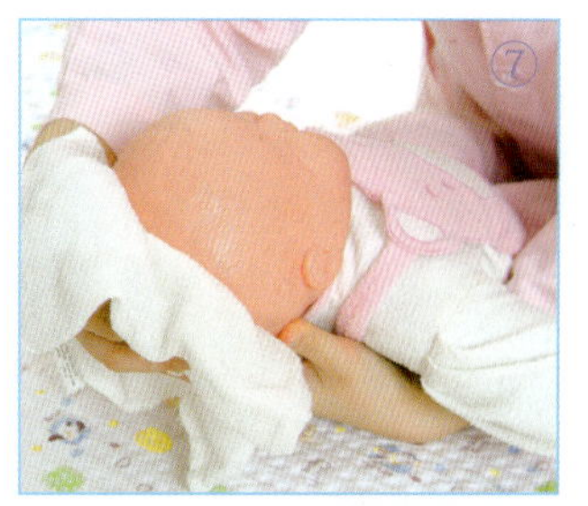
⑦

清洁囟门

囟门的清洗可在洗澡时进行，清洗时涂抹婴儿专用洗发液，手指平置在囟门处轻轻揉洗，然后用清水冲洗干净。如果囟门上有污垢或皮屑，可以先用棉签蘸少许乳汁或植物油涂抹在污垢或皮屑上，等这些污垢或皮屑软化，再用卫生棉球按照头发生长的方向擦掉，用清

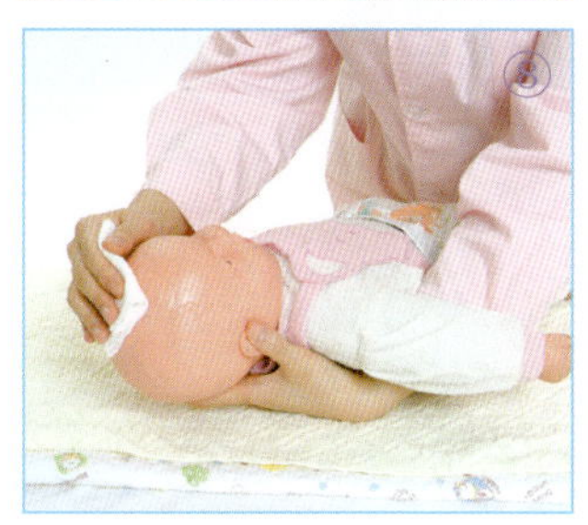
⑧

水冲洗干净。宝宝的囟门很娇弱，千万不能用力按压或抓挠，更不能用硬物在囟门处擦拭。（上页图⑧、图⑨）

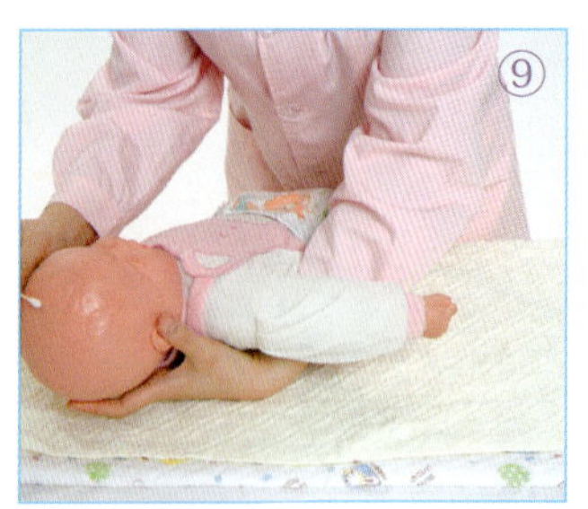

清洁指甲

宝宝的指甲生长得很快，如果不及时修剪，就容易藏污纳垢，还会不小心抓伤小脸。但是他们的指甲非常薄嫩，剪起来总是会让人战战兢兢，生怕会伤到他。以下方法可以让事情变得更容易一些。

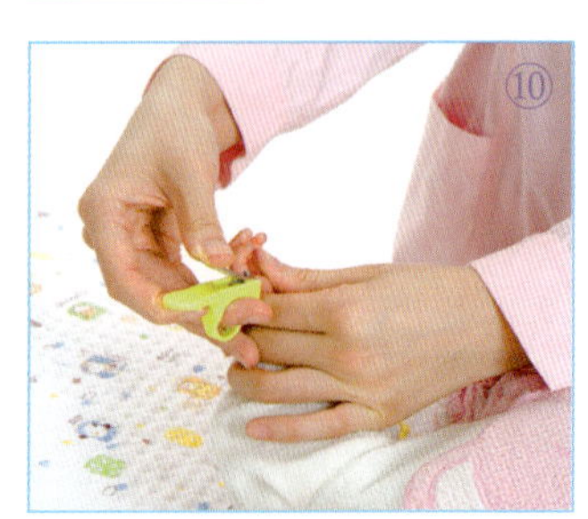

1.给宝宝剪指甲最合适的时机就是他睡着的时候。使用婴儿专用的指甲钳，比成人指甲钳要安全、易用得多。

2.分开宝宝的五指，捏住其中的一个，剪完了再换另一个，不要同时抓住一排来剪。刚开始剪指甲时，你可能还有点手生，可以让别人帮你抓住宝宝的小手。等熟练以后，就可以自己给宝宝剪了。

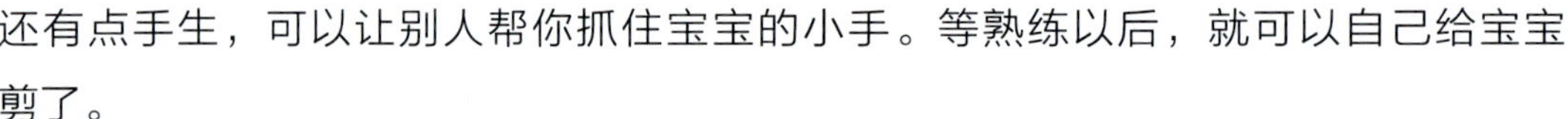

3.剪指甲的时候要压住指尖处的指肚，以免伤到。（图⑩）

4.宝宝指甲下方有污垢时，千万不要用牙签等尖锐物清理，应在剪完指甲后，用清水给宝宝洗手。

5.如果不小心剪到宝宝的手指，应尽快用消毒纱布或棉签压住伤口，直到止血，然后涂抹红霉素眼膏或医用酒精消炎。

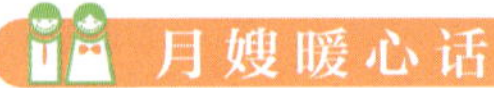

月嫂暖心话

宝宝的囟门不能碰，碰了会变哑巴？

老辈人经常说，孩子的囟门碰不得，否则会变哑巴。其实这种说法并没有科学依据。囟门是孩子头顶的一处柔软无骨区域，是头骨间所形成的缝隙，它是宝宝自带的保护机制，可以让宝宝在出生时头部承受产道的挤压而改变形状，从而更加顺利地通过产道。两个月内，宝宝的囟门会变大，但到两岁左右，就会完全闭合了。新妈妈或家人触摸到囟门时不必惊慌，囟门是可以触摸的，也可以清洗，只是要注意力度，不要用力按压或抓挠。

产后第 3 周食谱推荐

产后第3～4周，新妈妈身体的各个器官都在逐渐恢复到孕前状态，需要更多的营养来增强体质、补气养血、调整人体内环境、提高乳汁质量，还要注意补充体力、强健腰膝，以减少腰酸背痛的症状，但是不宜食用过多燥热食物，否则容易引发便秘、痔疮，或加重乳腺炎等。

● 滋补强身

黄芪炖母鸡

材料：母鸡1只，黄芪30克，红枣10克，生姜1小块，大葱1段，枸杞子20粒。

调料：盐适量。

做法：

❶ 母鸡洗净，黄芪、红枣、枸杞子洗净；生姜切片。

❷ 将黄芪和红枣填入鸡腹，慢炖2小时。加枸杞子和适量盐，再煮5分钟即可。

/ 推荐理由 /

此汤具有补血滋阴的作用，但要注意，乳汁量较少的新妈妈须将材料中的母鸡换成公鸡。

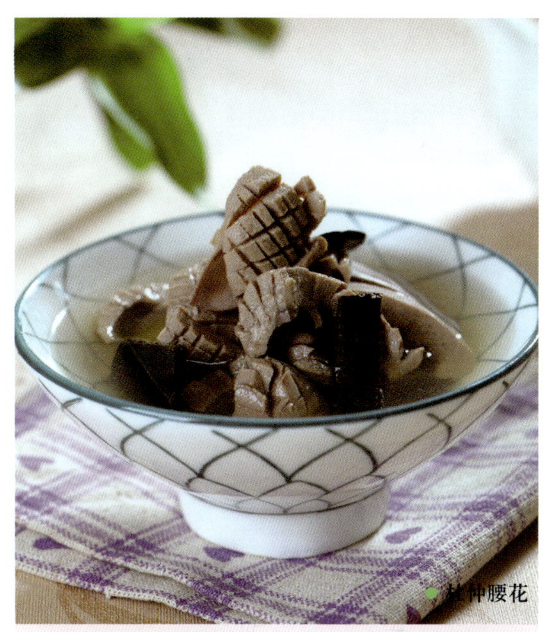

● 杜仲腰花

杜仲腰花

材料：杜仲50克，猪腰2只。

调料：米酒适量。

做法：

❶ 将猪腰对切，去筋，洗净，在猪腰表面上轻划斜纹，再切块。

❷ 锅内加适量米酒和杜仲，大火煮开后，改用小火煮20分钟。

❸ 锅内放入4杯米酒，煮沸后，加入腰花，煮到腰花变色即可。

/ 推荐理由 /

杜仲腰花是产后不可缺少的药膳，可明显改善腰酸背痛。

猪肝绿豆粥

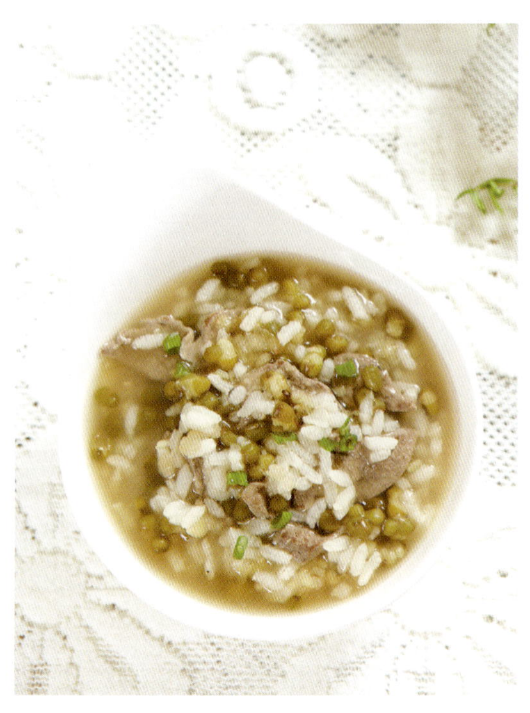

材料：猪肝 100 克，绿豆 50 克，粳米 100 克。

调料：盐、葱花各适量。

做法：

❶ 猪肝洗净，切片，备用。

❷ 绿豆洗净，加适量水煮至熟烂。

❸ 粳米洗净，放入锅中。待粥熬煮至黏稠软烂时，放入切好的猪肝，见猪肝变颜色，放入少许盐和香葱花即可。

/ 推荐理由 /

此粥具有清热、补肝、养血、明目、润肤的作用。

胡萝卜拌金针菇

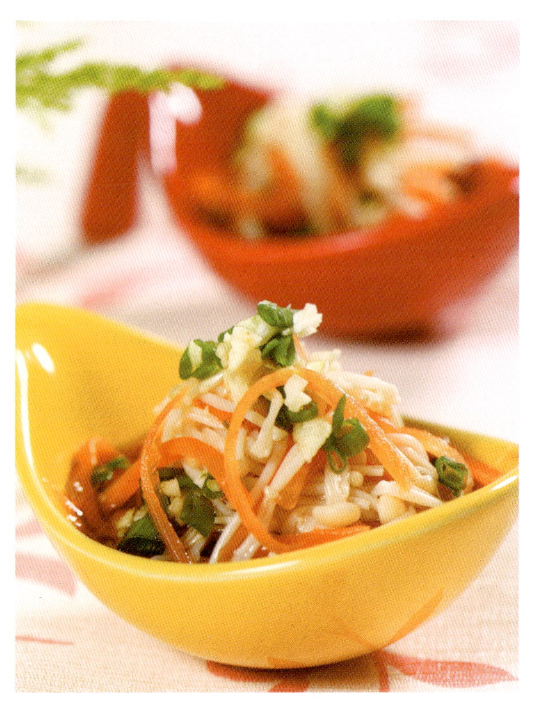

材料：胡萝卜丝 50 克，金针菇 300 克，蒜末、葱花各适量。

调料：香油 1 小匙，盐、酱油各适量。

做法：

❶ 金针菇、胡萝卜丝分别放入开水中焯熟，捞出沥干水分。

❷ 将焯好的胡萝卜丝、金针菇放入碗中，加葱花、蒜末、酱油、香油、盐，拌匀即可。

/ 推荐理由 /

此菜有助于护眼明目，润肠通便。

芹菜炒百合

材料：芹菜 200 克，鲜百合适量，红彩椒 1 个，生姜 3 片。

调料：盐、鸡精、白糖、水淀粉各适量。

做法：

❶ 芹菜择洗干净，切段；百合切除根部、掰成小瓣，洗净；红彩椒洗净，切片。

❷ 油锅烧热，爆香姜片，下芹菜翻炒 3 分钟，加红彩椒同炒，再加入百合、盐、鸡精、白糖翻炒至熟，加水淀粉勾芡即可。

/ 推荐理由 /

百合可清心安神，有助于调理失眠。

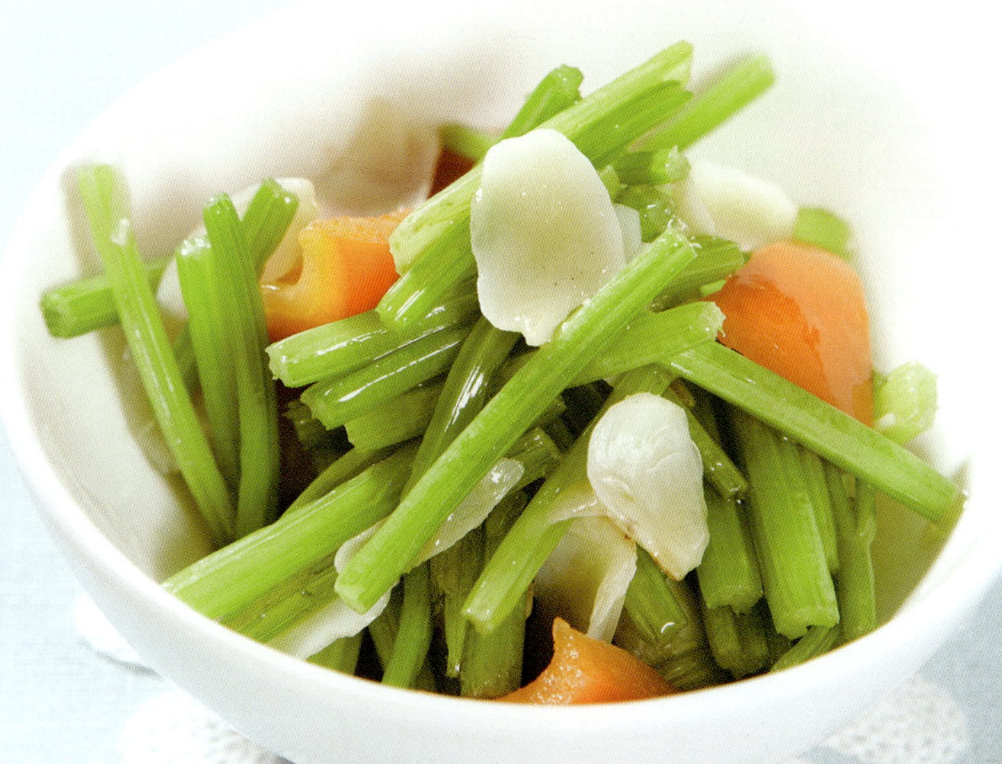

白萝卜炖虾

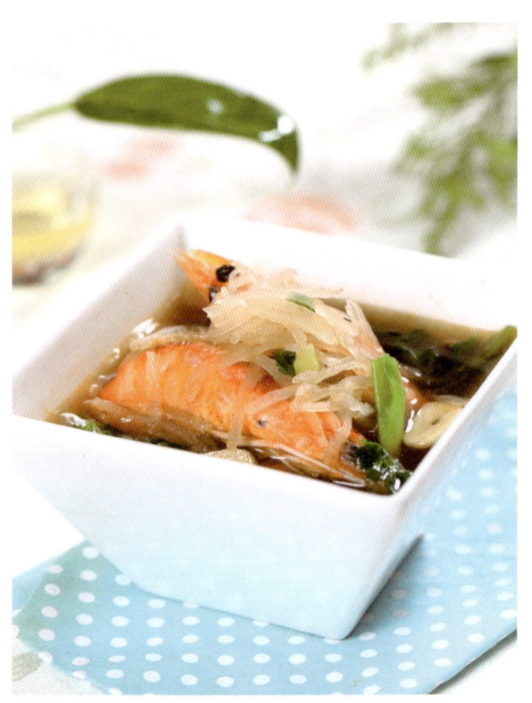

材料：对虾 200 克，白萝卜丝 300 克，香菜段、葱段、姜片各适量。

调料：盐、酱油各适量，鸡汤 1 碗。

做法：

❶ 对虾去虾线虾须，洗净。

❷ 油锅烧热，放入葱姜蒜爆香，放入虾翻炒，虾颜色略变红，下白萝卜丝翻炒，加酱油、盐调味。加鸡汤，加盖炖 5 分钟，至萝卜丝变软，加入香菜段即可。

/ 推荐理由 /

大虾含有丰富的优质蛋白质、维生素及钙，有助于提高乳汁质量。

西蓝花蚝香蒸鳕鱼

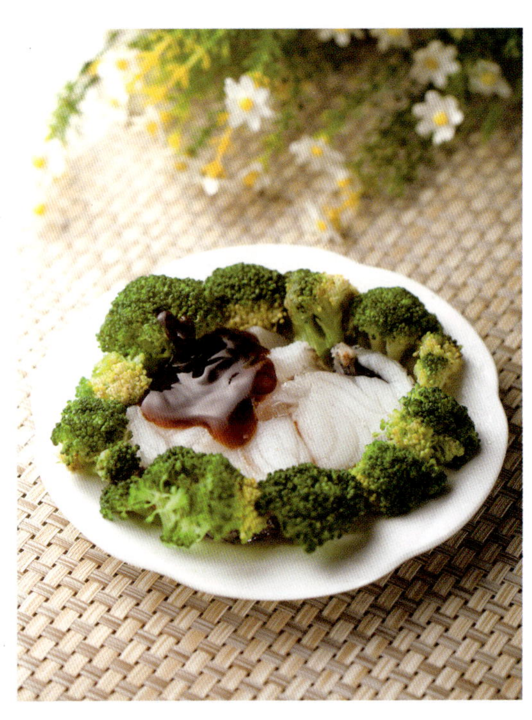

材料：西蓝花 300 克，鳕鱼 1 片。

调料：蚝油适量，料酒 1 小匙，盐少许。

做法：

❶ 鳕鱼洗净，用料酒、盐腌制 15 分钟，上锅蒸熟。西蓝花掰成小朵，洗净，放开水锅中汆烫，捞出摆在鳕鱼周边。

❷ 油锅烧热，下蚝油炒匀，浇在鳕鱼西蓝花上即可。

/ 推荐理由 /

含DHA，有助于提高乳汁质量。

莴笋猪肉粥

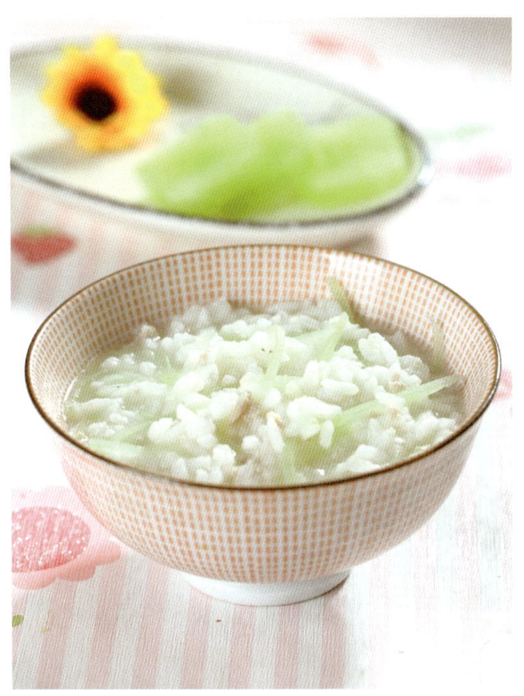

材料：莴笋 300 克，猪肉、粳米各 50 克。

调料：鸡精、盐、酱油、香油各适量。

做法：

❶ 莴笋去皮，用清水洗净，切成细丝；粳米淘洗干净。

❷ 猪肉洗净，切成末，放入碗内，加少许酱油、盐腌 10 ~ 15 分钟，备用。

❸ 锅内加适量清水，放入粳米煮沸，加入莴笋丝、猪肉末，改小火煮至米烂汁黏时，放入盐、鸡精、香油，搅匀，稍煮片刻即可。

/ 推荐理由 /

莴笋富含铁元素，多吃猪肉可提供血红素（有机铁）和促进铁吸收的半胱氨酸，改善缺铁性贫血。

芹菜红枣汤

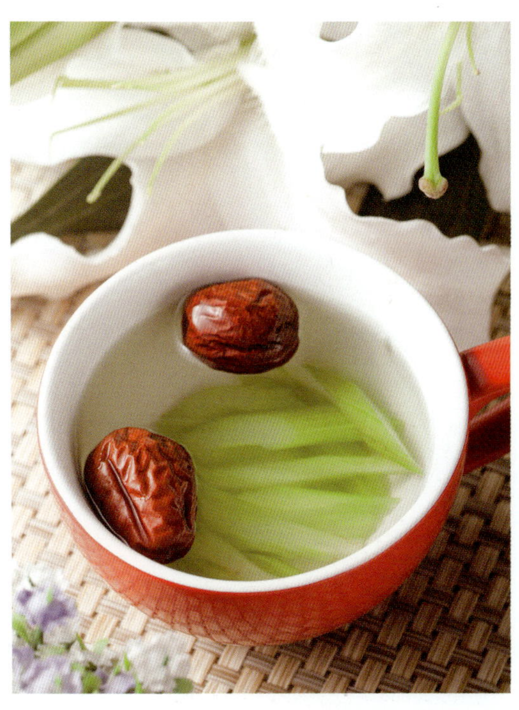

材料：芹菜 300 克，红枣 60 克。

做法：

❶ 芹菜洗净，切成片；红枣洗净。

❷ 将芹菜和红枣放入锅中，加适量清水，大火煮开后改小火煮 10 分钟，即可。

/ 推荐理由 /

睡前喝此汤，对于失眠有改善作用。

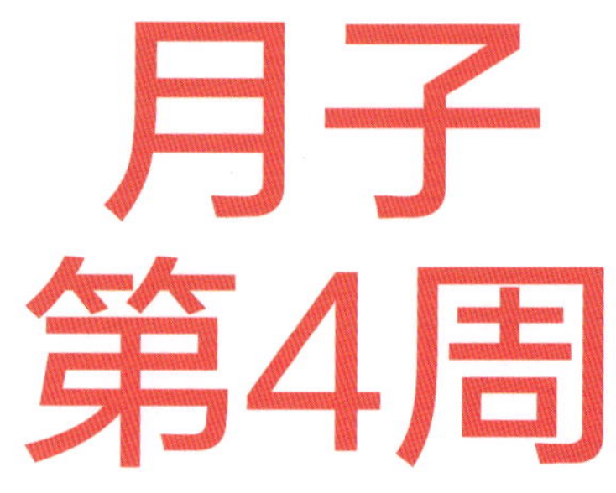

月子第4周

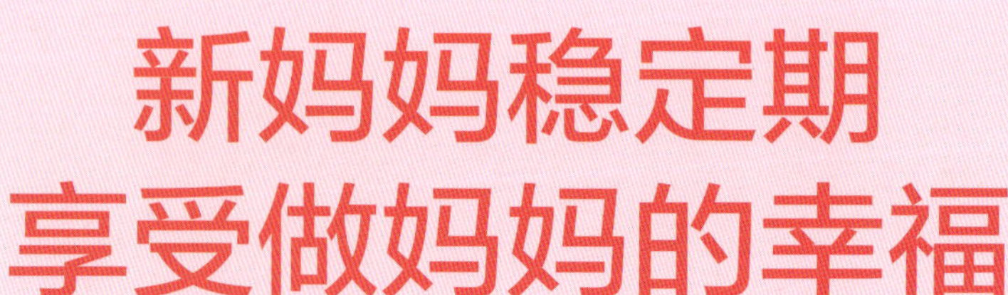

新妈妈稳定期 享受做妈妈的幸福

给新妈妈们的第4封信

产后第 4 周是新妈妈迈向正常生活的过渡期，此时大多数新妈妈的身体状态得到了进一步恢复。无论是否需要哺乳，产后第 4 周的进补都不要掉以轻心，本周可是产后恢复的关键时期，身体各个器官都逐渐找回了产前状态，良好地“运转”着，它们需要在此时有更多的营养来支持自己尽快恢复元气。

有的新妈妈恶露已经排干净了，变成了普通白带。也有的新妈妈还会持续排出白色恶露，直至产后 6 周才能排干净。不同的人之间存在一定的个体差异，这是很正常的现象。无论恶露是否排尽，新妈妈都要坚持每日清洁会阴部，内衣裤也要勤加换洗。这一周新妈妈还是要持续观察子宫恢复的情况，发现出血现象，须及时就医。

本周新妈妈的泌乳量已经比较多，要注意预防急性乳腺炎的发生。剖宫产的新妈妈会出现疤痕增生，局部发红、发紫、变硬，并突出皮肤表面，伴有痛痒，此时应注意日常护理，避免用手抓挠疤痕处，或用衣服摩擦，用热水烫洗等，而应该遵循医嘱涂抹一些外用药膏。

由于宝宝正处于“猛长期”，体重和身长都有比较明显的变化，食量也逐渐变大了。这种情况下，新妈妈所能做的，就是随时满足宝宝吃奶的需求。宝宝吃得越多，乳房产奶也就越多，所以你不必担心自己的乳汁不够宝宝吃。

和宝宝相处已经将近一个月了，你们共同经历了最忙乱的一段时期。如今，你们的关系应该迈上新一级台阶了。宝宝现在还不会说话，但是他非常关注你的声音和表情，而且会用笑容、哭声或肢体语言来回应你，所以你可以多观察，多尝试和宝宝说话，多去抱抱他，经过这样的磨合，相信你一定可以和宝宝沟通得越来越顺畅。

第22~23天

特别关注：产后脱发

生完宝宝后，很多新妈妈跟月嫂抱怨自己的头发变油了，还出现了明显的脱发现象，很多人为此忧心不已。其实产后脱发主要是由体内激素水平下降导致的，随着内分泌水平的逐渐恢复，脱发也就不治自愈了。

产后脱发通常出现在产后4~12周，随着分娩后机体内分泌水平的逐渐恢复，脱发现象会自行停止，一般6~12个月即可恢复。所以新妈妈不必有心理负担，只要在坐月子期间细心保养，就能减少脱发，令秀发尽早恢复风采。

改善抑郁情绪

新妈妈情绪抑郁会影响大脑皮层和自主神经的功能，使控制头皮血管的神经出现失调，头发缺乏营养，造成脱落。因此建议新妈妈产后保持心情愉快，及时发现抑郁倾向，做好心理调适，用积极健康的情绪应对产后生活。

勤洗头

产后不洗头，头皮的杂质会逐渐堆积，影响血液循环，增加脱发的概率。因此勤洗头，保持头皮卫生，促进头皮新陈代谢，对预防产后脱发是很有必要的。建议新妈妈每周用中性洗发水洗头发一次，自然晾干，半年内不要烫头。

营养均衡

新妈妈应注意合理加强营养，特别是蛋白质和铁。这两种营养素对头发的生长很有帮助，蛋白质也具有修复的作用。因此，建议新妈妈少吃过于油腻及刺激性的食物，多吃新鲜蔬菜、水果和水产品、豆类及豆制品、蛋类等，以满足头发生长的需要。

按摩头部

适当用指腹按摩头皮，促进头发的新陈代谢，可以使头发生长得更快。建议新妈妈们在洗头发的时候，避免用力去抓扯头发，应用指腹轻轻地按摩头皮，以促进头发的生长。

起居护理：常梳头发好处多

有的新妈妈受到旧观念的影响，认为产后梳头容易导致脱发，还会落下头痛的病根。这种说法是毫无根据的。对于新妈妈来说，常梳头发不仅不会生病，而且有诸多好处。

梳头的好处

梳头可以让自己的形象变得更加整洁利落，无论长发和短发，只要梳得整齐，对个人的精神面貌都是一种积极的改善，还能愉悦心情，何乐而不为呢？其实，梳头不仅仅是外表上的需要，新妈妈在产褥期常梳头还有很多好处。

1.梳头可以起到卫生保洁的作用，梳齿从发丝之间穿过，可以带走头发里的污垢和浮尘，让头发更加清洁。

2.梳齿的尖端可以刺激头皮上的经络，促进血液循环，让头发能够获得更多的营养，进而改善产后脱发、头发早白、头发枯黄分叉等现象，坚持常梳头还可以让头发变得更加柔亮、浓密。

梳头的注意事项

建议每天梳30次左右，次数过多也会伤害头发。

新妈妈梳头最好选用干净的木梳，因为木梳不会产生静电，不宜选择塑料梳子或金属梳子。

梳的时候力度要适度，既要起到按摩的作用，又要注意不要划伤头皮。

梳头时应先梳发尾，将发尾打结的头发梳开，然后将梳子以45°角抵住头皮，从发根梳向发尾，梳理时还应遵循以下流程，以减少头发损伤、断裂。

第一步：先略垂下头，将头发从后往前披，用梳子由后往前梳。

第二步：接着换左右横向梳，即左侧的头发披向右侧，梳完后换右侧的头发向左梳。

第三步：最后再由上往下梳理。

月嫂暖心话

自制天然护发水

洗发后，准备一盆温茶水，将头发浸入其中，并不时地用手将茶水撩起，淋在头顶部位，待两分钟左右，用毛巾直接擦干即可。长期坚持使用，可以改善头皮屑和脱发现象。

饮食进补：辨清药性和体质再煲药膳

产后第4周是进补的重点时期，很多新妈妈会食用药膳来补身。相对于普通食物来讲，药膳中添加了具有药物功效的材料，药助食威，食助药力，相辅相成，所以合理食用药膳，不失为月子期间强身、抗病的好办法。但食用药膳并不是毫无禁忌的，如果补错了，就会出现致病或者加重病情的后果，所以一定要辨清药性，根据自己的体质来对症使用。

药膳补身，辨清体质很重要

药膳不同于普通食物，主要因为一个药字。药材不同，滋补功效也不同，阴阳相反，气血相对，补错了就会出现病情加重的情况。有的产妇在产后盲目吃药膳，其实药不对症，这样不但起不到滋补作用，反而还会损伤身体的健康。

由于人的体质千差万别，所以一定要先辨别清楚再下药膳食疗方，否则只能得不偿失。对于新妈妈来说，失血、阴虚是最主要的病机，所以产后滋阴补血是关键。又由于气血同源，失血的同时也会造成气虚，所以应该同时辅助补气。血瘀体质、气郁体质也是产妇比较常见的体质类型，需要食用行医化滞的药膳。补阳的药物产妇则很少使用，因为身体阴虚的情况下，如果服用补阳的药物会加重阴气的虚损。比如有些身体阴虚的新妈妈，内有伏热，却用当归羊肉汤当滋补品，燥热的体质加上燥热的补品，就会火上浇油，虚火上延，导致一系列上火症状。

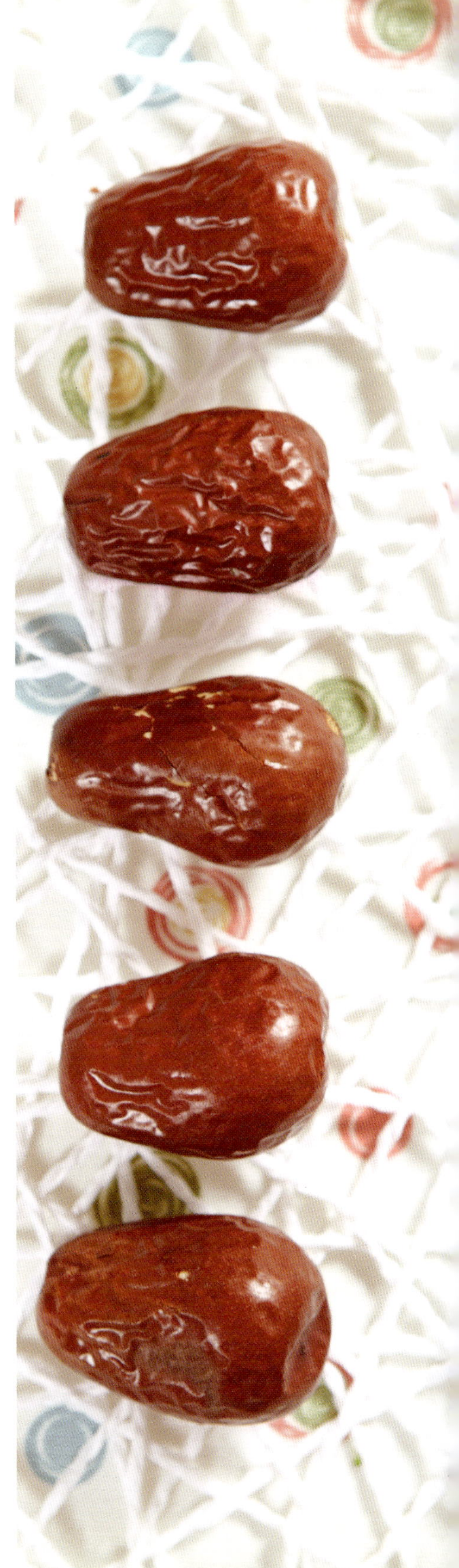

产妇常见体质类型	辨别依据	推荐食材	推荐药材	推荐药膳方
产后气虚体质	这种体质的新妈妈通常表现为体倦乏力、语声清浅、面色苍白、容易出汗、食欲不佳、容易疲劳、嗜睡	鸡肉、牛肉、红枣	黄芪、人参、党参、西洋参、甘草、淮山药、莲子、芡实、扁豆	黄芪乌鸡汤、四君子汤、十全大补汤
产后阴虚体质	这种体质的新妈妈往往体形消瘦、面色潮红、情绪低落、烦躁易怒、口干舌燥、手足心热、失眠多梦、大便干燥	绿豆、西瓜、冬瓜、丝瓜、鸭肉、猪肉、燕窝、龟、海参、银耳、梨	百合、沙参、枸杞子、天门冬、麦冬、玉竹、地黄、女贞子、玄参、石斛	六味地黄汤、沙参百合鸭汤、鲜莲子银耳汤、天门冬粥、百合粥、麦冬粥
产后血虚体质	这种体质的新妈妈表现为面色无华、皮肤干燥、嘴唇苍白无血色、四肢发麻、头晕眼花、指甲无血色、心慌失眠	猪肝、鸡肝、葡萄、樱桃、黑芝麻、莲子、黑米、荔枝、桂圆、猪瘦肉、猪血、鹌鹑蛋、海参、黑木耳、羊肉等	当归、何首乌、枸杞子、红枣、熟地黄、阿胶、桂圆、桑葚	四物汤、当归生姜羊肉汤、枸杞子炒肉丁
产后血瘀体质	这种体质的新妈妈会出现腰腹冷痛、情绪低落、容易失眠、恶露量多且色暗等症状	山楂、红糖、小米、鸡蛋、莲藕、洋葱、蘑菇、香菇、猴头菇、木耳、海带、金针菇、猪心、菠萝、菱角等	益母草、桃仁、川芎、田七、丹参	生化汤、田七炖鸡、当归益母草猪骨汤、川芎鱼头汤、桃仁粥
产后气郁体质	面色无华、胸闷不舒、烦躁不安、失眠	佛手、白萝卜、黄花菜、刀豆、芥菜、柑橘	郁金、合欢花、玫瑰花、桂花、茯苓、白芍、陈皮	茯苓汤、合欢佛手汤、玫瑰花茶

母乳喂养：
不适合母乳喂养的新妈妈

大多数新妈妈都能顺利下奶了，但是如果有以下情况，进行母乳喂养很可能威胁到新妈妈和宝宝的健康。一旦确定不能进行母乳喂养，应尽早回奶。

患有消耗性疾病的新妈妈

如果新妈妈患心脏病、肾脏病、糖尿病等消耗性疾病，强行哺乳会加重新妈妈的身体负担，导致病情加速恶化。所以针对这种情况，建议新妈妈先寻求医生的诊断，以确定是否可以进行母乳喂养。

患有传染性疾病的新妈妈

新妈妈患有严重的传染病时，应停止哺乳，并应采取隔离措施，以免传染宝宝。这类疾病包括肺炎、肝炎等。如果新妈妈仅仅是患一般感冒，只要注意呼吸道隔离，哺乳时戴口罩，即可继续哺乳。

患有精神疾病的新妈妈

患精神疾病的产妇由于不能像正常人那样爱抚和照看宝宝，会导致宝宝饥一顿、饱一顿，容易患营养不良症等，而且智力开发也会受到影响，因此不适合母乳喂养。

正在服药或接受放射性治疗的新妈妈

如果新妈妈正在服药或者正在接受放射性治疗，最好先不要哺乳，因为药物进入乳汁中，会被宝宝吸入体内，而宝宝的肝肾代谢功能较弱，很难将药物中的毒素排出去。

月嫂暖心话

乙肝妈妈可以母乳喂养吗?

医学研究表明，乙肝妈妈也可以放心进行母乳喂养，前提是要用科学的方法阻断传染乙肝病毒的传播途径。乙肝病毒通常通过血液传播，而母乳喂养是妈妈的乳汁进入到宝宝的消化道，因此母乳喂养不会增加宝宝感染乙肝病毒的可能性。而且，宝宝如果在出生12小时内，注射乙肝免疫球蛋白和乙肝疫苗，就可以保护宝宝免受乙肝病毒的感染。需要注意的是，新妈妈的乳头出现开裂、流血或有渗出液等现象时，就有传染的可能性，建议暂停母乳喂养。

宝宝护理：奶粉的选择和冲调方法

进行人工喂养时，代乳品的选择非常重要。近年来，国产奶粉事件不断涌现，最近就连洋奶粉也被爆出了质量问题。面对这样的食品安全环境，新妈妈到底该如何选择一款真正安全放心的好奶粉呢？俗话说，民以食为天，宝宝以奶为天，因为关系到宝宝的生长发育，所以必须擦亮眼睛，用心选择。

母乳的替代品哪个好

名称	说明	推荐指数
配方奶粉	配方奶粉的营养成分最接近母乳，而且还添加了维生素 D 和铁质（母乳中含量较少），能满足新生宝宝的成长需要	★★★★★
普通婴儿奶粉	普通奶粉都是用牛奶添加其他营养成分制成的	★★
牛奶	与人乳相比，牛奶蛋白质含量高，并以酪蛋白为主，饱和脂肪酸含量高，乳糖少、无机盐较高，能提高尿液渗透压，有利于水的排泄。但其可在胃内形成较大凝块，不易消化吸收	★
羊奶	羊奶有助于宝宝消化和吸收，其中蛋白质基本与母乳相同，一般体质的宝宝都能接受羊奶。对于胃肠消化较弱的新生宝宝来说，如果无法进行母乳喂养，羊奶不失为最佳的奶品。但单纯性羊奶喂养易引起宝宝贫血、肠紊乱。不过只要及时补充维生素，添加辅食，就可降低贫血发生率	★★★

选择配方奶品牌4步骤

1.应首选有研发背景的大品牌，这样的品牌拥有自己的奶源基地，在国内外都有长期销售的历史，研发、生产、销售、制造都由同一家公司完成。

2.购买进口奶粉，除了明确其在欧美各国有销售品牌外，还应了解它是否具备第三国销售证明。

3.要根据宝宝的不同生长发育阶段进行选择，不同阶段的宝宝对营养的需求不同，一定要看清产品包装上的说明。

4.不盲目选择标榜特殊有效成分且因而特别昂贵的奶粉，奶粉的成分都大同小异，这样品牌的奶粉售价虚高，并不是货真价实。

辨别配方奶粉质量的四大技巧

1.技巧1——看：正常的奶粉是白色略带淡黄，如果颜色深或带有焦色，则为次品。还要看清楚奶粉包装上的产品说明及各种标识是否齐全，按照国家标准规定，奶粉外包装上需标有厂名、厂址或出产地、生产日期、保质期、执行标准、商标、净含量、营养成分表、食用方法及适用对象等项目。特别要注意看清奶粉生产日期和保质期，以确保该产品是在安全食用期内。（图①）

2.技巧2——闻：正常的奶粉可以闻到轻淡的乳香气，无异味。如果发现奶粉有腥味、霉味、酸味，说明奶粉已变质。（图②）

3.技巧3——捏：质量好的奶粉用手捏时，能够感觉到质地松散柔软，放在塑料袋里捏还能听到轻微的沙沙声。金属罐装的奶粉，如果将罐倒置，并轻微振晃时，罐底无黏着的奶粉。如果奶粉有结块，一捏就碎，大多是因为奶粉受了潮。如果结块又大又硬，还捏不碎，说

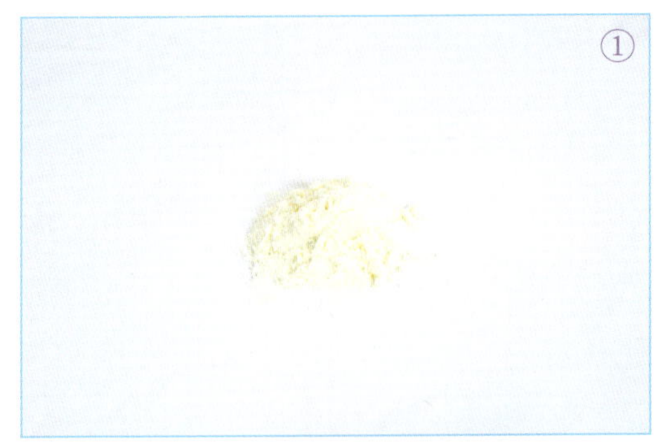
①

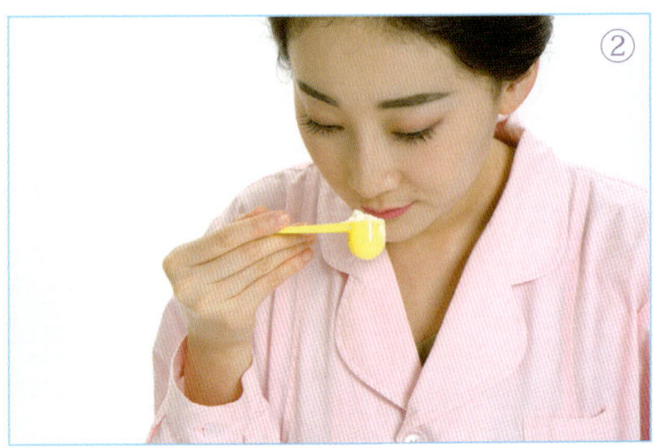
②

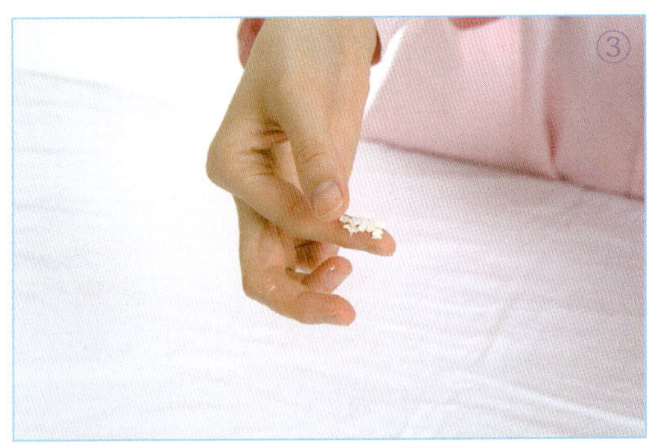
③

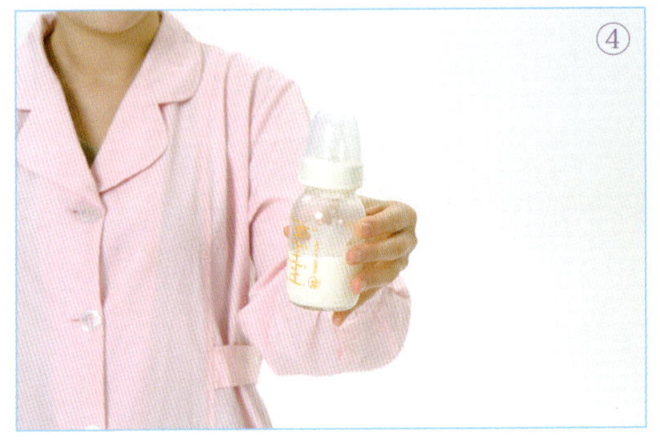
④

明奶粉已变质，不能再给宝宝吃了。（上页图③）

4.技巧4——冲：质量好的奶粉冲调后无结块现象，呈乳白色，奶香味浓；质量差的奶粉则不易被冲开，也无奶香味。淀粉含量较高的奶粉冲调后呈糨糊状。将奶粉用开水冲调后放置5分钟，若无沉淀说明质量正常。如有沉淀物，或表面有悬浮物，说明已经变质，不要再给宝宝喂食。（上页图④）

宝宝护理：配方奶粉的冲调步骤

1.将消过毒的奶瓶、奶嘴、瓶盖、刀具重新用开水烫一下，晾干后备用。

2.将洁净的水煮沸并凉至50～60℃。

3.按喂养表取定量的温开水，倒入奶瓶中。（图⑤）

4.用奶粉桶内带的特定量匙舀取奶粉，并用消毒刀的刀背刮平，匙中的奶粉不要堆高，也不要压紧。（图⑥）

5.把匙中的奶粉倒入已装好水的奶瓶中，只按照这些水所需的奶粉匙数加入，不要多加，把瓶盖盖紧，并摇晃奶瓶，使奶粉在水中迅速溶解。（图⑦）

6.滴两滴在手腕上，试一试温度是否合适，必要的话，可用凉水冲洗奶瓶来降温。（图⑧）

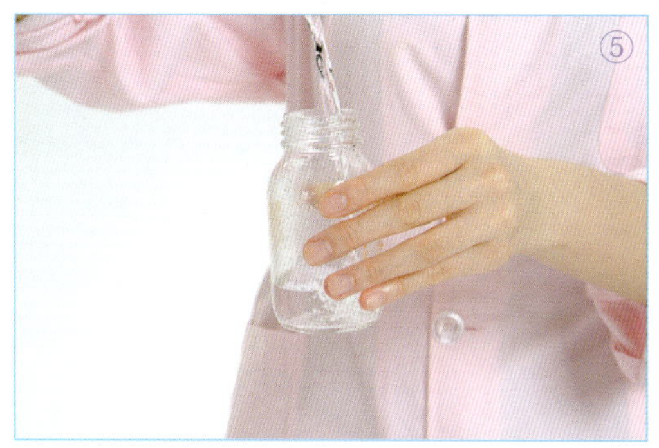
⑤

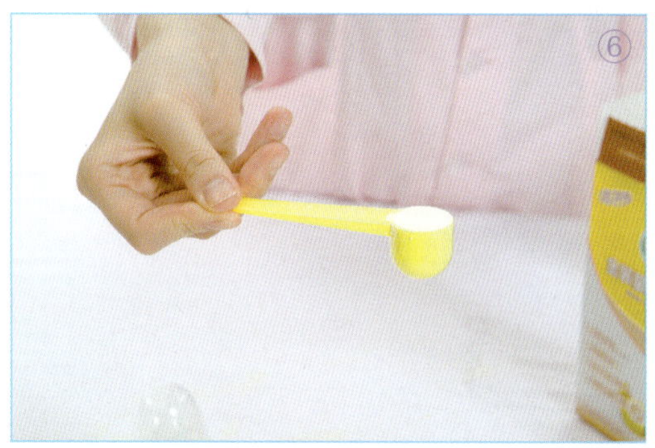
⑥

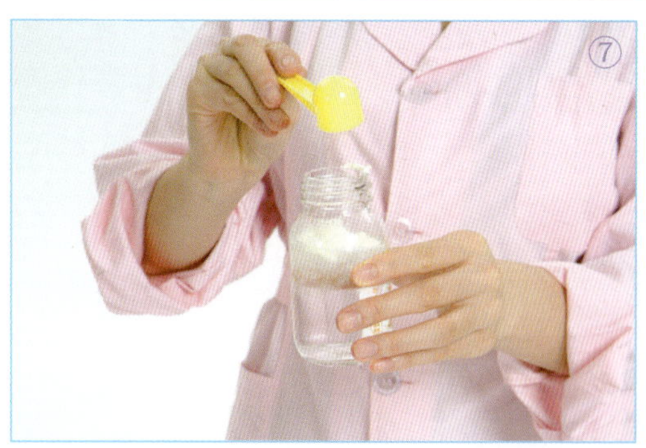
⑦

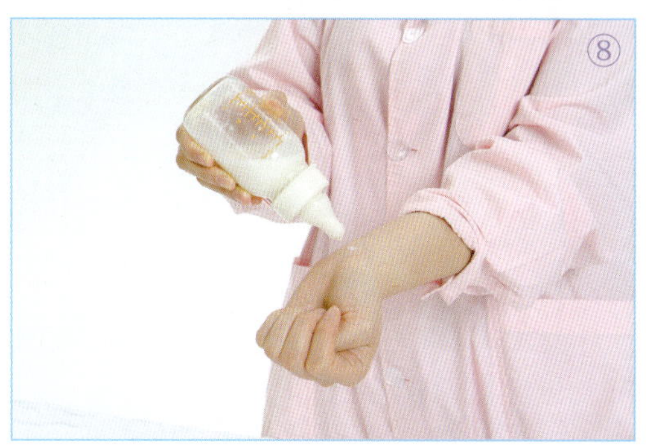
⑧

第24~25天

特别关注：如何预防产后口腔溃疡

出现口腔溃疡，说明你的身体已经有一些小问题了，如果再不对自己的生活细节多加关注，也许会给产后恢复带来一些隐患。所以应从生活细节入手，做好口腔溃疡的预防和护理。

平衡膳食

新妈妈的产后饮食应全面而均衡，多吃杂粮、粗粮、绿叶蔬菜、水果、薯类、豆制品、牛奶等，不要单一化。比如有的新妈妈天天吃小米粥加鸡蛋补身体，长期这样单一进食，也会导致体内维生素缺乏。所以，建议新妈妈搭配吃些其他杂粮，以及蔬菜和水果。蔬菜和水果中含有大量的维生素及膳食纤维，可预防口腔溃疡，还能促进肠蠕动。

喝酸奶也可有效地改善口腔溃疡，因为酸奶中含有大量对人体有益的乳酸杆菌，所以新妈妈不妨适当喝一些。

作息规律

要调整好自己的作息规律，坚持做产后运动，保证自己的睡眠充足，睡眠好，身体代谢各方面才会正常。

保持口腔清洁

产后新妈妈会增加糖类及蛋白质食物的食用量，如果不及时清洁口腔，食物残渣会在口腔内积累，滋生细菌，损坏牙齿和口腔健康。所以，新妈妈应每天刷牙，并用手指按压牙龈黏膜，以促进血液循环，增强口腔的免疫力。

改善焦虑情绪

焦虑情绪会引起心火上炎及肝郁化火，从而导致口腔溃疡。所以应积极调整情绪，保持心情舒畅。

预防便秘

便秘也是导致口腔溃疡的原因之一，建议新妈妈产后多喝水，适当吃一些水果和蔬菜，促进肠胃蠕动，加强新陈代谢，预防和改善便秘症状。

起居护理：穿衣服的秘密

处在特殊时期的新妈妈，就连穿衣这样的生活细节也不能忽略。那么，坐月子时期，在选择衣物方面都有哪些讲究呢？来看看我们月嫂总结的经验吧。

注意材质和款式

1.如新妈妈出汗较多，所以衣服宜选择柔软、透气性好的材质，例如棉、麻、丝、羽绒等。

2.着装要应季，夏天炎热，该穿短袖就穿短袖，如果气温变凉，可穿长袖。冬季穿衣则要注意腰背部和下肢的保暖。

3.新妈妈衣着应以宽大舒适为原则，不要过于紧绷，更不能为了减肥就用束身衣，否则不利于血液循环，还容易挤压乳房，影响乳房健康。

4.胸罩应适合哺乳期乳房的大小，不要过大也不要过紧，能够起到方便哺乳和承托乳房的作用。材质以纯棉为佳。

5.内裤首选吸水性和透气性良好的纯棉材质，避免穿透气性差的紧身内裤。

衣物要消毒

新妈妈的衣物要经常换洗并消毒，尤其是贴身的内衣裤，要一天换一次，最好适当用洗衣消毒液进行消毒，以保持卫生。洗好的衣物要放到太阳底下晒干，可以进一步杀灭衣服上的细菌。

准备舒服实用的鞋子

坐月子期间，新妈妈要防止着凉，所以在家里最好不要光脚走来走去，而应准备一双柔软舒适的拖鞋。尤其是寒冷的冬天，双脚特别需要温暖，准备一双厚底又柔软的棉拖鞋是很有必要的。外出时，可以选择软底的运动鞋或休闲鞋，鞋底不要太薄，也不要太硬，必须能方便走路。这个阶段的新妈妈最好不要穿高跟鞋，以防发生产后足底、足跟痛或下腹疼痛等症状。

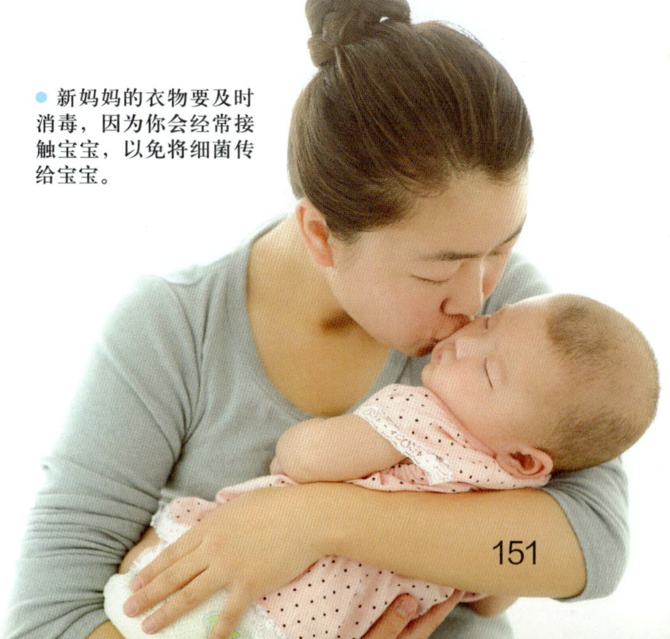

新妈妈的衣物要及时消毒，因为你会经常接触宝宝，以免将细菌传给宝宝。

饮食进补：
避免发胖的饮食技巧

在我们接触的客户中，有不少肥胖体型的新妈妈。肥胖不利于身体健康，所以应尽量避免，但这并不意味着新妈妈要减少进食量，食物的选择更加重要。同样的营养价值，如果选择热量较低的食物，从健康角度来说没有差别，但对体重却会产生完全不同的影响。

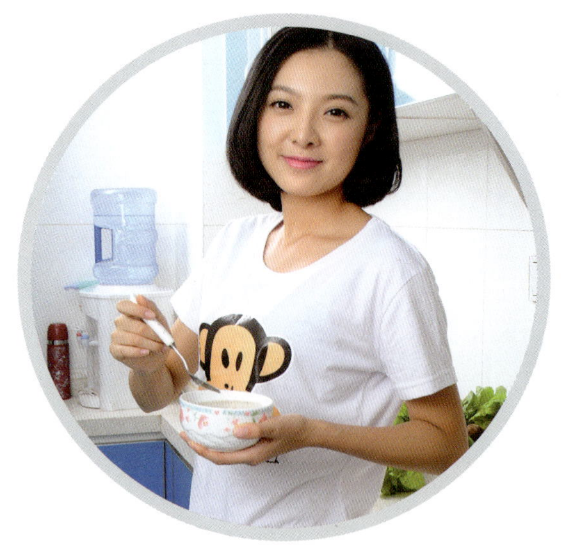

想要控制体重的新妈妈，不用减少食量，通过改善饮食习惯及烹调方法也能达到目的。

新妈妈想要控制好体重，要从饮食习惯、零食的选择，以及烹调方法上掌握以下几种技巧。

1.进餐要定时定量，一日三餐不可少，并坚持少食多餐的饮食原则。

2.吃蔬果沙拉时，尽量不加沙拉酱。

3.吃肉时选择肉类中含热量较少的部位，如牛肉和猪肉中，去掉油脂部分，里脊、大腿内侧等部位的瘦肉；鸡肉中，胸脯肉比大腿肉的脂肪含量少，烹调的时候将皮去除，能够大大减少热量。另外，将肉与生姜、蒜、葱一起放在水里焯一下，这样就可以将油和膻味分离出去，然后再进行烹调。

4.用爱吃的水果代替餐后甜点，以开水或不加糖的饮料及果汁，来取代含糖饮料及果汁。

5.注意食物种类要丰富，营养要均衡。

6.不要采用油炸、油煎的烹调方式，尽量选用煮、蒸、焯等烹调方式进行深加工，既能减少肠胃负担，又有利于新妈妈的消化吸收。

7.用清淡补汤代替高脂肪浓汤。浓汤可以为新妈妈补充一部分营养，但天天喝就会带来副作用。首先，浓汤会影响新妈妈食欲，让新妈妈减少吃其他食物的机会，导致营养摄入不够均衡，还会使身体发胖。浓汤对乳汁的质量也有不良的影响，会增加乳汁中的脂肪含量，容易导致宝宝发生腹泻。因此，新妈妈不宜喝太多高脂肪浓汤，最好选择喝一些营养丰富又清淡易消化的汤品，例如蛋花汤、鲜鱼汤、蔬菜汤、豆腐汤等。

宝宝护理：预防红臀

红臀就是尿布疹，即宝宝裹尿布的地方出现红色小疹子，严重的有破损溃烂现象，甚至还会长出脓包。经验丰富的月嫂护理出来的宝宝是不会出现红臀的，日常护理中只要用心按照月嫂教给的经验去做，就可以有效预防红臀的出现。

日常生活中，按照以下方法护理宝宝的臀部，可以有效预防红臀。

1.保持臀部干净卫生，及时更换尿布，湿了、脏了立即更换。研究表明，预防尿布疹，一天至少要换8次尿布。纸尿裤要选择透气性强且吸水性好的，要勤加观察，如果发现过敏，要及时停用，更换更加柔软或具有护臀功效的纸尿裤。

2.每次便后都清洗臀部，清洗后还要沾干水分，方可戴上纸尿裤。要用温水洗，不要用肥皂，以减少刺激。前面我们讲过给宝宝清洗臀部的方法，这里再强调一下，男宝宝和女宝宝清洗的方式略有不同，请新手爸妈掌握关键的要领，不要忽略一些细节。

3.让宝宝的小屁股多在空气中暴露通风，可以预防尿布疹。例如趁宝宝睡觉时，可以把他的小屁股露在外面；天气暖和的时候，在床上垫一块塑料垫子，再铺上干净的尿布，把光溜溜的宝宝放在尿布上，让他的小屁股享受10～20分钟室内日光浴，每天2～3次，一般1～2天红臀就会有所改善。

4.发现宝宝的臀部出现表皮皲裂，应及时涂抹护臀膏，起到保护作用。

5.红臀大多是由尿布更换不及时导致的，但有时更换尿布很勤的宝宝也免不了出现红臀。例如宝宝可能会因为更换奶粉品牌或使用药物而致尿液化学成分发生变化，从而导致红臀。

6.如果出现症状轻微的红臀，可以清洗后涂抹5%的鞣酸软膏，严重的话必须及时就医。

月嫂暖心话

宝宝出现红臀怎么办

如果宝宝已经出现了红臀，新妈妈要注意给宝宝勤换尿布。每次便后要按前文所提示的方法用温水给宝宝清洗臀部，待臀部干爽后，可以涂抹一些5%的鞣酸软膏。为了促进红臀的痊愈，还可以使用灯泡或电吹风，烘烤宝宝臀部，每天2～4次，每次10～15分钟。烘烤时应与宝宝臀部保持安全的距离，以防烫伤。

第26~28天

特别关注：上火了怎么办

进补阶段的新妈妈每天都要吃一些高蛋白、高热量的食物，所以很多新妈妈都有上火的表现，针对产后上火，新妈妈要知道如何快速调理。

产后上火主要分为四种类型，分别为心火、肝火、胃火和肺火。针对这些不同类型的上火症型，新妈妈需分别了解相应的饮食调理方法。

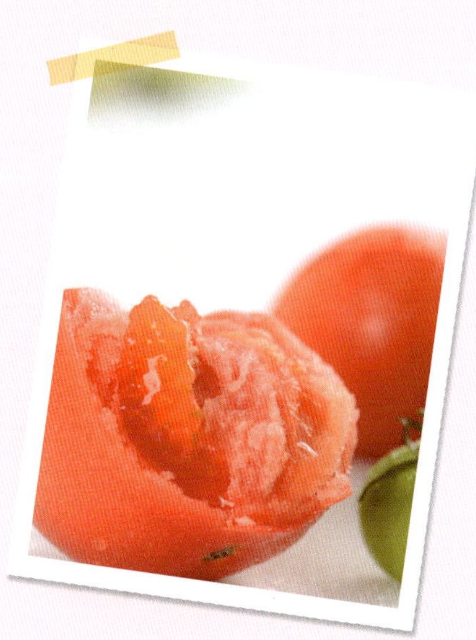

心火的症状及调理方法

1.心火的症状表现为心烦、易怒、口干、口腔溃疡、失眠、多梦、小便短赤、舌面发红。

2.调理心火时，可以吃一些清心除烦、通利大小便、滋阴安神的食物，例如茭白、白菜、莴苣、芹菜、百合、白果、梨、荸荠、杨桃、柚子、莲子、蜂蜜等。少吃辛辣、油炸类食物。

3.除了饮食调理之外，还要注意少生气，少去思虑那些迟疑不决、纷繁芜杂、涉及人际关系的烦恼事，注意寒温适度，多运动。

肝火的症状及调理方法

1.肝火的症状表现为心烦易怒、口干舌燥、面红耳赤、胸闷肋痛、睡眠不稳，还伴有眼干、眼痒、眼屎多、乳房胀痛、舌苔增厚等。

2.饮食上可以多吃一些疏肝理气、清肝泄热的食物，如芹菜、西红柿、萝卜、豆芽、白菜、金针菜、油菜、丝瓜、橙子、柚子、柑橘、李子、青梅、山楂等。忌食甘肥辛辣的食物。

3.精神压抑而导致肝气郁滞的新妈妈，除了饮食调理以外，还是要以精神调节的方法来进行治疗。

胃火的症状及调理方法

1.胃火的症状表现为胃部疼痛灼热、腹胀、口干口臭、大便干燥、牙龈肿痛、食欲不佳等。

2.饮食上可以吃一些清热降火的食物，如绿豆、鲜萝卜、大白菜、西瓜等。另外还可以吃一些健脾开胃、利于消化的食物，如莲子、芡实、山药、生菜、油麦菜、西红柿、枇杷等。饮食要节制，少吃甜腻的东西，多吃一些黄绿色蔬菜与时令水果，以补充维生素和无机盐的不足，并且要非常注意口腔卫生。

肺火的症状及调理方法

1.肺火的症状表现为呼吸气粗、高热烦渴、咳嗽、胸痛、多黄痰、咽干咽痛、口鼻干燥、潮热盗汗、手足心热、失眠、舌红等。

2.饮食上可以吃一些滋阴润燥、生津止渴、止咳化痰、顺气平喘的食物，如莴笋、百合、罗汉果、杏仁、莲藕、莲心、蜂蜜、葡萄干、枸杞子、银耳、黑芝麻、兔肉、鸭肉、鱼类、西蓝花、芥蓝、胡萝卜、冬瓜、丝瓜、西瓜、黄瓜、草莓、梨、山楂、橙子、苹果、柚子、绿茶等。

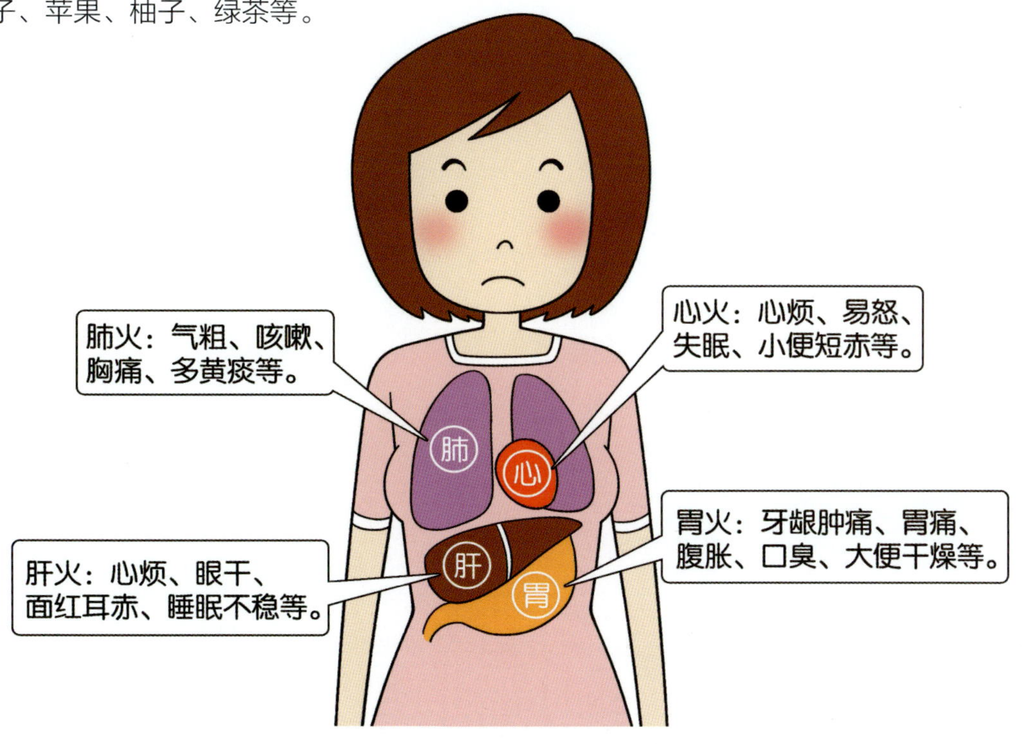

母乳喂养：乳房护理三部曲

随着乳汁分泌越来越规律，乳房的护理工作也应该提上日程了。女人因怀孕而美丽，因哺乳而温柔。产后呵护好你的乳房，可以使它更加柔美、结实。乳房不仅是妈妈送给宝宝最神圣、最健康的“粮食库”，也是让你重新塑造女性气质的完美武器。所以，一定要做好乳房日常护理。

第一步：清洁乳头和乳晕

产后如果乳房清洁不到位，病菌容易侵入有损伤的乳头，诱发感染，也间接地影响宝宝的健康。因此，产后进行乳房的清洁护理对母婴健康来说至关重要。

建议新妈妈在每次喂奶前先用温水将乳房和乳头擦洗干净。常规洗澡的时候也要注意一下对乳头的清洁。如果乳头上有凝固的脏东西，可以用毛巾蘸取温水或肥皂水敷在乳头上，将脏东西软化后冲洗干净即可。不要用有刺激性的化学洗护品（如含酒精、香精的香皂，或消毒纸巾）来擦洗乳头，也不要用力揉擦，动作要轻柔一些，以免造成乳头干裂，引起细菌感染。

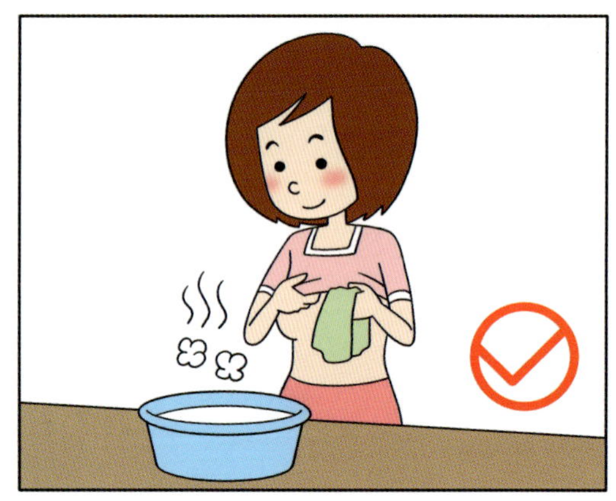

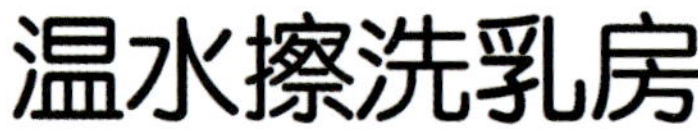

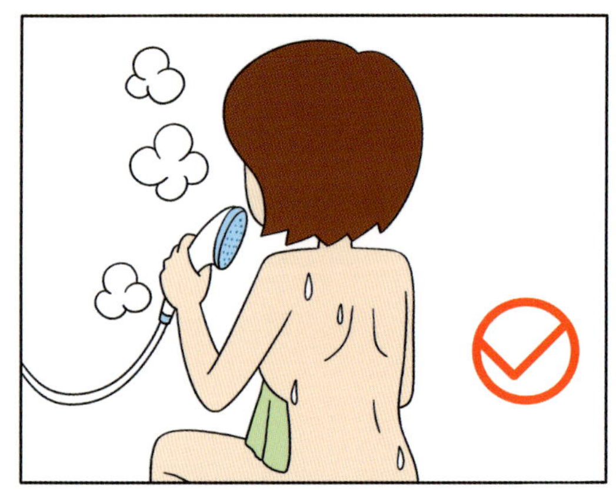

常规洗澡

第二步：坚持科学喂奶

新妈妈喂奶时一定要两侧乳房轮流哺乳，吸空一侧之后再换另一侧，这样反复轮换，使每一侧的乳房都能均匀哺乳，才可以让两侧乳房大小相当，保持一样的健美。

第三步：经常按摩乳房

宝宝每次吃完奶后，按摩乳房10分钟，这样能促进乳房的血液循环，避免乳腺炎的发生，还能增强乳房韧带的弹性，防止乳房下垂。

第一节：双手置于乳房下侧，将乳房从下向上托起，做20次。（图①）

第二节：双手置于两乳房外侧，从两边施力向内推，做20次。（图②）

第三节：双手置于乳房的下面，沿着对角线的方向向上推，做20次。（图③）

第四节：将双手放到肩膀上，以肩膀为轴心，进行内外旋转，各20次。（图④）

第五节：用食指或拇指按压乳房之间的膻中穴，按压 20次。（图⑤）

第六节：用食指按住乳房下端的乳根穴，沿箭头方向旋转按摩20次。（图⑥）

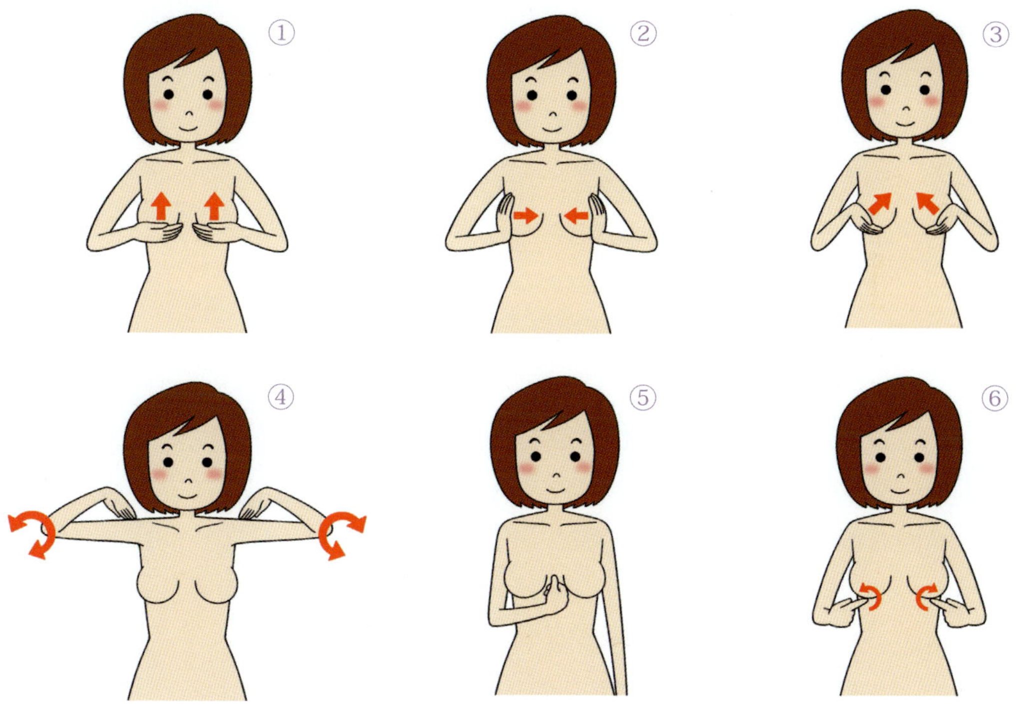

宝宝护理：读懂宝宝独特的语言——哭声

宝宝现在还不会说话，但是他会哭，这是他特有的语言。我们把常见的哭声信号总结了出来，当然这只是一种参考，在实践中，新手爸妈还需要自己去摸索。

宝宝的哭声能传递哪些信号

信号 1：妈妈，我很健康

健康的哭声抑扬顿挫，有节奏感，没有眼泪流出，均无伴随症状。宝宝每天累计啼哭时间可达两个小时，一般每天4～5次，每次哭的时间都比较短。这时你可以轻轻抚摸他，或试着把他的两只小手放在腹部轻轻摇两下，并冲他笑笑，逗逗他，他就会停止啼哭了。

信号 2：妈妈，我要吃奶

当宝宝饿了想吃奶的时候，会表现得不安，哭声中带有乞求，声音由小变大。这时如果妈妈用手指碰触宝宝面颊，宝宝会立即转过头来，并做出吸吮动作，这时就得立即给宝宝喂奶了。

信号 3：妈妈，我便便了

尿布湿了或拉便便了，这时就会用哭声来提醒爸妈快来给他换尿布。这种哭声通常没有眼泪，大多发生在睡醒或吃奶后，哭的同时，还会两脚乱蹬。此时，要及时给宝宝更换尿布，宝宝摆脱了不适感，就不哭了。

信号 4：妈妈，我困了

宝宝犯困的时候，会发出较为烦躁的哭声，哭声一阵一阵的，伴随着呵欠，给宝宝一个安静的环境，他很快就会停止啼哭，安然入睡。

信号 5：我要妈妈

哭声也是宝宝寻求大人安慰的一种办法。这种哭声比较小，宝宝瘪着小嘴，好像受了委屈一样。头部左右不停扭动，左顾右盼，看见妈妈来了，哭声会停止，一直盯着妈妈，着急的样子。大一点的会伸出双手要大人抱抱，这时你只要逗着、哄着他玩就可以了。

一哭就抱是纵容吗

有观点认为，宝宝一哭就抱起来的做法会纵容他养成“坏习惯”，这种观点对于刚出生一个礼拜的宝宝来说有点太超前了。现在宝宝还不会养成“坏习惯”，他哭单纯是因为他有需要，需要交流，需要舒适，而哭是他唯一可以依赖的最直接的语言。

心理调适：关注新爸爸的抑郁症

产后抑郁不是新妈妈的专利，新爸爸也会出现不同程度的抑郁症。有调查显示，每4个新爸爸当中就会有一个患有不同程度的抑郁症。但社会普遍对新爸爸的抑郁症状不够重视，甚至新爸爸自己也觉得这是对新角色不适应的表现。殊不知，新爸爸的抑郁症如果得不到及时的帮助和治疗，会产生非常严重的后果。

新爸爸抑郁症的表现

男人往往比女人更容易压抑自己的感情，所以出现抑郁症的新爸爸与新妈妈的表现会有所不同。新妈妈会出现流泪、伤感等症状，而新爸爸更多是表现出暴躁、易怒或者逃避。

1.精神高度紧张、烦躁易怒，经常与妻子闹矛盾。

2.心情郁闷，感到疲惫不堪，做什么都提不起精神，不愿意回家，也不想工作，不愿意与人交往。

3.偶尔还伴有头疼、恶心等症状。

如果出现以上症状，基本可以判断新爸爸患上了抑郁症。

新爸爸患上抑郁症该如何应对，如何预防和处理

新爸爸患上抑郁症容易出现暴力倾向，还容易染上酗酒、吸毒等恶习，严重的会导致夫妻关系破裂，甚至出现自杀倾向。所以要及时预防和采取措施。

新爸爸在家庭中承担了较多的责任，但是他的需求往往容易被忽略。一边忙工作，一边还要照顾家庭，尤其是家里新添了一个宝宝，生活节奏被打乱，除了忙碌、奉献，就再也没有别的生活主题。这种情况下，家人应多为新爸爸着想，给予他足够的理解和尊重。最好把一部分工作交给长辈、月嫂等帮手，给新爸爸留出一定的时间，让他有喘息、释放的机会。另外，初为人父，很多事情都是第一次上手做，过程中难免会出现差错，新妈妈尽量不要去责备、抱怨，甚至争吵，要允许他有成长的过程。只有互相理解，互相鼓励，才能够一起照顾好宝宝，找到三口之家的乐趣。

产后第 4 周食谱推荐

产后第4周，新妈妈身体的各个器官都在逐渐恢复到孕前状态，需要更多的营养来增强体质、滋补元气，调整人体内环境，所以要抓住这个关键时期，根据自己的恢复程度来设计进补食谱。进补的要点既要考虑到营养全面，又要兼顾温润、清淡，避免进补过度造成脂肪堆积。

• 强化体质，滋补气血

瘦肉核桃煲豆腐

材料：瘦肉、核桃各 100 克，豆腐 200 克。

调料：香油 1 小匙，盐适量。

做法：

❶ 将瘦肉、豆腐洗净后切小块备用。
❷ 核桃放入温水中浸泡，剥去外衣。
❸ 砂锅中加适量清水，放入豆腐块、瘦肉和核桃，大火煮开后改小火。
❹ 煮 5 分钟后，加适量盐调味，淋上香油即可。

/ 推荐理由 /

这道菜可以为新妈妈提供多种营养成分，对预防贫血和恢复体力也有好处。

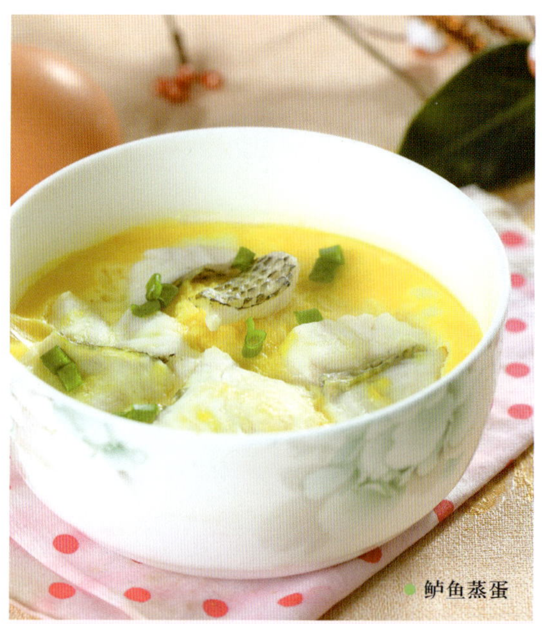

• 鲈鱼蒸蛋

鲈鱼蒸蛋

材料：鲈鱼 1 条，鸡蛋 2 个，香葱 1 棵。

调料：盐、淀粉各适量。

做法：

❶ 鸡蛋打入碗中，放适量盐与两倍蛋液的温水，充分搅拌，过一遍筛。
❷ 鲈鱼片用盐、淀粉抓匀，葱择洗干净，切成葱花。
❸ 锅内烧开水，鸡蛋液蒸 8 分钟。
❹ 鸡蛋液表面差不多凝固时，将鱼片铺在上面继续蒸 15 分钟，撒上葱花即可。

/ 推荐理由 /

鲈鱼有强身健脾、补气养血的功效，搭配营养丰富的鸡蛋，非常适合体质较弱、气血不足的新妈妈食用。

桃花藕

材料：藕 400 克，紫甘蓝 3 片。

调料：白醋、蜂蜜各 2 小匙。

做法：

❶ 紫甘蓝洗净，放入料理机，加入凉开水打碎，用筛子过滤成汁。

❷ 在紫色的汁液中加入适量白醋，使汁液变成桃红色。

❸ 把藕去皮、切片，放在开水锅里煮熟，捞出后过凉水。

❹ 将藕片放到桃红色的汁液中，加入蜂蜜调味，并浸泡 2 小时即可。

/ 推荐理由 /

熟藕有安眠的作用，此菜具有补气壮阳、益气通乳的功效，适合产后失眠的新妈妈。

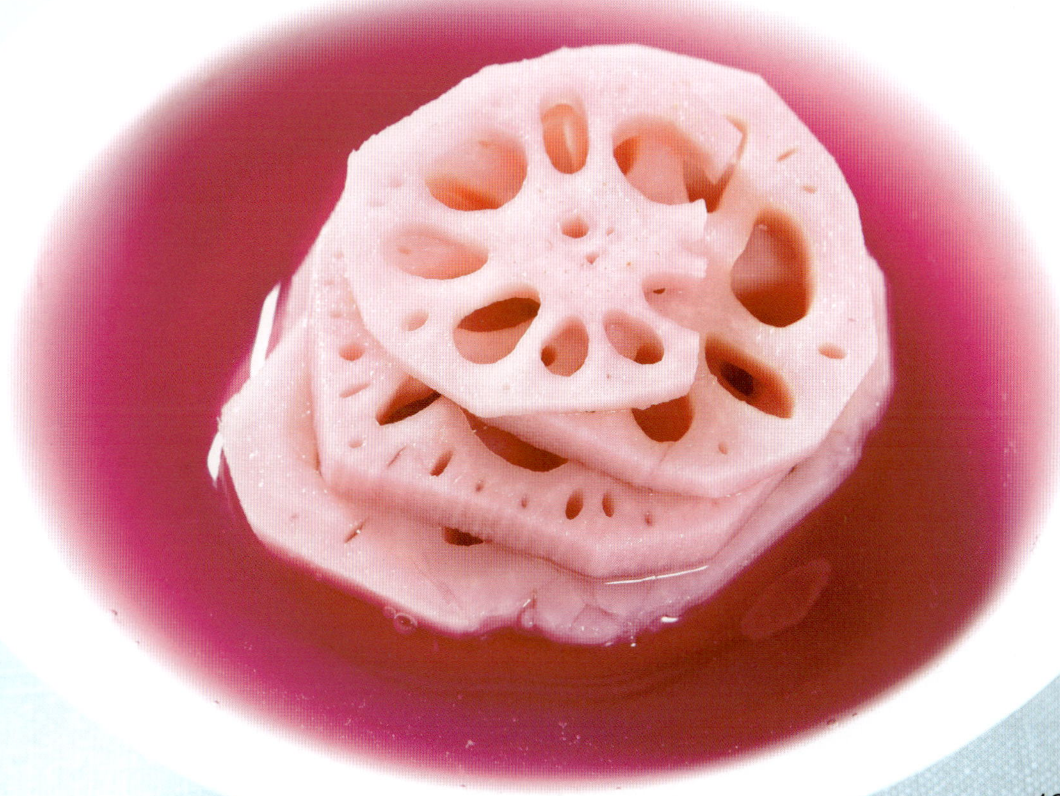

花生焖猪手

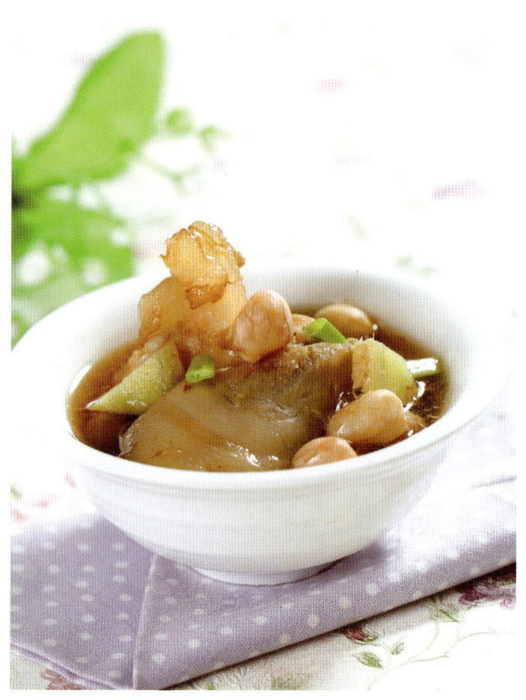

材料：猪蹄2个，花生100克，生姜1小块。

调料：盐、酱油、白糖各适量。

做法：

❶ 猪蹄刮净外皮，洗净，斩成小块，放入开水中焯烫，捞出沥干。

❷ 花生洗净，浸泡；生姜洗净，切片。

❸ 油锅烧热，爆香生姜片，倒入猪蹄煸干，加酱油，炒匀。

❹ 加入花生和适量热水，大火煮开后小火炖煮两个小时，加白糖和盐调味即可。

/ 推荐理由 / 

猪蹄和花生都有滋阴通乳的作用。

茯苓栗子粥

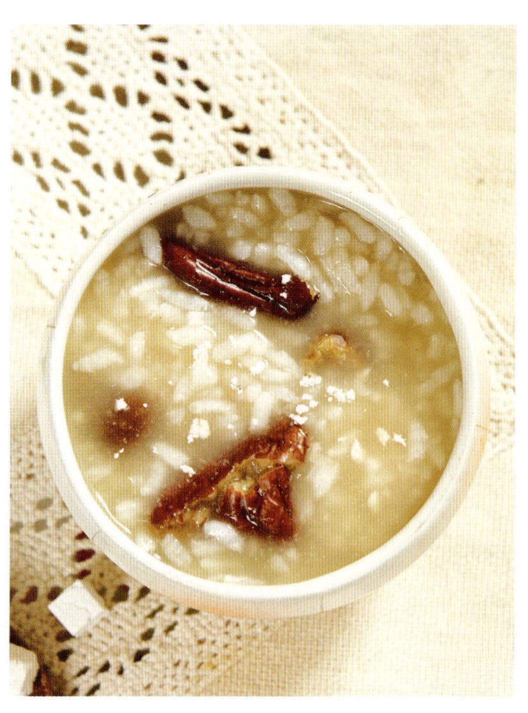

材料：茯苓15克，栗子25克，红枣10枚，粳米100克。

做法：

❶ 茯苓研末备用。

❷ 锅内加适量水，下粳米、红枣、栗子，煮至半熟。将茯苓末缓缓加入，搅匀，煮至栗子熟透即可。

/ 推荐理由 / 

调理脾胃，改善因脾胃不和引起的产后缺乳。

凉拌苦苣

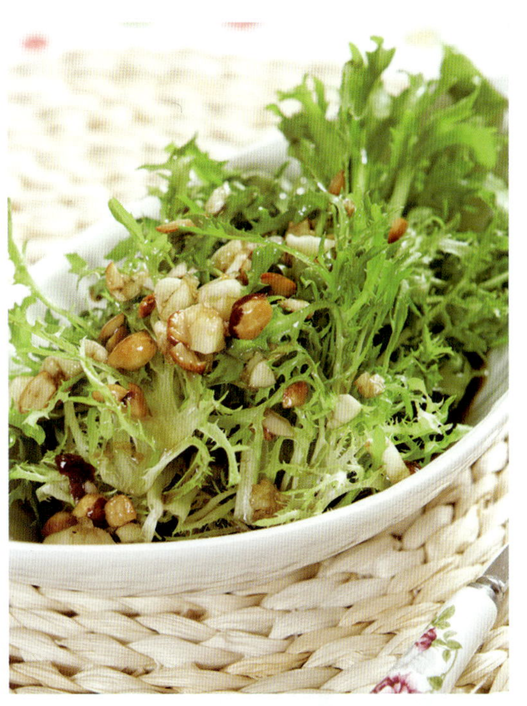

材料：苦苣 300 克，花生仁 40 克，大蒜 3 瓣。

调料：盐、鸡精、香油各适量，生抽、香醋各 1 小匙。

做法：

❶ 苦苣择洗干净，切成段放在盘中。大蒜去皮，切成蒜米，油炸花生米碾碎加入蒜里。

❷ 加入香醋、生抽、盐、鸡精、香油搅匀成料汁，浇在苦苣上即可。

/ 推荐理由 /

清新爽口，开胃去火。

三汁汤

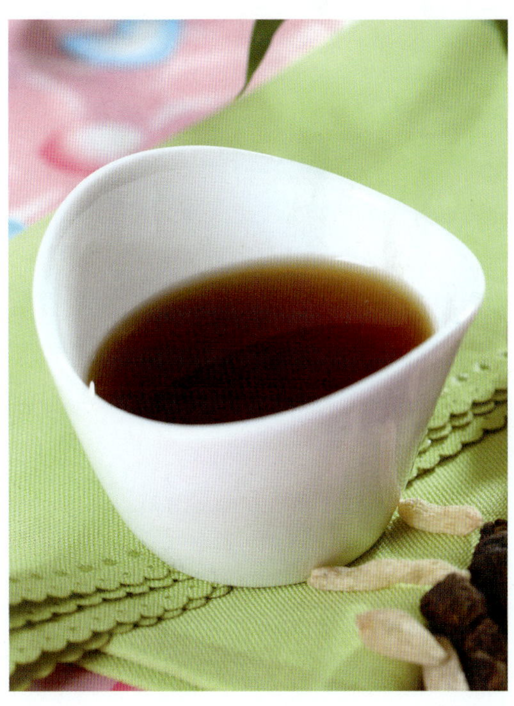

材料：莲藕 200 克，麦门冬 10 克，生地黄 15 克。

调料：盐适量。

做法：

❶ 将莲藕、麦门冬、生地黄洗净，切碎。

❷ 锅内加适量清水，放入所有原料，大火煮开转小火，炖煮 40 分钟。

❸ 加适量盐调味，去渣取汁饮用即可。

/ 推荐理由 /

此汤有助于改善因上火引起的便秘。

菠菜猪肝汤

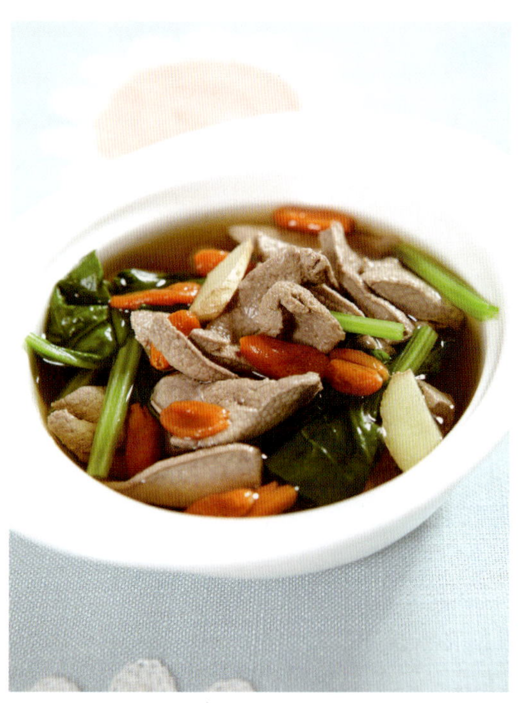

材料：猪肝片 150 克，菠菜段 100 克，枸杞子 20 粒，生姜 3 片。

调料：盐、淀粉各适量，料酒、酱油、香油各 1 小匙，高汤 3 大匙。

做法：

❶ 将猪肝片用适量酱油、盐、淀粉、香油腌制 10 分钟。将菠菜段放入开水中汆烫，捞出沥干。

❷ 锅内放入高汤和姜片，大火煮开，放入猪肝和洗净的枸杞子，再次煮开后放入焯好的菠菜，煮开即可。

/ 推荐理由 /

此汤有助于健脾胃、补肝虚。

竹笋糙米粥

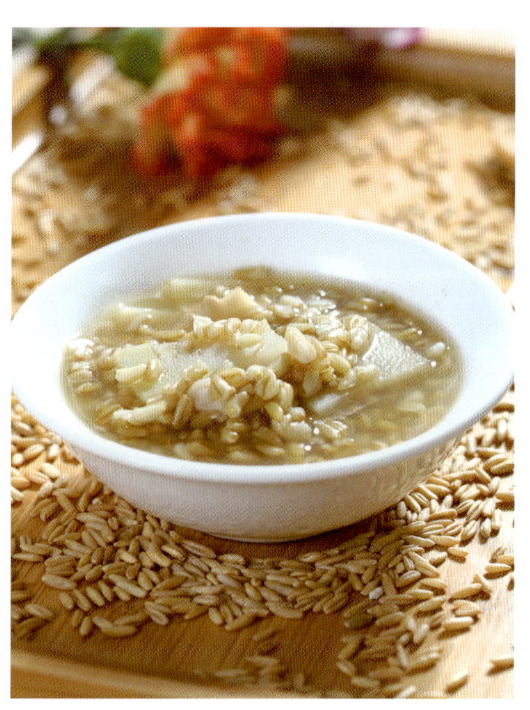

材料：鲜竹笋片 200 克，糙米 100 克。

调料：盐、胡椒粉、香油各适量。

做法：

❶ 糙米提前用清水浸泡 6 小时。

❷ 将糙米放入锅内，加清水和竹笋片煮成粥，加盐、胡椒粉、香油调味即可。

/ 推荐理由 /

此粥有助于改善肥胖，并能调节体内新陈代谢，缓解便秘症状。

碧绿什锦

材料：西蓝花 200 克，竹笋段、香菇块、白果各 50 克，枸杞子、胡萝卜片、黑木耳丝各少许，姜 2 片。

调料：盐、水淀粉各适量。

做法：

1. 西蓝花切小朵，放入加少许盐的沸水中汆烫，取出。
2. 香菇、竹笋段、白果入沸水中汆烫一下取出；枸杞子泡软备用。
3. 锅中加入橄榄油，烧热，爆香姜片，再放入其他材料炒熟，调入盐，用水淀粉勾芡即可。

/ 推荐理由 /

精选健康食材，营养搭配均衡，多为蔬菜、菌菇，清润解腻，而且不容易增加脂肪。

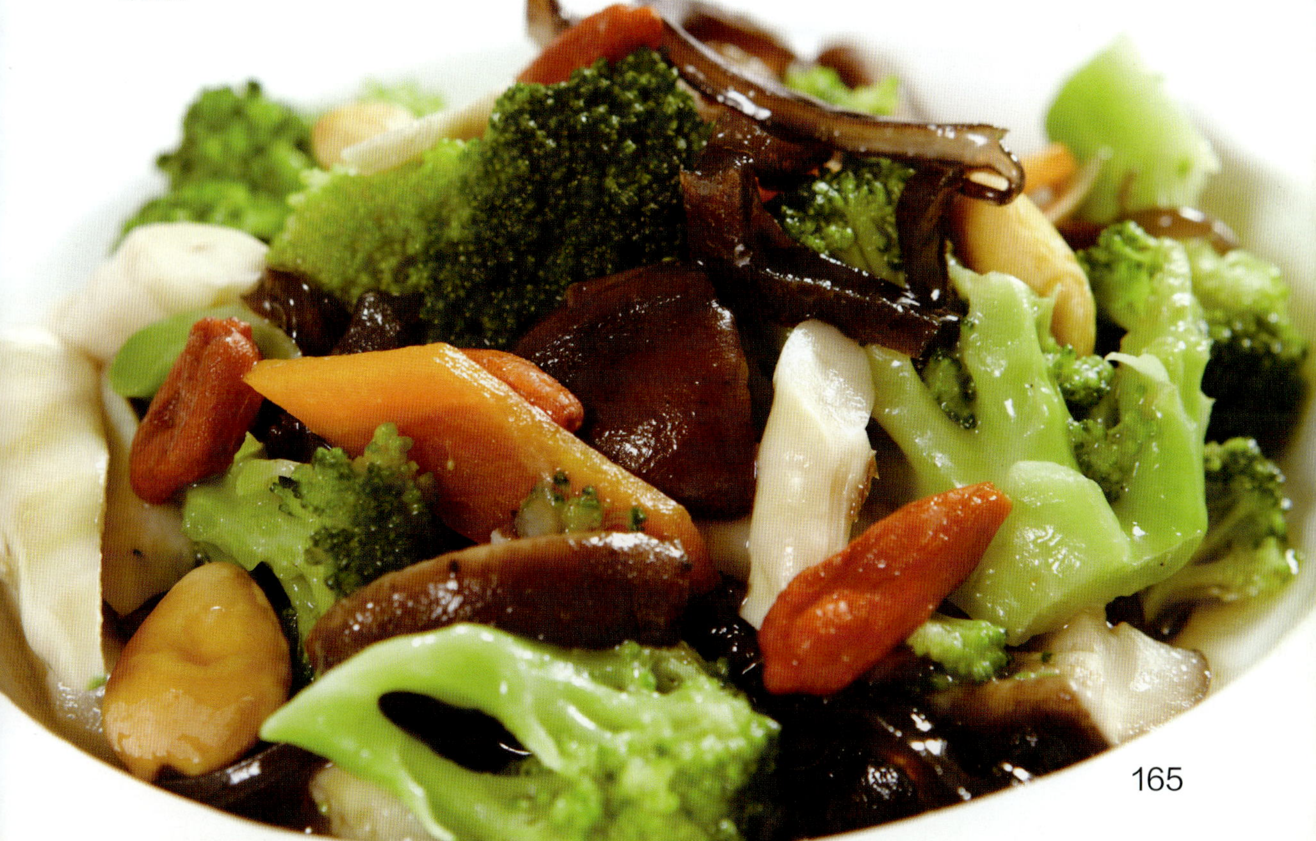

月子
第5周

新妈妈状态回升期
调理体质的黄金阶段

给新妈妈们的第5封信

产后第5周，你会感觉到自己的身体状态跟正常人差不多了，其实你还没有完全恢复，但恶露已经消失，变成了白带，性器官也已经大体上恢复。

这个阶段是调理体质的黄金期，在此之前，你的身体已经积存了不少脂肪，如果再无节制地摄入，就会导致乳汁变得浓稠，不但会堵塞乳腺管，也会导致宝宝消化不良。因此，建议你注意提高饮食质量，适当减少脂肪、热量的摄入，用更加绿色、健康的饮食取而代之。但也绝对没有必要节食，点心和夜宵还是不能缺少的。

由于乳汁分泌处于旺盛的阶段，所以你还是要注意预防乳腺炎，如果察觉乳房肿胀、发热、疼痛，并有畏寒现象，须及时就医。此外，由于乳房重量增加，你还要特别注意防止乳房下垂，平时要佩戴合适的哺乳文胸，并坚持做健胸操。

如果没有特殊情况，从本周起你可以增加运动量了，只是还要循序渐进，注意自己身体的耐受程度，在勤加锻炼的同时，一定要量力而行。另外，提醒新妈妈注意减肥的方式，最有效、健康的减肥，应该是健康饮食加适量运动，而不是节食。实际上，节食是对身体有伤害的，哺乳期的新妈妈节食减肥还会影响宝宝的健康。

在照顾宝宝方面，你越来越得心应手，更像一个有经验的妈妈了。这一周，宝宝已经满月，这意味着你可以带宝宝外出了。宝宝的视野将不断扩大，接触的世界也越来越广阔，在和外部世界接触的过程中，你们是一个联系紧密的整体。你是最了解宝宝的人，也是宝宝最在意的人，你们将会建立起越来越紧密的情感关联，你的言行以及和宝宝沟通的方式，将会对宝宝产生深远的影响，因此，你最好多了解一些早教的知识，在保持一贯良好的习惯的同时，不断发掘出自己育儿方面的更大潜力。

第29~30天

特别关注：预防乳房下垂

挺拔的乳房是女性美的体现，女人从青春期开始就应该悉心呵护乳房的健康和魅力，哺乳期的女性更是如此。但产后受激素、哺乳的影响，再加上对乳房护理不当，新妈妈很容易出现乳房下垂的现象。

导致乳房下垂的原因

1.乳房下组织萎缩：新妈妈哺乳期间，乳房被乳汁充盈，再加上激素水平较高，所以显得坚挺峭拔。哺乳停止后，激素水平降低，乳腺泡管、腺体和脂肪组织都会发生萎缩，而皮肤及支撑组织却相应较多，就会导致乳房下垂。

2.乳房重量较大：一些肥胖的新妈妈，乳房重量较大，就会出现不同程度的乳房下垂。

3.减肥速度过快：过度节食减肥，体重下降速度过快，造成乳房内脂肪组织与皮肤松弛，也会导致乳房下垂。

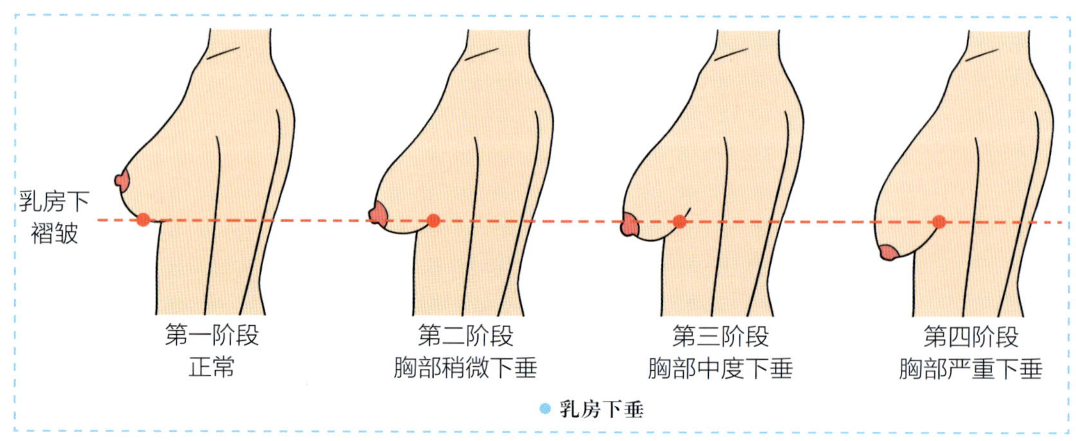

● 乳房下垂

哺乳期预防乳房下垂的措施

1.穿合适的内衣。哺乳期新妈妈乳房重量增加，所以要换掉以前的内衣，根据现在的胸形穿戴大小合适的内衣。全杯内衣适合胸部丰满或松弛的女性；半杯内衣可以承托乳房的下半部分，胸带垂直可以拉高胸线，适合下垂的女性；侧杯内衣可以将两边的乳房向中间推挤，使乳房聚拢起来，变得更加丰满，适合胸部外扩或平胸的女性；3/4杯内衣则适合胸部丰满但下垂的女性。

2.注意喂奶姿势。哺乳期新妈妈一定要坚持两个乳房交替哺乳，以保持两侧乳房大小对称。

3.不要过度节食减肥。哺乳的新妈妈不宜过度节食减肥，一方面要保证乳汁的营养，另一方面，新妈妈的体重会逐渐自然恢复，乳房也会随之缩小，所以不用急着节食减肥。

4.适当按摩。方法1：双手从乳房周围向乳头旋转按摩，先按顺时针方向，后按逆时针方向（图①），按摩至皮肤微红温热，最后提拉乳头5～10次，每天早晚躺在床上进行即可（图②）。方法2：用左手掌托住左侧乳房底部，同时用右手掌与左手相对用力，向乳头方向合力推托20～30次，然后再运用相同的方法推托右侧乳房（图③）。

5.做健胸运动：做健胸运动，锻炼胸部组织的弹性和韧劲，可以防止胸部下垂，但新妈妈一定要长期坚持，这样才能取得良好的效果。

6.已经出现乳房下垂的新妈妈，可以做一些扩胸运动，帮助乳房恢复昔日美丽。方法是每坐一两个小时后，站起来，双臂展开，做扩胸运动，时间以3～5分钟为宜。

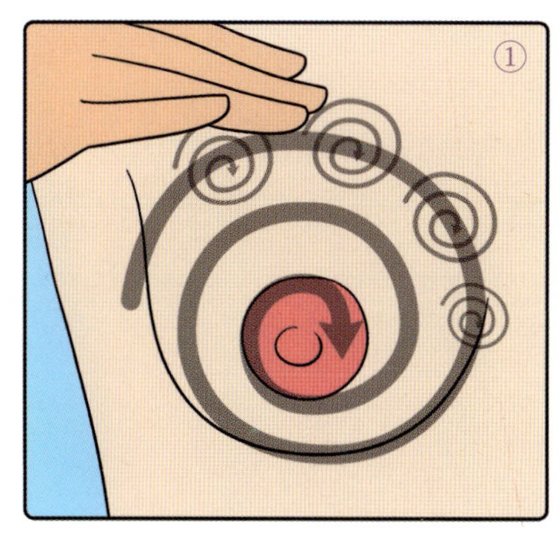

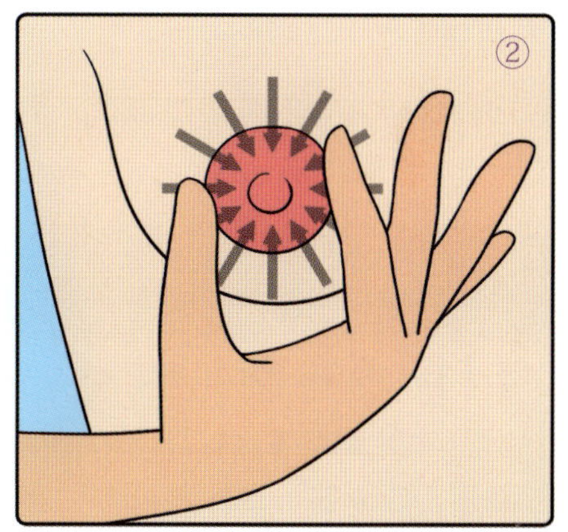

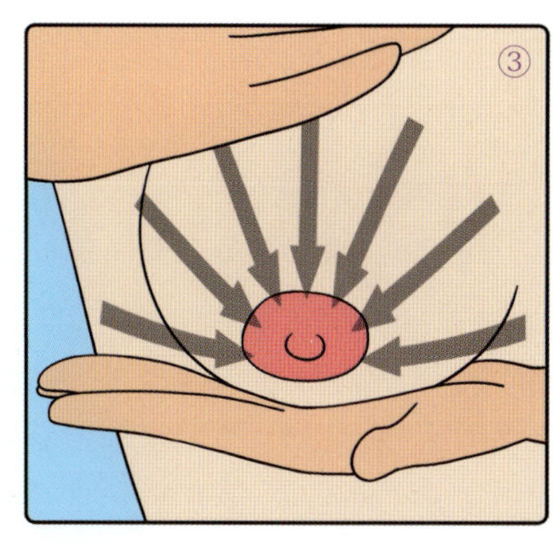

起居护理：先别急着恢复性生活

尽管新妈妈的身体状态好转了许多，但事实上还没有完全做好恢复性生活的准备，无论是爸爸还是新妈妈自己，都需要继续耐心等待。那么究竟什么时候才能正式恢复性生活呢?

恢复性生活的时间

产后4周内，是决不能进行性生活的。在这段期间内，新妈妈不仅体力还没有恢复，恶露尚未排除干净，阴道黏膜也非常脆弱，如果进行性生活，容易导致阴道黏膜损伤。若还存在会阴裂伤、阴道裂伤及子宫颈撕裂等，性生活会引发疼痛、不规则出血等问题，从而阻碍伤口愈合。病菌也很可能乘虚而入，从而引起子宫内感染、出血和发炎等严重问题。因此，产后4周内应禁止进行性生活。

产后第5周，虽然大部分新妈妈的恶露都排除干净了，但是子宫完全恢复到孕前状态还需要一周左右的时间，而且新妈妈的阴道较为干燥，黏膜也比较脆弱，此时进行性生活，可能会引起阴道裂伤，导致出血。所以产后第5周恢复性生活也为时尚早。

恢复性生活比较理想的时间是在分娩6周以后，新妈妈进行过产后检查，确认伤口恢复状况良好，身体条件各方面都没有问题，才可以恢复性生活。而剖宫产女性要更迟一些，一般在分娩8周之后才可以进行性生活。如果新妈妈身体条件差，分娩时裂伤较大、恶露未除干净，或者剖宫产和会阴侧切手术的伤口愈合情况不佳，都需要推迟性生活的时间。

丈夫应给予理解

新妈妈因怀孕分娩而无法进行性生活，如果男方不能理解，而勉强进行的话，不但会给新妈妈带来痛苦，还很可能导致阴道炎、宫颈炎、子宫内膜炎等疾病。懂得了其中的科学道理，为了今后长远的幸福，相信男方是可以理解和尊重妻子的。如果男方只顾满足个人欲望，不体贴和关心妻子，很容易引起妻子的不快和反感，甚至有可能导致妻子性冷淡。

饮食进补：
产后吃零食也有原则

吃零食既能解馋，又能补充能量，不少新妈妈都偏爱零食。但是，但凡入口的东西都要以健康为前提，吃零食也是如此。那么在坐月子期间，新妈妈该如何选择零食呢？

吃零食的原则

选择营养健康的零食：健康的零食是指低糖、低盐、营养、卫生、安全的零食。例如酸奶、牛奶、牛肉干、花生、瓜子、核桃及水果等。这些食物含有蛋白质、碳水化合物、维生素、矿物质等新妈妈所需要的营养成分，是比较理想的选择。

选择合适的时间吃零食：吃零食的时间最好定在两餐之间，每次不宜过量食用，以不影响正餐摄入为准。睡觉前应避免吃零食，如果一定要吃，就必须再刷一次牙齿，以免残留的食物在口腔内滋生病菌，造成口腔疾病。

注意保护牙齿和肠胃：为了避免损伤牙齿和肠胃，新妈妈不宜吃过酸、过凉、过硬的零食。

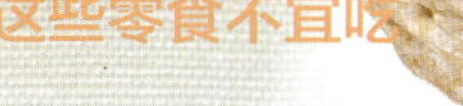

这些零食不宜吃

1.含有大量添加剂的零食：市面上好多零食产品都含有大量的添加剂，如膨化食品、果冻等，如大量摄入对新妈妈的身体健康不利。

2.高糖、高盐、高脂肪的零食：含糖、盐量较高的重口味零食以及高脂肪的零食，都容易加重新妈妈的代谢负担，造成身体肥胖，引起肥胖性疾病。

3.辛辣、油炸、刺激性强的零食：坐月子期间，最重要的一条饮食原则就是清淡，经常食用油炸、辛辣、刺激性强的零食，不仅会加重身体负担，新妈妈还易上火，引起便秘、口腔溃疡等令人难受的症状。

母乳喂养：哪些情况新妈妈不宜立即喂奶

宝宝一饿了就要立即吃奶，新妈妈通常也会毫不犹豫地马上把乳头塞进他的嘴里，但是有些特殊情况，新妈妈却不宜立即喂奶，建议日常生活中对这些情况引起注意。

运动后不宜立即喂奶

新妈妈身体逐渐恢复，运动量也增加了，但要注意，运动后不宜立即给宝宝喂奶，因为此时体内会产生乳酸，乳酸潴留在血液内会改变乳汁的味道，令宝宝因不适而抗拒吃奶。同时乳汁的质量也会下降，因为运动使新陈代谢速度加快，新妈妈乳房周围会残留盐分和有害物质，可能对乳汁造成污染，进而伤害宝宝。另外，运动后体内热气蒸腾，乳汁也为热气所侵，成为“热乳”，宝宝吃了这样的乳汁，容易呛奶。

所以，建议新妈妈在运动前给宝宝喂奶，运动后则应及时擦洗身体，至少半小时后再给宝宝喂奶。

洗澡后不宜立即喂奶

新妈妈洗完热水澡之后，身上暖融融的，此时抱起宝宝喂奶应该感觉很舒适。事实上，新妈妈洗完澡之后，体温会有所上升，乳汁也会被热气所侵，这时候热乳也会对宝宝造成伤害，所以建议新妈妈洗澡后至少要等半小时，待体温恒定，并挤出热乳后，再给宝宝喂奶。夏天洗冷水澡也是同样的道理。

还有一点需要注意，新生宝宝洗完澡之后也不宜立即喂奶，因为宝宝洗澡时，外周血管扩张，内脏供血相对较少，这时立即喂奶，血液会马上转移向肠胃，使皮肤血液减少，温度下降，宝宝会有冷感，而消化系统此时也没有充足的血液供应，致使消化能力不足，因此最好等10分钟之后再喂奶。

性生活之后不宜立即喂奶

再过两周左右，新妈妈就可以恢复性生活了，这里提前提醒一下新妈妈，性生活之后是不宜立即喂奶的。

性生活之后，新妈妈处于兴奋状态，中医认为“相火内动”，情绪的变化会影响乳汁的质量。而且，体内原有的平衡被打乱，也会影响乳汁质量，还会产生热乳，对宝宝不利，所以最好不要马上喂奶。

做做运动：产后美胸保健操

产后第5周，新妈妈的子宫已经大体上恢复，现在可以将运动的重点转移到健身、塑形上了。本周的运动量和运动强度都可以视自己的身体恢复情况而增加。首先，我们要从胸部开始锻炼，争取长期坚持，这样才能达到良好的效果。

1.取站立位，向前弯腰，背部挺直，双手放在膝上，上身尽量向前，收缩腹部，拉平脊椎骨。（图①）

2.取直立位，双手握成拳头，贴紧身体，屈双臂成90° 角，并尽量提高。（图②）

3.取直立位，将双臂伸直，用力向后伸展，背部要保持平直，然后复原。重复10次，一旦适应后，每天可做20次。（图③）

4.取站立位，双肘弯曲，双手握拳，做扩胸运动。（图④）

5.坐位或仰卧位，先用右手按摩右侧胸部，直到局部发热为止，继而用左手按摩左侧胸部，直到局部发热为止。（图⑤）

6.取站立位，两手抱住后脑勺，身体向左右各转45° ，连续做30次。（图⑥）

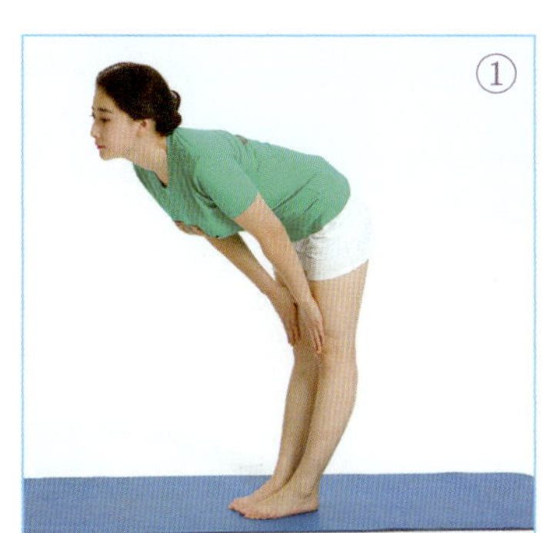
①

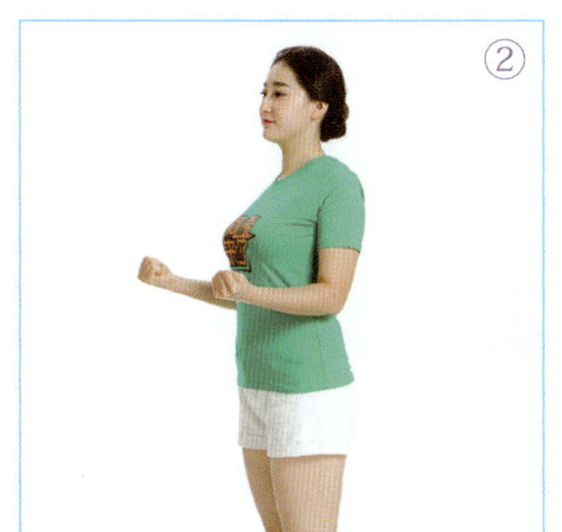
②

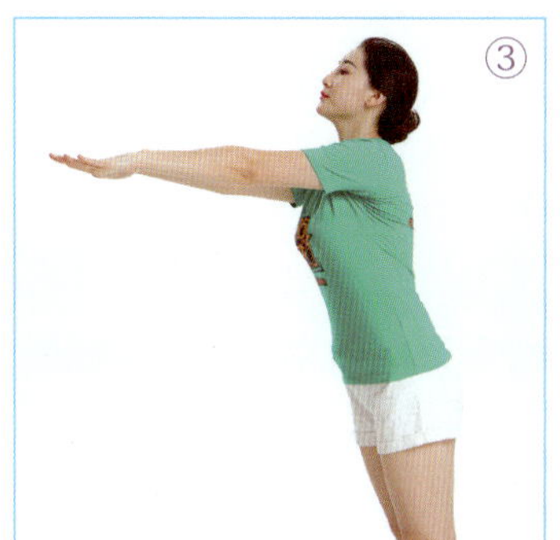
③

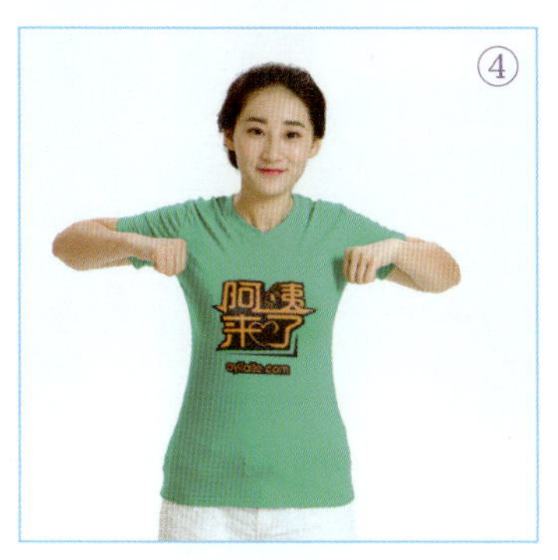
④

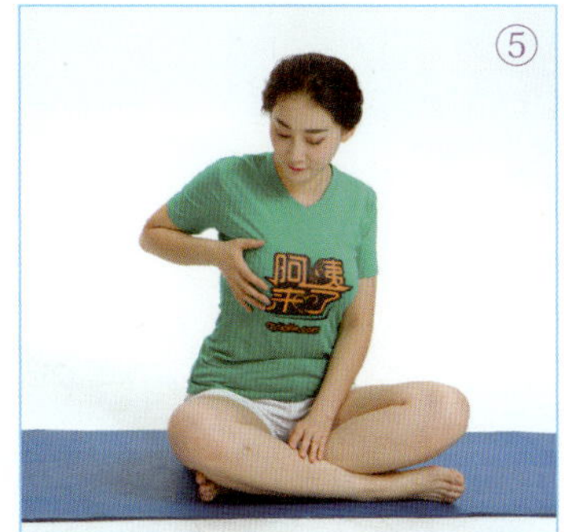
⑤

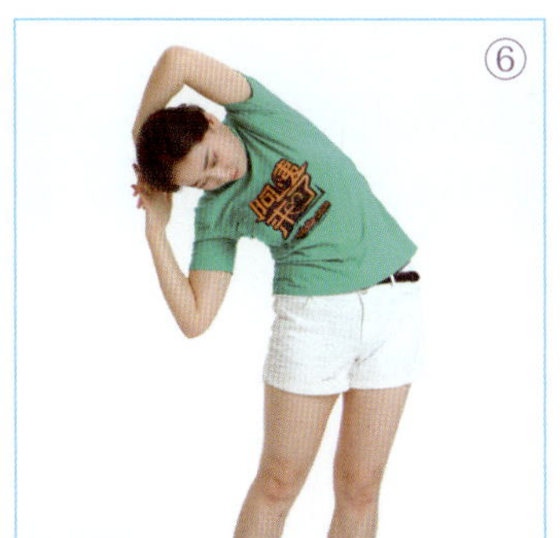
⑥

宝宝护理：婴儿被动操

宝宝满月了，这时光做抚触已经满足不了小家伙的需求，最好再加上被动操，做被动操也是跟宝宝交流互动的好方法，跟他说说话、唱唱歌，可以达到更好的效果。

做操前的准备

1.将室内温度调到28℃左右，关好门窗，避免宝宝吹风受凉。

2.将手上的饰物摘除，指甲剪短磨平。

3.用温水将双手洗净，让双手保持温暖。

4.把宝宝的衣服脱掉，只穿贴身内衣或不穿，让宝宝躺在铺有垫子的桌子上，操作者站在宝宝的足后。

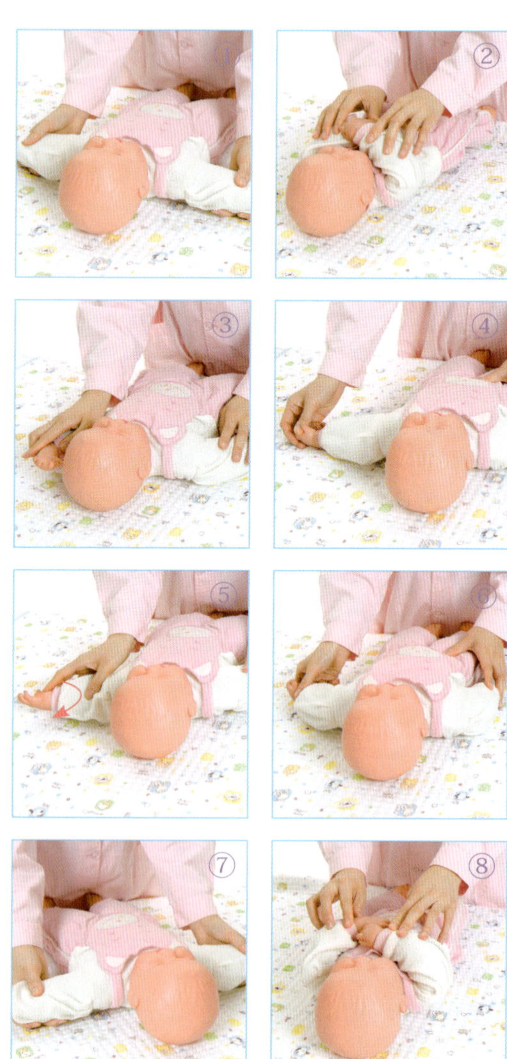

做操步骤

第一节 两手胸前交叉运动：双手握住宝宝的腕部，让宝宝握住你的大拇指，将宝宝两臂放于身体两侧，第一拍两手向外伸展，与身体成90°，掌心向上。第二拍两臂向胸前交叉。每节动作重复两个八拍。（图①、图②）

第二节 伸屈肘关节：第一拍将左臂肘关节前屈，第二拍将左肘关节伸直还原；第三、四拍换右手，共重复两个八拍。（图③、图④）

第三节 肩关节旋转：第一、二、三拍，握住宝宝右臂，由内向外做圆形的

旋转肩关节动作，第四拍还原，第五、六、七、八拍换左手，重复两个八拍。（上页图⑤、上页图⑥）

第四节 伸展上肢：第一拍两臂向外平展，掌心向上，第二拍两臂向胸前交叉，第三拍两臂上举过头顶，掌心向上，第四拍还原。重复共两个八拍。（上页图⑦、上页图⑧、图⑨）

第五节 伸屈踝关节：左手握住宝宝的右足踝骨，右手握住右足前掌，第一拍将宝宝的足尖向上，屈曲踝关节，第二拍将宝宝的足尖向下，伸展踝关节。连续做八拍。换左足，做伸屈右踝关节动作。（图⑩、图⑪）

第六节 两腿轮流伸屈：双手握住宝宝两小腿，第一拍屈宝宝左膝关节，使膝缩近腹部，第二拍伸直右腿，第三、四拍屈伸左膝关节，左右轮流，重复两个八拍。（图⑫、图⑬、图⑭）

第七节 下肢伸屈运动：握住宝宝两膝关节处。第一、二拍将两腿上举与身体成直角。第三、四拍还原，重复两个八拍。（图⑮、图⑯）

第八节 转体翻身：宝宝仰卧，妈妈一手扶宝宝胸腹部，一手垫于宝宝背部，第一、二拍帮助宝宝从仰卧转体为右侧卧，三、四拍还原；五六七八拍换另一侧进行。重复两个八拍。（图⑰、图⑱）

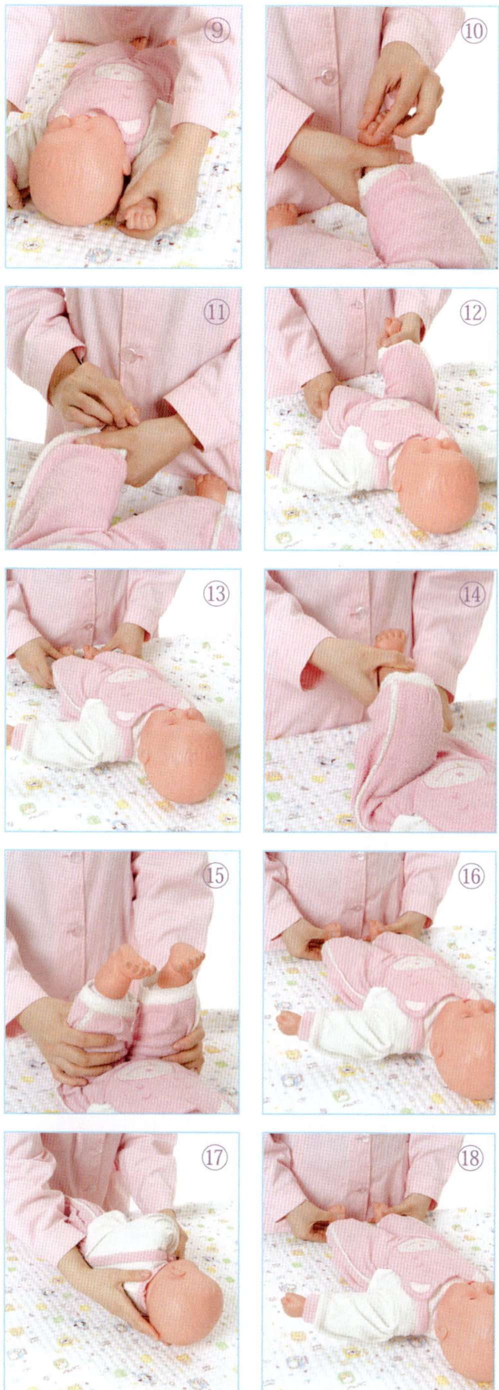

第31~32天

特别关注：警惕肥胖问题

身材苗条的年轻妈妈，怀孕生子后腰围却越来越粗，体重直线上升。这不但容易导致一系列心脑血管疾病，还会增加关节的负担，令新妈妈坐立难安。很多新妈妈还会因此而产生自卑心理，甚至出现产后抑郁症。那么产后肥胖到底是由哪些因素引起的呢？只有了解了这些原因，我们才能避免犯错，及时控制和减轻体重。

导致产后肥胖的4大因素

1.盲目进补，懒于活动：新妈妈产后长期、大量进食高蛋白食物，再加上很多新妈妈宅在床上，很少活动，甚至吃完饭就爬上床睡觉，就会导致过多的热量、蛋白质转化成脂肪，人也就胖了起来。

2.内分泌紊乱：分娩后新妈妈的神经系统和内分泌会出现轻度的紊乱，导致脂肪的正常代谢活动受到影响，也会导致肥胖。

3.骨盆变形：新妈妈怀孕期间腹肌变得松弛，骨盆变宽且向外突出，导致腹部格外肥胖，而其他部位则没有明显的变化，这是一种假性的肥胖。

4.压力过大：不少新妈妈产后精神压力较大，引起肾上腺皮质醇数升高，从而提高了新妈妈的食欲，又降低了脂肪的代谢速度，从而造成肥胖。

测测自己的肥胖度

BMI是目前国际上常用的衡量体重是否健康的一个标准。最标准的BMI值为22，此族群的产妇最有可能远离心血管疾病、慢性疾病等威胁。如果你觉得BMI值为22的体重数，在外观上仍显胖，可乘以0.9，作为减肥的目标体重。那么你是否属于体重不健康的族群呢？来计算一下吧。

BMI 数值计算公式
BMI值：体重÷身高的平方

根据测算出的结果，对应下表，即可判断自己的体重处于什么水平。以身高165厘米、体重55千克为例：BMI值=55÷(1.65×1.65)=20，体重在正常范围内。

体重标准

	正常体重	超重	严重超重	极度超重
BMI	18.5~24.9	25~29.9	30~39.9	大于40

控制肥胖，制订可行性减肥计划

面对肥胖问题，新妈妈是时候采取措施了。由于新妈妈体质还不够强健，所以不宜通过剧烈的运动来减肥，更不能节食。运动减肥的黄金期在3~6个月，但产后28天开始到产后6个月，新妈妈可以有意识地控制体重，不要纵容它无限制地肥胖下去。有研究表明，在6个月内，如果新妈妈能够恢复到怀孕之前的体重，则今后的8~10年，你的体重可能平均只会增加2.4千克。但如果产后体重没有控制下来，则8~10年后，平均体重将增加8.3千克左右。所以，制订6个月的减肥瘦身计划，是很有必要的。

在制订减肥计划的时候，新妈妈要根据自己的身体状况，制定合理的目标。计划是否能够成功，关键在于其可行性，如果开始把目标定得过高，却实行不了，达不到减肥的目的，反而会让你丧失斗志。

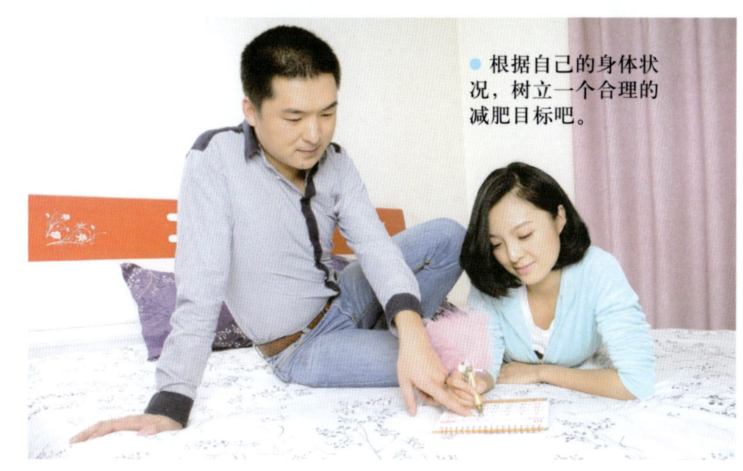

根据自己的身体状况，树立一个合理的减肥目标吧。

起居护理：会喝水也能减肥

有人说："我喝口水都会胖！"这说法虽然夸张，但是情况却很普遍，足以体现人们对肥胖的无奈。只是，大多数人不知道的是，如果喝水讲究科学的方法，是会对减肥起到积极作用的,而且对身体健康也有好处。

掌握科学的日饮水量

新妈妈每天需要的饮水量约为1800毫升，根据个体差异，有些新妈妈可以喝到2000～2500毫升。但是最好不要再多喝了，因为过量饮水也会对身体造成负面的影响。

温开水是最好的饮料

现在饮用水的种类比过去丰富了，有白开水，还有矿泉水和纯净水。而从人体健康的角度来说，白开水是最好的饮料，它不含卡路里，不需要经过消化就能被人体吸收利用。

矿泉水当中含有对人体有益的微量元素，生活中可以用矿泉水来代替部分白开水，但是在选用矿泉水的时候，应首先了解水源是否被污染，并根据自己所在地区所缺乏的微量元素选取含有相应微量元素的矿泉水。如果不加选择，可能会导致某种矿物质超标。

纯净水是过滤水，经过过滤之后pH值呈弱酸性，而人体的体液是弱碱性，用纯净水代替白开水，会破坏人体的碱性环境，造成微量元素流失。

饮用水的最佳水温

饮用的水最好为温水，尤其是30℃以下的温开水，对肠胃不会形成刺激，对身体代谢也会有一定的好处，还可以软化血管。如果水太凉，则会影响血气循环，甚至造成代谢功能紊乱。

不要边吃饭边喝水

经常看到有人在吃饭的时候大口喝水，还觉得这样方便下咽，帮助身体消化。其实这种想法是错误的。大口喝水会冲淡胃液，影响食物的消化，还会引起脾胃虚弱，所以最好改掉这个坏习惯。

茶水不能代替白开水

茶水对健康有益，但是新妈妈应少喝或不喝，更不能代替白开水作为主要的饮用水。因为茶水中含有鞣酸，可以与食物中的铁形成沉淀物，不利于人体对铁的吸收。哺乳的新妈妈如果大量饮用茶水，茶水中的茶碱被宝宝吸收，还会影响宝宝的心跳和睡眠。

饮食进补：
寻找低热量、低脂肪的营养替代品

很多食物当中的营养成分都是有交叉的，我们可以在选择食物的时候，用营养相近而脂肪、热量较少的食物来替换相应的高热量食物。比如需要补充蛋白质的时候，可以多吃鱼肉和牛肉来代替猪肉和鸡肉，可以用豆制品取代部分奶制品。

燕麦片

燕麦片是一种低糖、高营养的食品，具有非常好的减肥功效，用燕麦片代替面包屑做早餐，既健康又容易产生饱腹感。

扁豆

扁豆中含有丰富的蛋白质和可溶性膳食纤维，这两种物质都可以稳定血糖，防止胰岛素分泌含量上升导致脂肪增加。而且因为扁豆蛋白质含量高，还能取代部分肉类，所以新妈妈可以适当多吃一些扁豆，既健康又能控制体重，一举两得。

甘蓝

甘蓝含有丰富的膳食纤维、铁和钙，经常食用既可以促进肠胃蠕动，排出废物，又可以补充营养。食用时可以和少量的肉煮汤，也可以拌成沙拉。

牛肉

有研究表明，女性在节食的时候吃牛肉是有助于减重的。牛肉中的蛋白质有助于在节食过程中保持肌肉质量，建议新妈妈吃本地的有机牛肉，安全、健康。

枸杞子

枸杞子的热量很低，一大汤匙也就只有约35卡的热量。同时，它还含有18种蛋白质，β-胡萝卜素的含量比胡萝卜还高，而且比其他水果更能抗饿，在两餐之间嚼上几粒，就能撑到下一顿饭之前。新妈妈可以用枸杞子搭配其他干果，如葡萄干、核桃，作为零食食用。

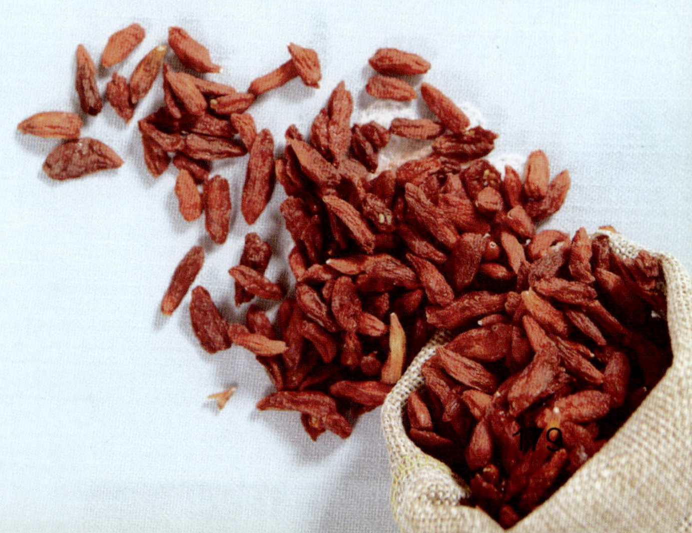

母乳喂养：
哺乳期的用药原则

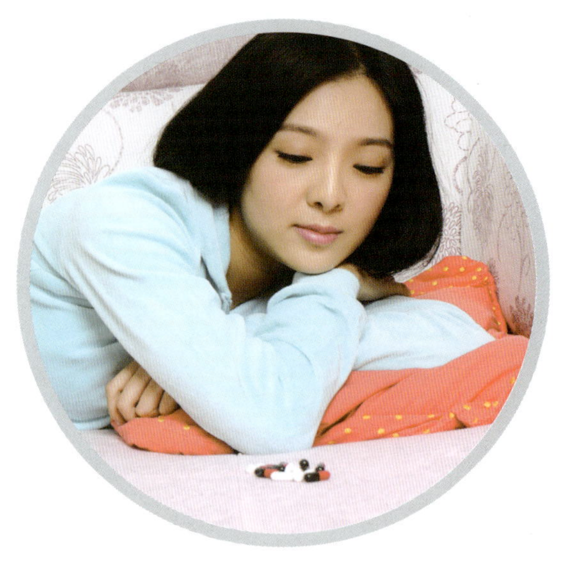

哺乳期新妈妈服用药物时，有些药物的成分会进入乳汁当中，被宝宝吸入体内。宝宝的肾脏排毒能力较弱，很难分解毒素，因而可能会严重影响宝宝的身体健康。因此，哺乳期新妈妈是不能随便吃药的。

对于新妈妈来说，哺乳期需要遵循这样的用药原则。

1.可用可不用的药物最好不用。

2.尽量减少联合用药和辅助用药。

3.不得不用药时，必须在医生的指导下使用。

4.所用药物会严重影响宝宝时，应及时停止哺乳，改为人工喂养。

5.所用药物对宝宝的安全性尚未证实，又必须用药时，应暂停哺乳，改为人工喂养。

如果新妈妈在哺乳期内患有某种严重的疾病，急需使用药物进行治疗，而恰巧这些药物对宝宝是有害的，那么这时必须先停止哺乳。这些药物包括以下几类。

种类	药品名称	原因
抗生素类	如红霉素、氯霉素、青霉素、四环素、头孢类等	这类药物会引起宝宝不同程度的不良反应，因此哺乳期的新妈妈应禁服
镇痛类	如吗啡、可待因、美沙酮等	可引起呼吸抑制反应，哺乳期应禁止服用
中枢抑制类	苯妥英钠、苯巴比妥、安地西泮、安定（加氨丙酯）、氯氮卓宁等	可引起宝宝嗜睡、体重下降、虚脱等不良症状
其他	碘化物或放射性碘剂、硫脲嘧啶、香豆素类药物、阿托品	都可不同程度地进入乳汁，影响宝宝的健康

做做运动：随时都能做的居家运动

肥胖跟生活方式密切相关，新妈妈如果懂得在日常生活中利用间隙时间随时随地做运动，那么强身健体的效果一定会事半功倍。新妈妈的口号就是：有机会就运动，没有机会创造机会也要运动。

上下楼不乘电梯，而是自己走楼梯；短距离出门不乘车，而选择步行；抱着宝宝也是不错的锻炼方式；在刷牙、洗澡、做饭、收拾屋子时随时随地做收腹运动，锻炼腹部肌肉。这都是在为自己创造运动的机会。

走楼梯运动

爬楼梯是非常方便又有效的运动方法，有实验表明，如果沿着6层楼的楼梯上下跑2~3趟，运动量与在平地上慢跑800~1500米相同。所以，来来回回地爬楼梯，不但可以消耗掉惊人的热量，还可以锻炼人的心肺功能。

只是新妈妈在爬楼梯的时候，需注意量力而行，要根据自己的身体状况决定爬楼的强度，坚持不了就适当休息一下。

推婴儿车运动

推着婴儿车带宝宝到户外散散步，一边欣赏风景一边走路，既锻炼了身体，也改善了心情。也可以尽量选择爬一些缓坡，行走速度可适当加快。推婴儿车散步时，一定要注意避开车多以及空气不好的地方。

靠墙运动

1.背靠墙壁站立，后背、肩、脚后跟、臀部全部贴到墙上。

2.两臂伸开，沿墙壁缓缓举至头部上方，反复进行数次。

收腹提臀运动

新妈妈站着接电话或做其他事情时，可以抬起脚后跟，收紧腹肌并提臀，这个动作可以锻炼臀部肌肉。

锻炼腿部肌肉的3种方法

1.站立，将一条腿屈膝抬起，尽量贴近上身，然后再放下，两腿交换进行。

2.将一条腿侧向抬起到最大程度，然后放下，两腿交换进行。

3.一条腿向后伸出、抬起，同时稍微屈膝，然后慢慢回到原来位置。

宝宝护理：患这些疾病时不要亲宝宝

当妈的都爱亲吻宝宝的小脸蛋或者小嘴巴，通过亲吻来表达爱意，这是人之常情。只是宝宝的免疫力还不够强大，一不小心就会被传染上疾病。对此新妈妈要有意识地注意防范，尤其是患有以下疾病的人，最好不要亲吻宝宝。

口腔疾病

口腔本身就是容易藏匿细菌的地方，患有牙龈炎、牙髓炎、龋齿等口腔疾病的新妈妈，口腔中更是有大量致病菌存在，如果亲吻宝宝，这些病菌就有可能进入宝宝的口腔，导致宝宝出现口腔疾患。

流行性腮腺炎

流行性腮腺炎的传染性很强，如果亲友中有小朋友患上了这种疾病，应避免让宝宝接触。新妈妈也最好不要带宝宝去人群聚集的地方。

流行性眼结膜炎

流行性眼结膜炎一般可以通过眼泪、眼睛分泌物等进行传播，当患者与宝宝亲密接触时，就可能会把致病菌传给宝宝，从而引发眼结膜炎。

扁桃体炎

当人的咽喉受到葡萄球菌、链球菌等化脓性细菌感染发炎或化脓形成扁桃体炎时，唾液中就存有大量致病菌，这样的患者的唾液与宝宝接触，就会将疾病传染给宝宝。

感冒

感冒会使鼻咽部产生致病的细菌或病毒，当患者亲吻宝宝时，就会通过唾液把病菌或病毒传染给宝宝。

面部皮疹、脓包

当新妈妈面部有皮炎、疱疹、红肿、真菌感染、皮肤癣之类的皮肤病时，与宝宝接触就会发生传染，所以为了避免这种情况，应让宝宝远离皮肤传染病患者。

传染性肝炎

患病毒性肝炎或乙型肝炎表面抗原阳性的患者因受病毒感染，唾液和汗液中会有较多的病毒。亲吻宝宝时，病毒会通过唾液、汗液进行传染，危险性很大，所以应谨慎预防。

第33~35天

特别关注：产后贫血早发现

新妈妈分娩时出血较多会引起失血性贫血，另外产后体质较弱的新妈妈也会有贫血的倾向。为了自身和宝宝的健康，对于产后贫血应该早预防，早发现，早调理。

贫血的表现

轻度贫血 （血色素低于 100 克 / 升）	重度贫血 （血色素低于 60 克 / 升）
对着镜子看看自己的脸色，跟身体其他部位的肤色做对比，如果脸上没有光泽，苍白或暗黄，可能就是轻度贫血，需要重视自己的身体保养了	除了面色无华之外，还伴随水肿、全身乏力、头晕、心悸、呼吸短促等症状

贫血的应对措施

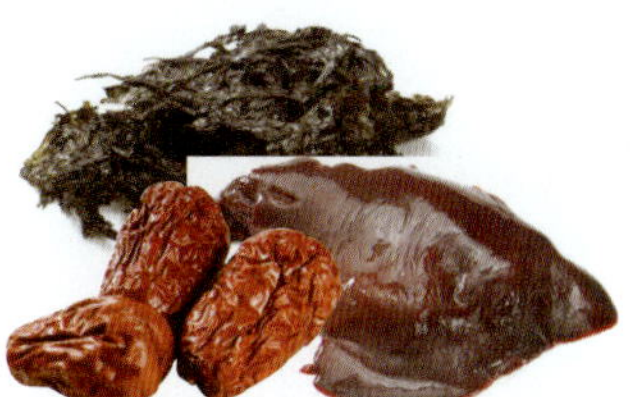

● 有贫血问题的新妈妈要多吃补血食物。

1.给新妈妈准备饮食时，要注意营养全面，主食要粗细粮搭配，不要只吃细粮。还要容易消化，避免过于油腻。

2.适当多吃一些“造血食物”，如动物肝脏、鱼、蛋类、豆类、黑木耳、紫菜、红枣以及新鲜的蔬果等。

3.红糖内富含铁元素、胡萝卜素等多种矿物质，温热的红糖水还可以促进血液循环，所以有轻度贫血的新妈妈可以每天喝250～500毫升左右的红糖水。

4.改掉不良的饮食习惯，不要喝浓茶、咖啡，更不要吸烟、饮酒。

5.坚持有规律的作息习惯，适当进行运动，但要避免过度劳累。

重度贫血的新妈妈则需要及时去医院进行治疗。如果医生检查后认为不需要用药，那么新妈妈也可以用食补的方法来补血。

饮食进补：分清季节巧调理

一年四季冷暖气候不同，盛产的食物也不同，所以有必要顺应四季的变化来调整自己的饮食，如此才能五脏六腑调和，气血阴阳平衡。

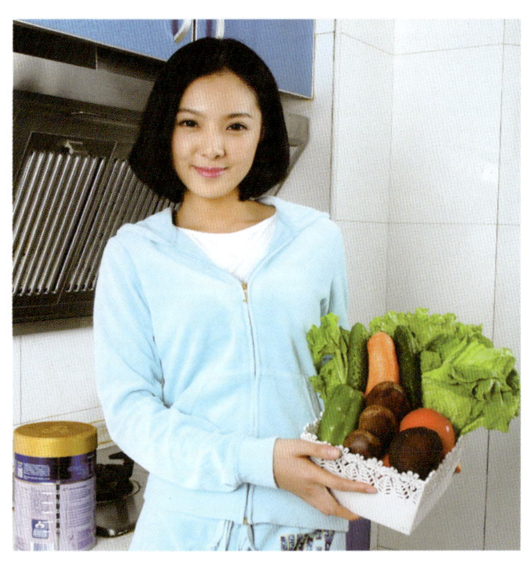

春季——多吃时令鲜蔬

春天正值菠菜、苋菜等绿叶类蔬菜生长的季节，新妈妈可以多吃这些新鲜的时令蔬菜，来补充维生素、叶酸和钙等营养物质。此外，南方春天潮湿，饮食中可适量放点姜。

夏季——喝汤饮茶

夏季炎热，产妇容易缺乏食欲。但要恢复体力，必须要有足够的热量摄入和各种营养的供给。一些滋补之品（如鲫鱼汤、猪蹄汤、鸡汤等）不可缺少，但每次的分量不要太多。除此之外，还需要利用一些平性的茶饮、中药材来清心降火。例如百合可以用来安神，菊花茶可以去火，山药、党参等也可以滋补养气。

秋季——滋阴润燥

秋天的气候偏干燥，饮食应滋阴润燥。秋季盛产的蔬菜中，最值得推荐的要属菠菜和甘蓝了。菠菜含有丰富的叶酸和锌，甘蓝则是钙的良好来源。月子期间，每天若能保证吃上盘蔬菜沙拉，那就最好不过了。另外，还可以吃一些滋阴润燥的果仁、梨、百合、银耳、薏米等食物。秋天也是大量海鲜供应的时节，可以借机吃些海鲜。

冬季——进补暖身

冬季多以十全大补汤、四物汤来调补身体，但体质燥热的人不适合服用。冬季进补，通常也要适时地退火，俗话说“冬吃萝卜夏吃姜，不用医生开药方”，说的就是要讲究平衡，不能一味地补。另外，冬季还需注意增加维生素C的摄取量，以预防流感。如果想吃水果，可以将水果加热食用。

做做运动：优雅曼妙的波姿操

波姿操是介于舞蹈和瑜伽之间的一种运动，它既有舞蹈的美妙，又有瑜伽的舒展，还可以塑造身形，对于全身僵硬的新妈妈来说，是一种非常合适的放松运动。

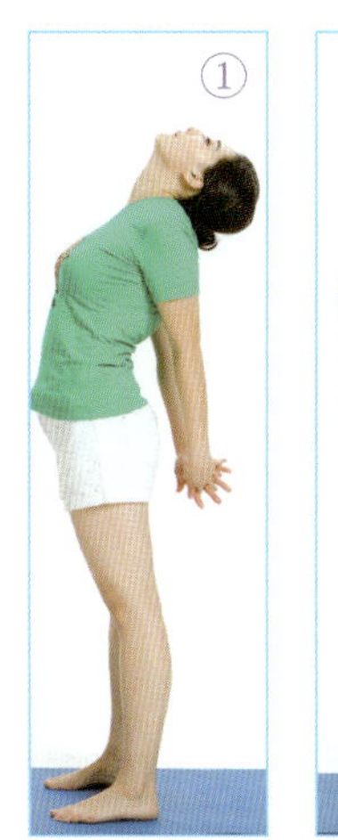
①

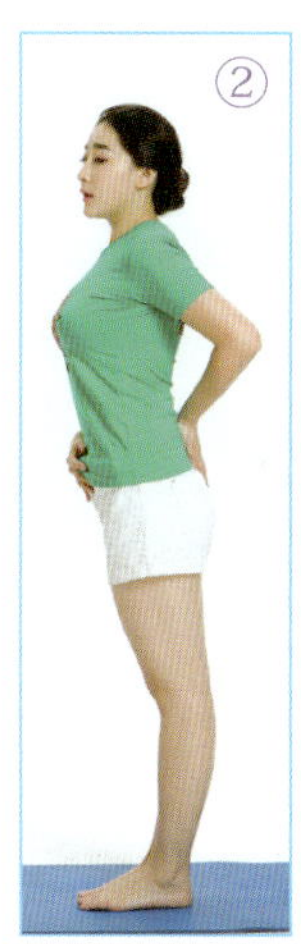
②

脊椎练习

取站姿，两腿分开与肩同宽，身体后倾，尾椎、腰椎、胸椎、颈椎依次展开，同时做胸式呼吸。胸部展开时，注意腰要伸直，不能前倾，否则会增加腰椎的负担。这个动作的好处是增加腰椎的弹性和力量。（图①）

定肌收缩练习

取站姿，双脚脚跟并拢，一手放于腹部，一手放于臀部。采用胸式呼吸法，吸气时收紧腹部、臀部、肛门、会阴，呼气时全部放松。这个动作可以使锻炼部位的肌肉和皮肤收紧而富有弹性。（图②）

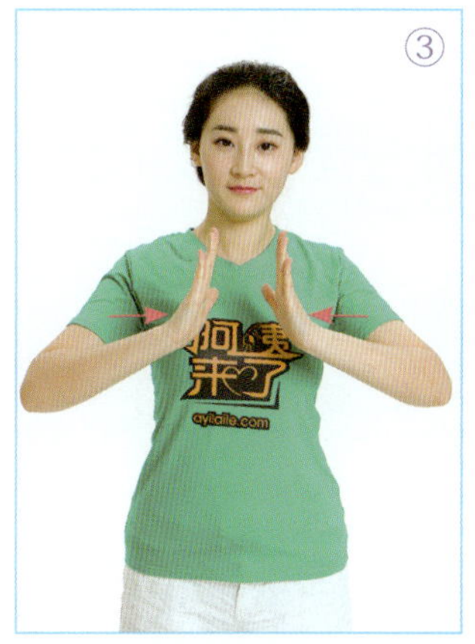
③

胸部练习

取站姿，两腿分开与肩同宽，肘部弯曲，双臂置于胸部两侧，掌心相对，肘臂夹紧，两手掌施力向内推，同时收腹部、腰部、臀部。这个动作的好处是矫正胸椎，提拉胸部，收紧双臂及腹部、臀部。（图③）

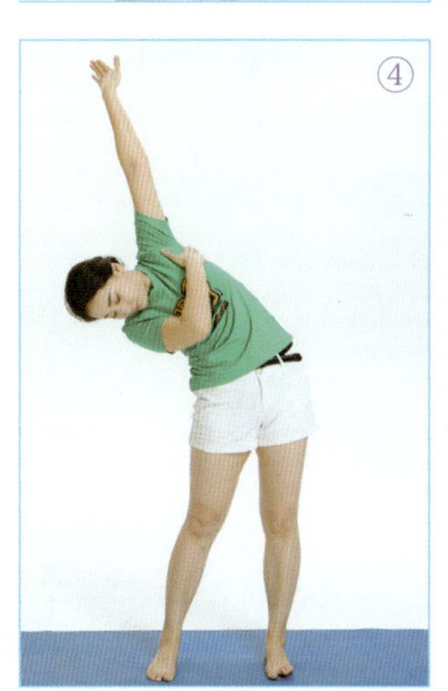
④

肩臂练习

取站姿，两腿分开与肩同宽，一手放在对侧腋下，另一手向上伸展，做胸式呼吸，用力向上提肩，单肩双肩各两遍。这个动作可缓解肩背酸痛。（图④）

宝宝护理：
给宝宝轻轻松松穿衣服

宝宝的身体比较柔软，给他穿衣服的时候，切忌急躁、动作粗鲁，随着穿衣次数增多，你会越来越熟练，但在刚开始的时候，一定要耐心、谨慎、动作轻柔。

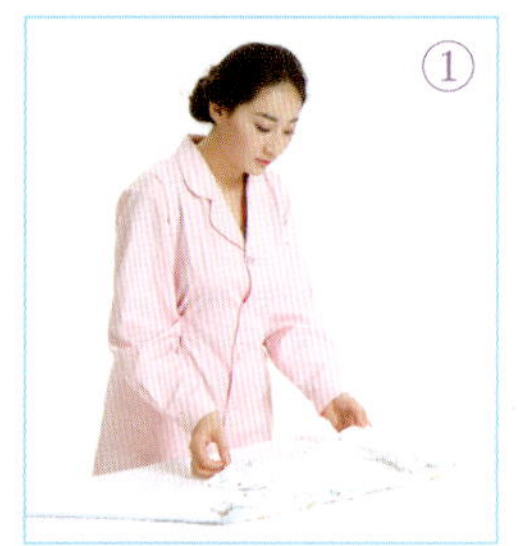
①

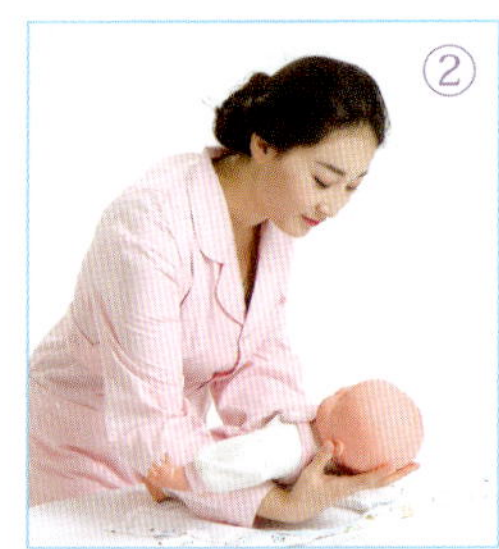
②

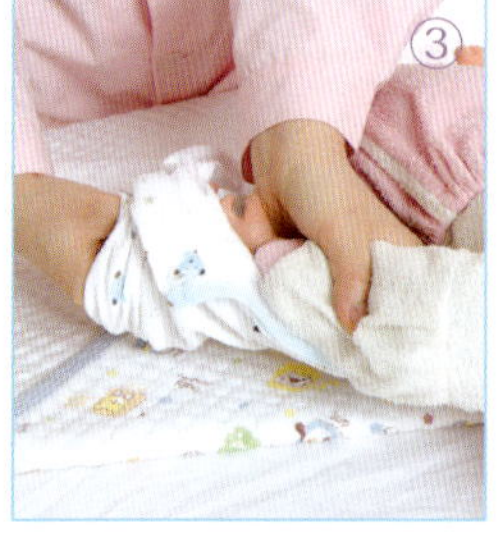
③

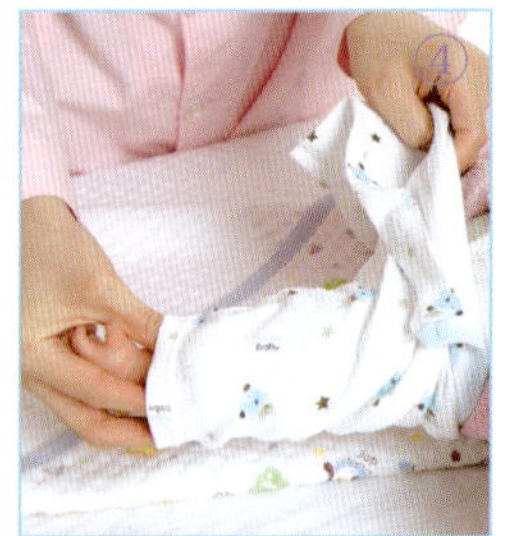
④

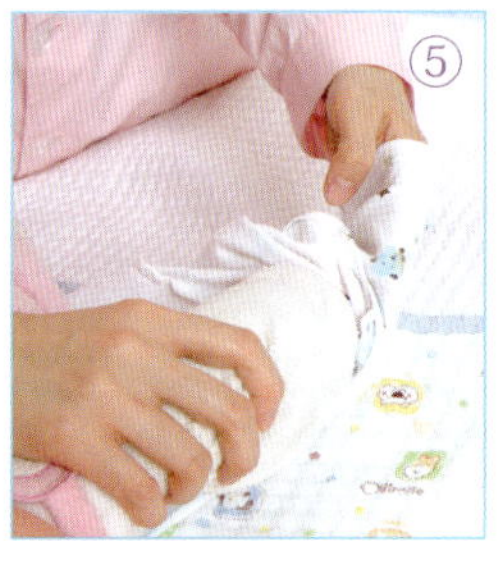
⑤

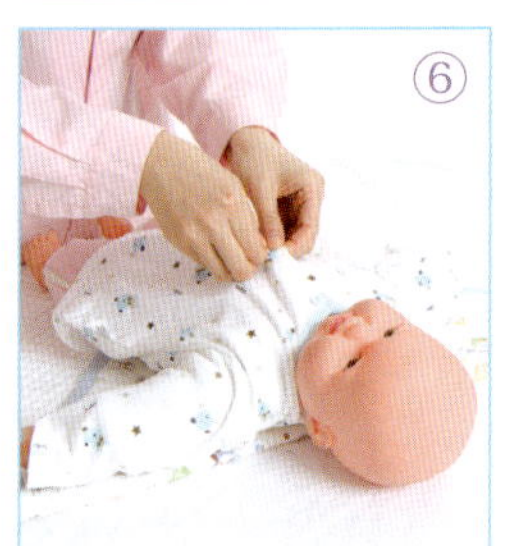
⑥

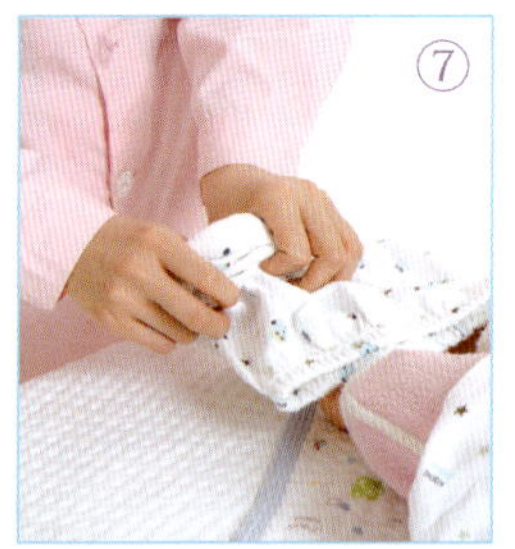
⑦

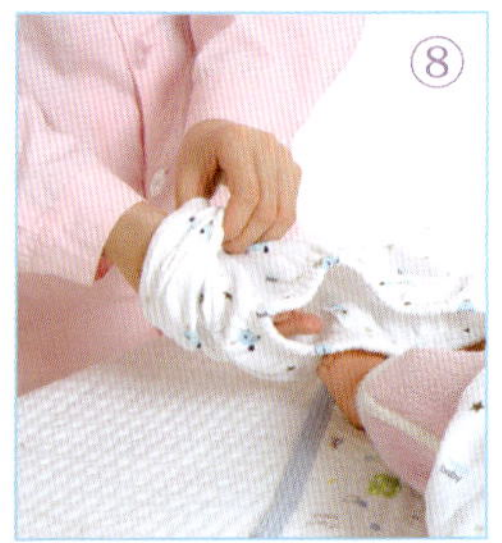
⑧

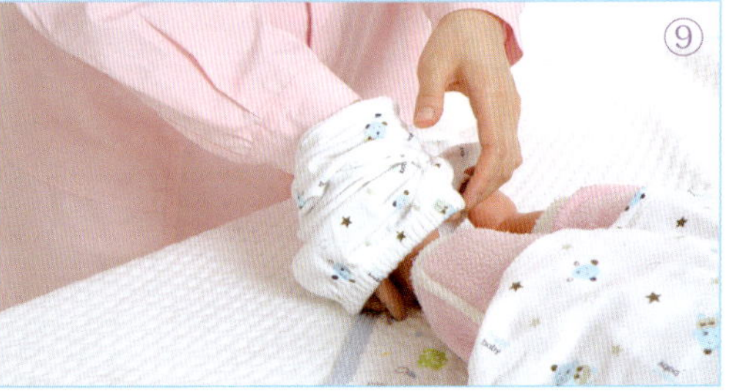
⑨

穿开衫衣服

1.将衣服铺在床上，衣扣或细带解开，衣襟平展至两侧。（图①）

2.让宝宝平躺在衣服上，脖子对准衣领的位置。（图②）

3.卷起一半衣袖，右手撑起卷起的袖口，左手握住宝宝的左手肘，将宝宝的手伸进衣袖里；右手握住宝宝的左手手腕，轻轻地将其拉出来，左手顺势将衣袖往上拉。然后用同样的方法穿好宝宝的右手。（图③、图④、图⑤）

4.将衣服整理平整，系上扣子或带子。（图⑥）

穿裤子

1.让宝宝平躺在床上，双手卷起宝宝的左腿裤腿，用右手撑起卷好的裤腿，轻轻握住宝宝的左腿。（图⑦、图⑧、

上页图⑨）

2.左手向上提拉宝宝的右腿裤腿，直至脚丫全部露出，另一侧做同样动作。（图⑩）

3.然后，一手托住宝宝的臀部，使宝宝的下半身略微抬起，另一只手向上提拉裤腰。（图⑪）

穿连体衣

1.将衣服平铺在床上，让宝宝平躺在衣服上，脖子对准衣领位置。（图⑫、图⑬）

2.一手卷起裤脚，一手握住宝宝的左脚小腿，将其伸进裤腿里，卷裤脚的手握住宝宝的脚踝轻轻拉出，具体做法可参照穿裤子的方法，对于没有裤腿的连体服，可省去这个步骤。

3.穿上半身时与穿开衫上衣的做法相同：先卷起一半衣袖，右手撑起卷起的袖口，左手握住宝宝的左手肘，将宝宝的手伸进衣袖里；右手握住宝宝的左手手腕，轻轻地将其拉出来，左手顺势将衣袖往上拉。然后用同样的方法穿好宝宝的右边袖子。（图⑭～图⑰）

4.将衣服整理平整，系上扣子。（图⑱、图⑲）

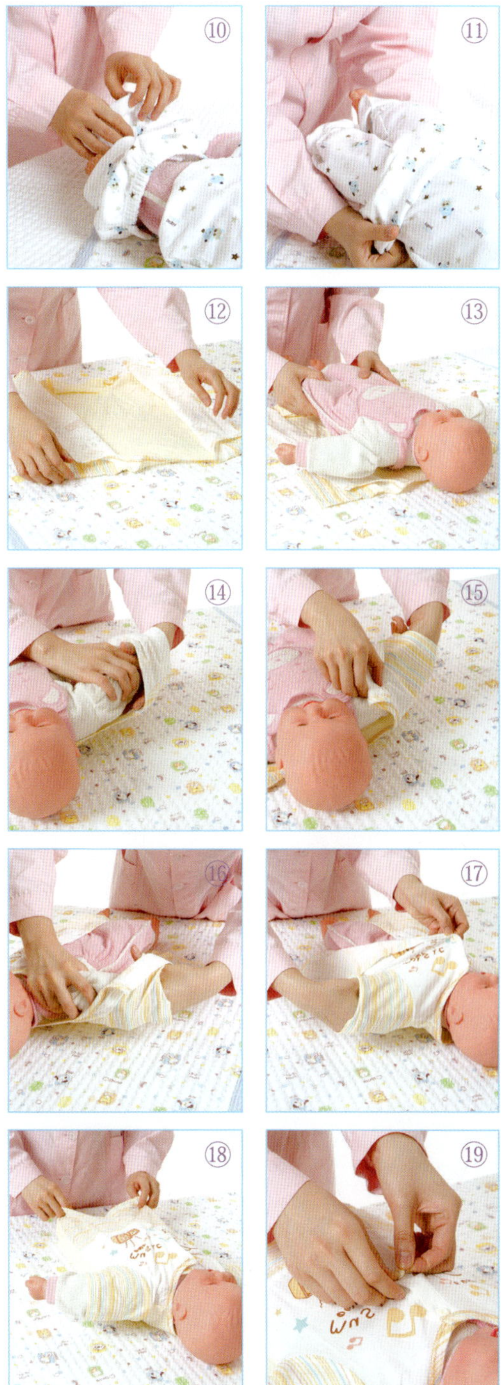

产后第 5 周食谱推荐

这个阶段的调理重点为增强免疫力，兼顾控制体重、修身美容。在“饮食清淡，营养均衡，定时定量”的大前提下，可多吃一些富含维生素C、维生素E、叶酸、铁、胶原蛋白的食物。平时多喝白开水，一些高糖、高热量的滋补养身茶，最好停止饮用。

• 滋补气血，预防贫血

当归红枣鸡蛋

材料：鸡蛋 2 个，当归 4 片，红枣 5 颗，黑豆、红小豆各 75 克。

调料：红糖适量。

做法：

❶ 先把红小豆、黑豆泡一晚上，再用砂锅加当归片慢火煲约 1 小时。

❷ 另开一炉，将鸡蛋煮透，剥壳，备用。红枣对半破开，去核。

❸ 等豆煮开花，放入红枣、鸡蛋，再次煮开后，加红糖调味即可。

/ 推荐理由 /

此汤除了有鸡蛋，还有当归和红枣，其补血提气效果变得更强，适合新妈妈食用。

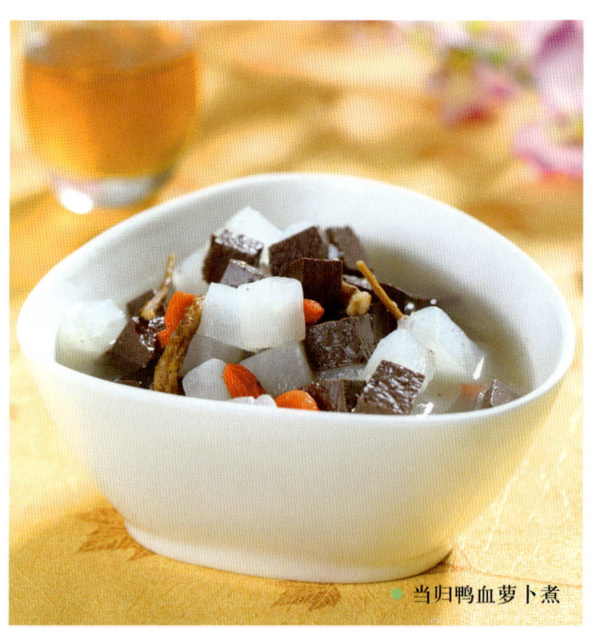

• 当归鸭血萝卜煮

当归鸭血萝卜煮

材料：白萝卜 500 克，鸭血 300 克，当归 5 克，枸杞子 15 粒，生姜 5 片。

调料：盐适量。

做法：

❶ 砂锅内加入适量清水，放入当归和生姜片，中火煮开后，调成小火煮约 10 分钟。

❷ 鸭血冲洗一下，切成均匀的小块；白萝卜去皮，切成小块。待当归煮出香气时，倒入白萝卜煮 5 分钟。

❸ 白萝卜煮熟后，倒入鸭血、枸杞子和油再煮 5 分钟即可。

/ 推荐理由 /

滋补气血，适合体质虚弱、血虚贫血的新妈妈食用。

蒜香芦笋

材料：芦笋段 300 克。

调料：蒜蓉适量，橄榄油、蚝油各适量。

做法：

① 芦笋段放入开水中焯熟，捞出沥干水分，放在盘中。

② 油锅烧热，加入蒜蓉、蚝油拌炒，蒜蓉呈金黄色即起锅，淋至芦笋上即可。

/ 推荐理由 /

芦笋所含的天冬酰胺和硒、钼、铬、锰等具有调节机体代谢的作用。

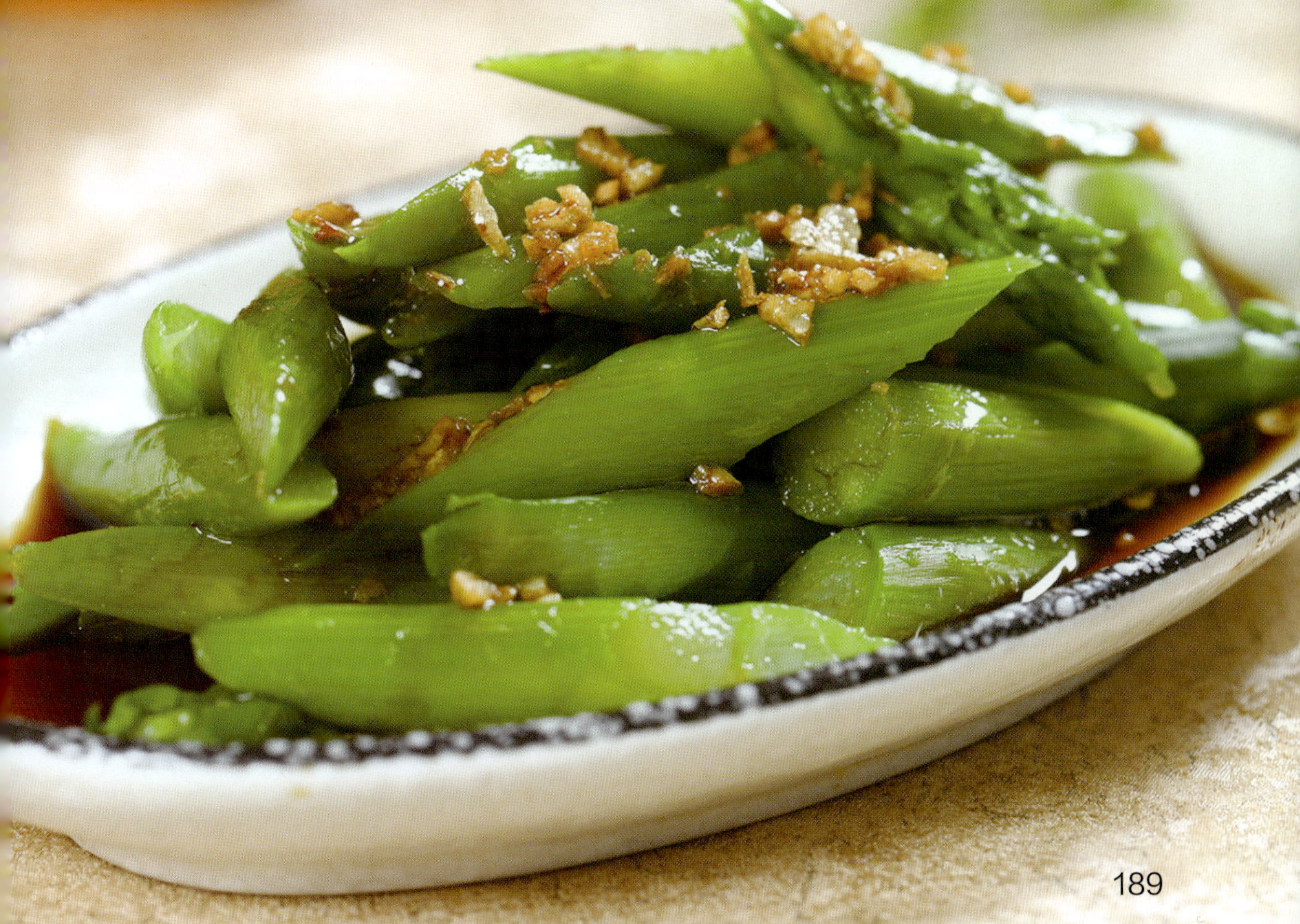

扁豆炒茭白

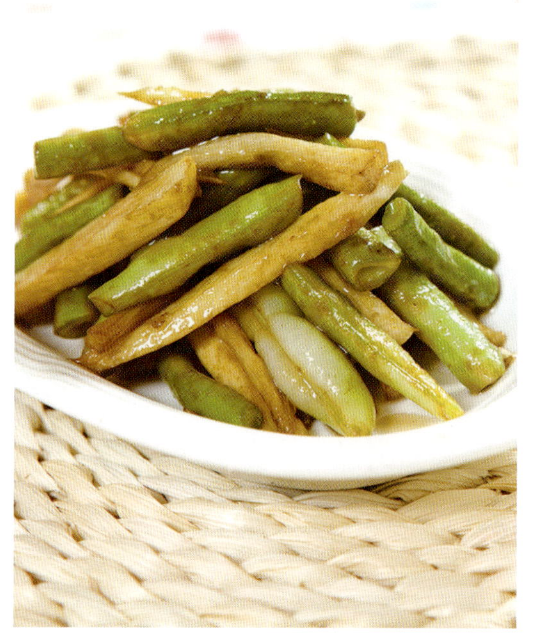

材料：扁豆段 250 克，茭白条 150 克，姜末适量。

调料：酱油、料酒、水淀粉、盐、鲜汤各适量。

做法：

❶ 油锅烧热，放入姜末爆香，然后放入茭白条和扁豆段煸炒至熟（不要放水）。

❷ 放入酱油、料酒、盐和鲜汤烧片刻，再用水淀粉勾芡即可。

/ 推荐理由 /

扁豆、茭白都是减肥佳品。

红小豆陈皮汤

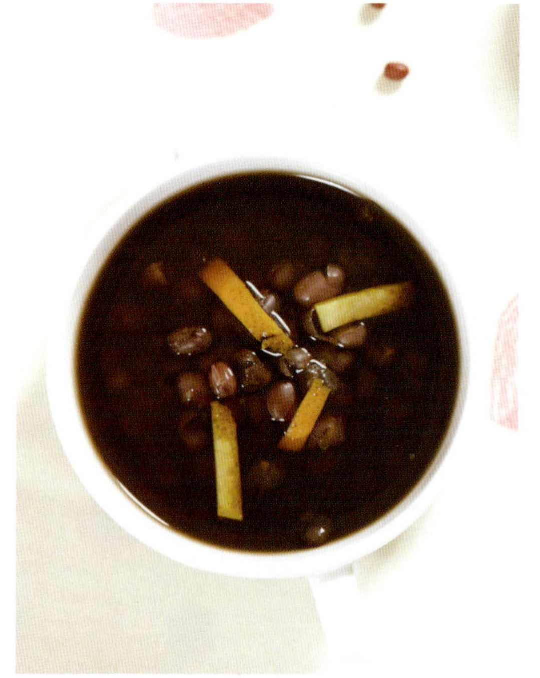

材料：红小豆 200 克，陈皮 5 克。

调料：盐少许。

做法：

❶ 先把红小豆浸泡半个小时，倒入煮滚的 500 毫升清水中，煮 30 分钟左右，把红小豆煮熟，然后熄火。

❷ 用热水把陈皮浸软，待红小豆煮熟熄火后，把陈皮放入红小豆汤中，上盖闷十分钟，之后加上一点盐就可以了。

/ 推荐理由 /

此汤利尿消肿，降脂减肥。

枸杞子鸡肝汤

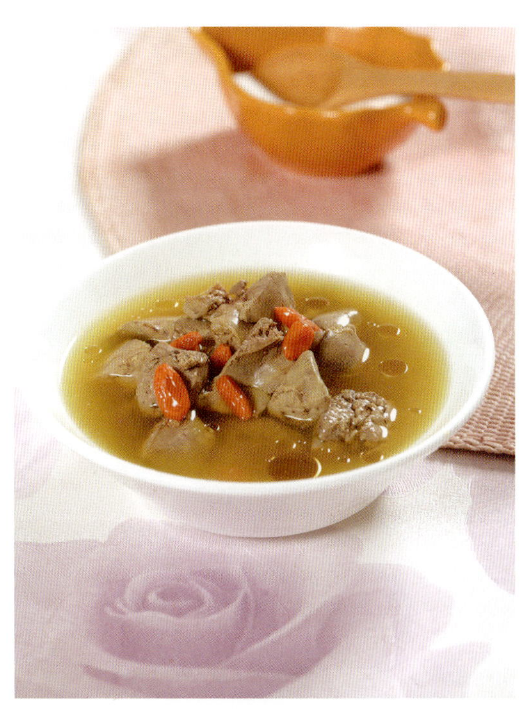

材料：鸡肝 200 克，鸡架 100 克，姜汁、枸杞子各适量。

调料：盐 1 小匙，料酒 1 大匙。

做法：

❶ 鸡架洗净后压碎或切块，熬煮成浓汤。

❷ 鸡肝洗净，切块，用热水氽烫后以清水冲洗，再加姜汁浸润一下。

❸ 鸡架浓汤中加入枸杞子，中火熬煮 30 分钟，加入鸡肝块以及盐、料酒即可。

/ 推荐理由 /

鸡肝、枸杞子都是新妈妈的补血佳品，有助于改善气色，美容养颜。

猕猴桃银耳羹

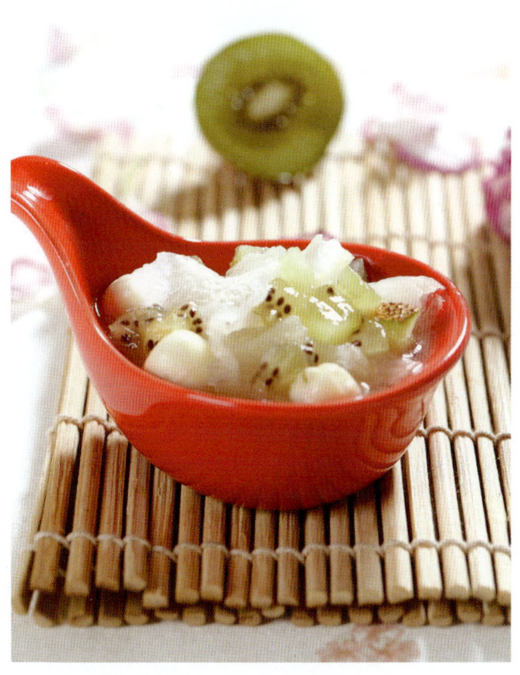

材料：水发银耳 10 克，猕猴桃 50 克，莲子（去芯）20 克。

调料：冰糖适量。

做法：

❶ 银耳、莲子放入锅中，加少许水，煮约 3 个小时，放入适量冰糖熬化后关火。

❷ 猕猴桃去皮，切成小粒，倒入锅内，搅匀即可。

/ 推荐理由 /

猕猴桃富含维生素，具有排毒养颜的功效，银耳更是滋阴养颜的佳品。

月子
第6周

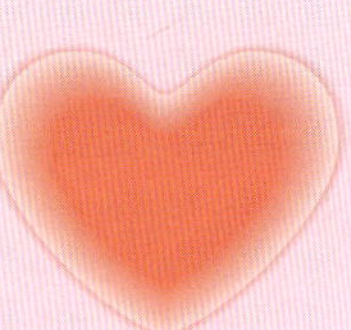

新妈妈机能恢复期
将健康美丽一直延续下去

给新妈妈们的第6封信

产后第 6 周，你的子宫已经逐渐收缩到了孕前大小，恶露也已经排干净了，这意味着你的月子生活进入了尾声，不需要再进行特殊的保健护理了。但是我们建议你依旧要控制好自己，将一些良好习惯保持下去，这对以后的健康是有好处的。

这一周，你需要返回医院，进行产后健康检查，这个检查非常重要，如果查出你的子宫尚未恢复至原来状态，恶露没有排干净，就说明是子宫复旧不全。这部分内容，我们在产后第三周介绍过，新妈妈可以参考。

检查结果显示各方面情况良好的话，就可以恢复和丈夫的性生活了。一旦恢复性生活，就有再次怀孕的风险，而此时新妈妈刚恢复，不宜怀孕，所以一定要做好避孕措施。

有些新妈妈在这一周突然迎来了老朋友——月经。不过因为有个体差异，每个人恢复月经的时间都不一样，所以如果没有恢复月经，新妈妈也不用担心。

很多新妈妈从怀孕后期开始出现妊娠纹，也有的新妈妈在产后 1 个月左右才出现。但是其一旦出现，就很难去除。所以建议新妈妈提前进行预防，如果已经出现，可以采用按摩的手段进行淡化。

宝宝满月之后，告别了新生儿阶段，成为一个漂亮的小婴儿了。他对环境的适应能力有了较大的提升，免疫力也越来越强大，你可以带着他外出见更多的世面了。

42 天的月子生活，说长不长，说短不短，新妈妈终于熬过了这段痛并快乐着的时光，我们只想对你说：你是最棒的妈妈！

第36~38天

特别关注：令人烦恼的妊娠纹

一些新妈妈的胸部、腹部、大腿赫然出现了一些颜色暗沉的不规则裂纹，这就是妊娠纹。新妈妈长妊娠纹本来是正常现象，但看上去确实不美观，好多新妈妈为此困扰不已，有调查显示，75%以上的产后女性表示对妊娠纹深恶痛绝。其实如果能够抓住时机，在日常生活中加以合理的保养，妊娠纹是可以淡化的。看看月嫂怎么给你支招。

妊娠纹形成的原因

女性在怀孕中期后，子宫日渐膨大，腹部的皮肤弹性纤维和肌肉不断被撑开、伸长，当其超过一定程度时，纤维就会出现断裂，这就是腹部不规则纵形裂纹的由来。

妊娠纹可以完全去除吗

新妈妈身上断裂的弹性纤维是可以修复的，但却很难完全恢复到孕前状态。修复妊娠纹最理想的时间是产后三个月，在这段期间内，经过合理的锻炼、按摩加饮食调节，原先的裂纹会逐渐褪色，最后变成银白色。如果想让妊娠纹彻底消失，更有效的做法应该在孕前就做好预防，多进行锻炼和按摩，增加皮肤的弹性。

按摩改善妊娠纹

勤于按摩并非能够百分之百消除妊娠纹，但是可以让已经形成的妊娠纹逐渐淡化，如果怀孕期间就开始按摩，则能减少妊娠纹产生的机会。反之，如果不做按摩，产后留下的妊娠纹会更加明显。所以按摩对消除妊娠纹而言，还是有实际成效的。

1. 新妈妈在进行按摩前，要先洗净双手，在手掌上挤适量橄榄油，均匀地涂抹在妊娠纹处，用温柔的力道进行按摩，这样能起到润滑的作用，否则皮肤过于干燥，经过拉扯反而会加重症状。
2. 腹部按摩：第一种方法是以肚脐为中心点，沿顺时针方向打圈按摩腹部，打圈由小到大、由内向外进行；第二种方法是从腹部外侧开始，由下方往上推向中间即

可。（图①~图④）

3. 大腿、膝盖、臀部按摩：按摩大腿时，要从下向上，按摩至髋部。大腿后侧与大腿连接处、下腹部等不易被按摩到的地方，新妈妈可以让月嫂或丈夫帮忙按摩。（图⑤）

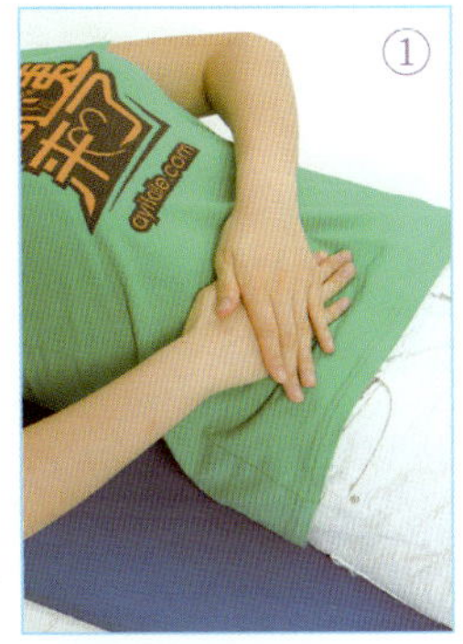

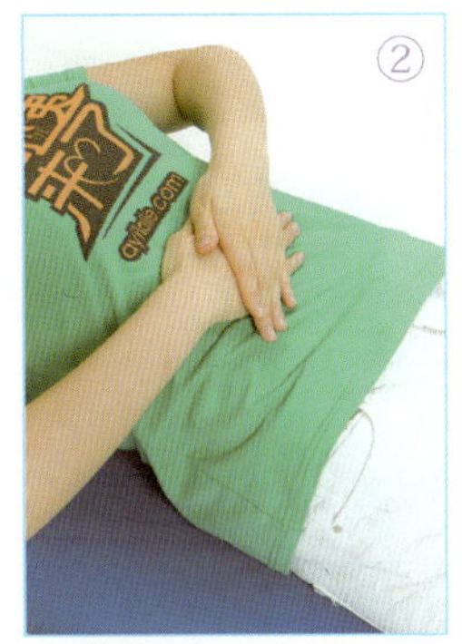

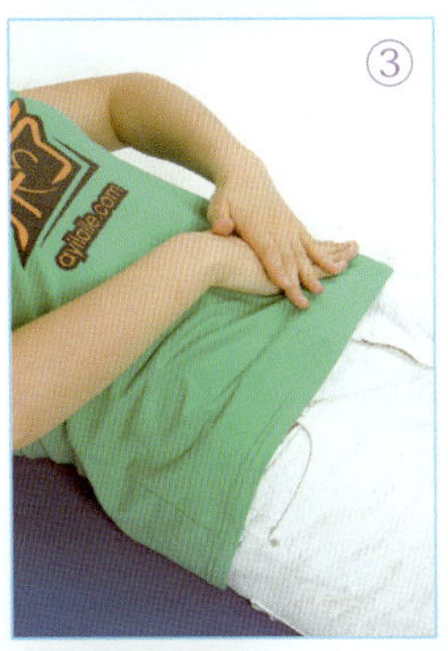

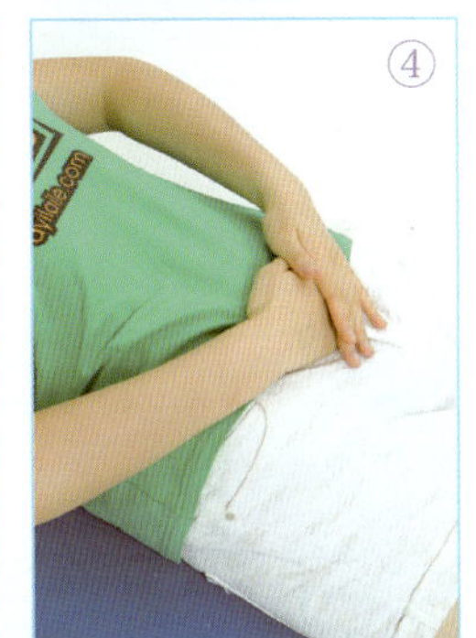

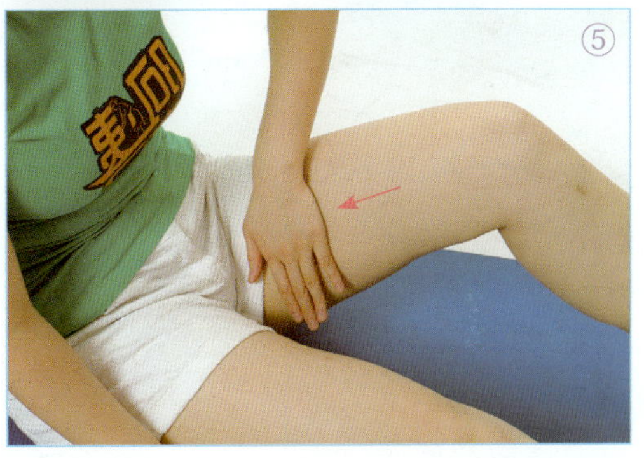

运动改善妊娠纹

勤做有氧运动，可以加速血液循环，消耗脂肪，让皮肤变得更加紧实、有弹性，淡化妊娠纹。这些运动包括骑脚踏车、慢跑、跳绳、跳韵律舞或游泳等。新妈妈可以根据自己的身体情况和喜好，选择适合的运动项目。

饮食调节妊娠纹

饮食中的胶原蛋白和维生素C，对改善妊娠纹有积极作用，新妈妈可以适当补充一些。含有胶原蛋白的食物有猪蹄、燕窝、猪皮、牛蹄、鸡翅等，富含维生素C的食物主要是蔬菜、水果类。

月嫂暖心话

虽然妊娠纹不怎么好看，但它是孩子来到这个世上才留下来的，代表某种幸福的意义，所以咱们新妈妈尽量不要对妊娠纹耿耿于怀。放开心怀，接纳自己身上这点小小的不完美吧，你的好心态会让自己更美丽！

起居护理：呵护皮肤，不做黄脸婆

生完孩子之后，受体内激素变化的影响，新妈妈的皮肤状况会发生一些变化，干燥、松弛、暗哑等皮肤的“顽固敌人”，会让很多新妈妈担心自己变成“黄脸婆”。因此，做好保养，是你每一天都必不可少的功课。

产后皮肤的4大问题

松弛

怀孕的时候，孕妇的子宫不断膨大，会使血液循环受阻，导致不同程度的妊娠水肿。再加上长时间卧床休息，活动量不足，肌肉萎缩，皮肤就变得松松垮垮的了。

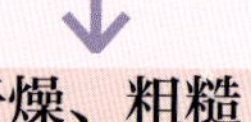

干燥、粗糙

每天忙着照顾宝宝，疏忽了对皮肤的保养，使得皮肤中缺乏水分，柔软度也有所下降，出现粗糙、局部水肿等现象。

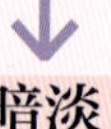

暗淡

产后受身体激素变化影响，皮肤会变得暗淡无光。

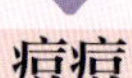

痘痘

因为内分泌发生变化，再加上情绪压力以及睡眠不足，一些新妈妈的脸上会冒出痘痘。

如何清洁和保养皮肤

1

要想拥有健康的皮肤，首先要做好清洁。洗脸时要使用温水，不要太烫，以免刺激皮肤。还要选择性质温和的洁面产品，尤其是皮肤比较敏感的新妈妈。洗脸之后，用保湿补水乳液护肤。

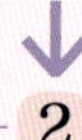

2

饮食上多摄入维生素、膳食纤维、必要脂肪酸食物，如绿叶蔬菜、水果、坚果、谷物、牛奶、鱼类、豆类等。拒绝刺激性的咖啡、酒、浓茶等，它们都是好皮肤的天敌。多喝温开水，每天饮水量应达到1200毫升，也可以用蜂蜜、玫瑰花、罗汉果等食材泡水喝。

3

保证充足的睡眠，不要让自己太过劳累，懂得适当求助，不要给自己的身心增加过多的负担。

饮食进补：五色食物选对才健康

传统医学将食物分为白、黄、红、绿、黑五种颜色类别，并根据食物五色来辨别各种食物拥有什么样的功效。而现代营养学也用食物五色来区分哪种颜色的食物，适宜什么样的人群食用。新妈妈了解了这个道理，就可以更好地搭配日常饮食了。

白色食物

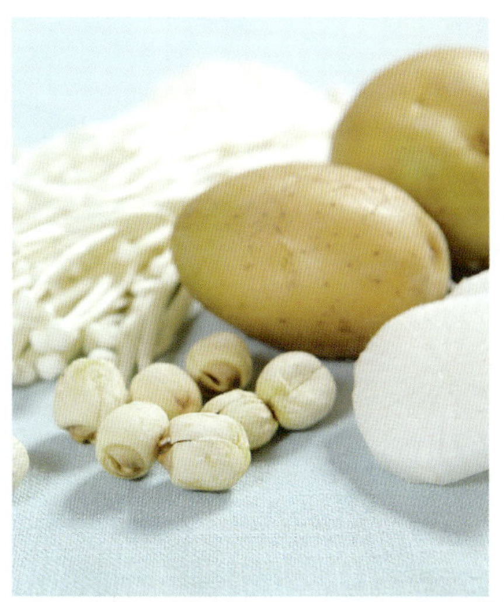

白色的蔬果含有丰富水分和水溶性纤维，能调节人体内水液代谢，滋润皮肤。中医认为，白色食物入肺，偏重于益气、行气，具有养肺的功效。据科学分析，大多数白色食物都富含水分，进入人体后能润肺生津。

代表食物 土豆、山药、冬瓜、竹笋、茭白、白萝卜、梨、柚子、荔枝等。

黄色食物

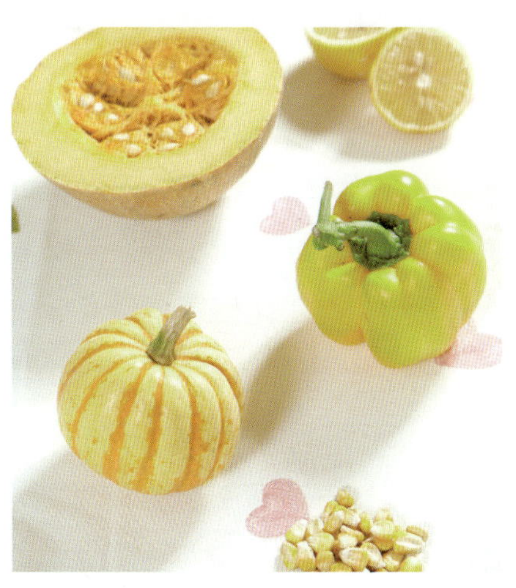

黄色蔬果含有丰富的维生素C和胡萝卜素、番茄红素，有很好的抗氧化作用。中医认为，黄色食物入脾胃，能增强脾脏之气。以黄色为基础色的食物，可以保护脾胃，促进胃肠蠕动，缓解便秘。

代表食物 玉米、藕、甘薯、南瓜、韭黄、柠檬、香蕉、菠萝、甘蔗等。

红色食物

红色食物有着红色的外观，偏红色、橙红色的新鲜蔬菜、水果，以及各种畜类的肉及肝脏都是红色食物。红色的蔬果含有丰富的铁质，能帮助人体造血，另外，还含有丰富的维生素A、胡萝卜素和番茄红素等，可以促进血液循环。中医认为，红色食物进入人体后入血、入心，具有益气、生血的作用。红色蔬果的抗氧化性要比其他颜色的食物强很多倍，可以保护细胞膜，增加机体的抗病能力。

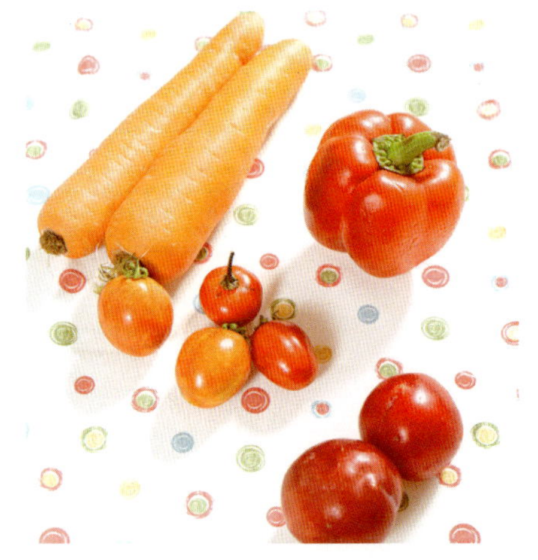

代表食物 胡萝卜、红甜椒、茄子、番茄、红苹果、山楂、草莓、葡萄、西瓜、柿子等。

绿色食物

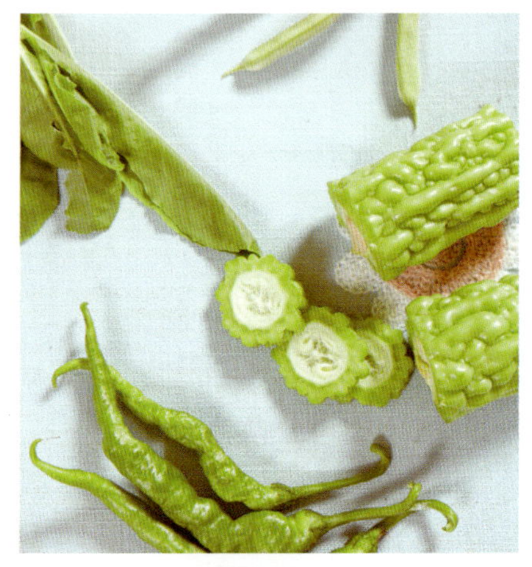

绿色食物是指各种绿色的新鲜蔬菜、水果。最具代表性的绿色食物就是深绿色的叶类蔬菜，它们含有丰富的膳食纤维，能帮助人体预防便秘，还含有各种矿物质，让人体保持酸碱度平衡。绿色食物大多具有疏肝、强肝、缓解疲劳等功效，更是钙的最佳来源。

代表食物 菠菜、茼蒿、青椒、韭菜、丝瓜、黄瓜、苦瓜、芦笋、香瓜、猕猴桃等。

黑色食物

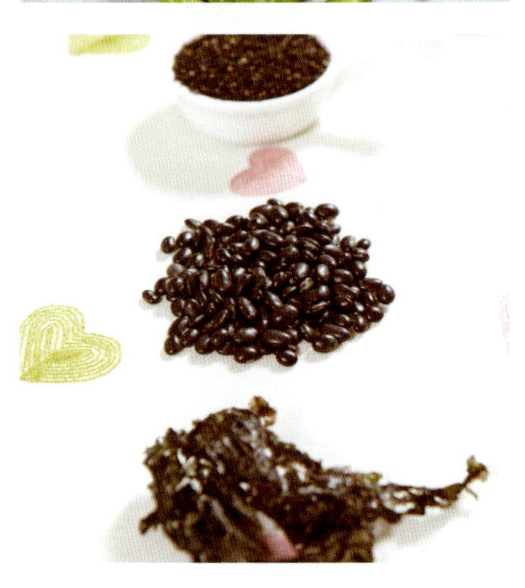

黑色食物含有多种维生素，对骨骼及生殖功能都有帮助；另外，黑色食物含有丰富的矿物质，帮助平衡人体内的电解质，保证各项生理功能正常。中医认为，黑色食物可以增强肾脏之气，能够养颜、抗衰老等，对生殖、泌尿系统大有裨益。

代表食物 黑豆、黑芝麻、黑木耳、香菇、紫菜、海带、桑葚、乌梅等。

母乳喂养：
发热了还能哺乳吗

哺乳期的新妈妈不小心得了感冒，体温超过了37.7℃，此时还可以继续哺乳吗？能不能吃药治疗？这些问题，新妈妈有必要了解清楚。

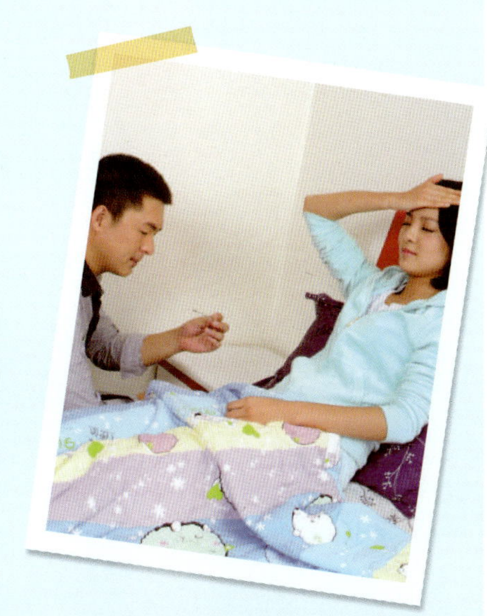

● 感冒发热的新妈妈需要多喝水，吃清淡易消化的饮食，并保证充分的睡眠休息。

通常不需要停止哺乳

感冒发热的新妈妈，通常是不需要停止母乳喂养的。如果停止哺乳，病好后乳汁分泌会大幅度减少，甚至干脆就不分泌乳汁了，此时想要再继续喂母乳，就很困难了。

其实，在新妈妈感冒发热的潜伏期，母体就已经可能把病原体传给宝宝了，此时母体会产生相应的抗体及其他免疫成分，这些成分能够通过乳汁进入宝宝体内，所以继续哺乳不但无害，反而可以帮宝宝提高抗病能力。

即使是因乳腺炎引起的发热，只要新妈妈能够耐受宝宝吸吮的疼痛，就不建议停止哺乳。

针对宝宝的防护措施

虽然感冒发热后还可以继续哺乳，但新妈妈还是要做好一些防护措施，以免感冒病毒传染给宝宝。

1.哺乳或跟宝宝亲密接触时，应戴好口罩，不要对着宝宝打喷嚏，在宝宝面前，或者触碰宝宝物品时，要洗净双手。

2.如果需要药物治疗，要仔细阅读说明书，目前国内药物多数会标明哺乳期妇女禁用或慎用，如果不清楚其是否安全，不要贸然服用，要向专业医务人员咨询清楚。大多我们家庭常用的感冒药，都属于安全级别，服用时不必停母乳。

3.也有极其少见的一些特殊感染，如艾滋病、巨细胞病毒感染，其通过乳汁传染给宝宝的概率很高，必须停止母乳喂养。

做做运动：产后瑜伽

产后瑜伽是专门为新妈妈量身打造的塑形运动，长期坚持，一定会对改善松弛、平静心情起到良好的作用。

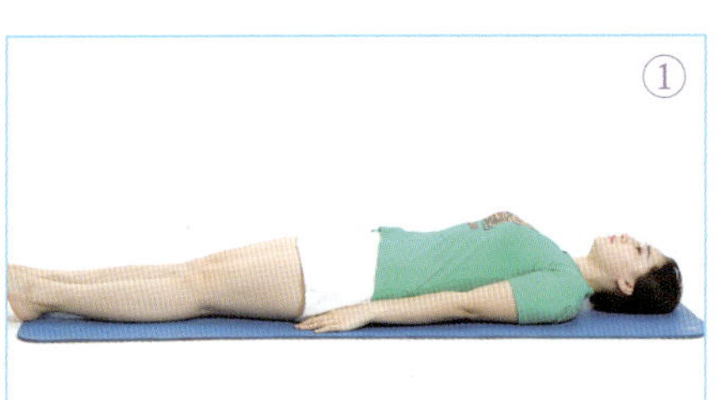
①

第一式：船式

船式瑜伽的作用主要是增强腹部肌肉，并促进肠胃蠕动，改善产后便秘。具体做法如下。

1.取仰卧位，两腿伸直。两臂平放体侧，掌心向下。（图①）

2.吸气，同时将头部、上身躯干、两腿抬离床面，同时双臂向前伸直，一边保持这个姿势，一边屏住呼吸，以不费力为准。（图②）

3.缓缓呼气，同时把四肢和躯干还原，放松全身。重复此练习3～5次。

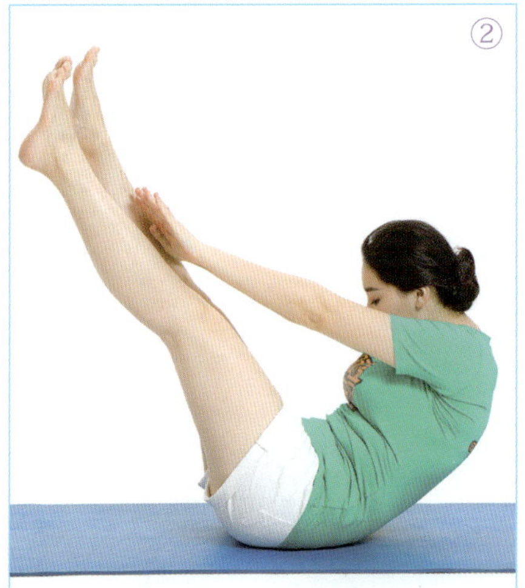
②

第二式：猫式

猫式瑜伽能够帮新妈妈增强腹背部的肌肉，放松脊椎，促进血液循环。具体做法如下。

1.跪在瑜伽垫上，坐住后脚跟，背部伸直。

2.抬起臀部，双臂向前伸展，不要弯曲，手掌向下平放在瑜伽垫上。深吸气，抬头，收缩背部肌肉，保持5秒钟。（图③）

3.缓缓呼气，低头，拱起脊柱，屏住呼吸保持5秒。两臂伸直，与地面成90°角。反复做2～3次。（图④）

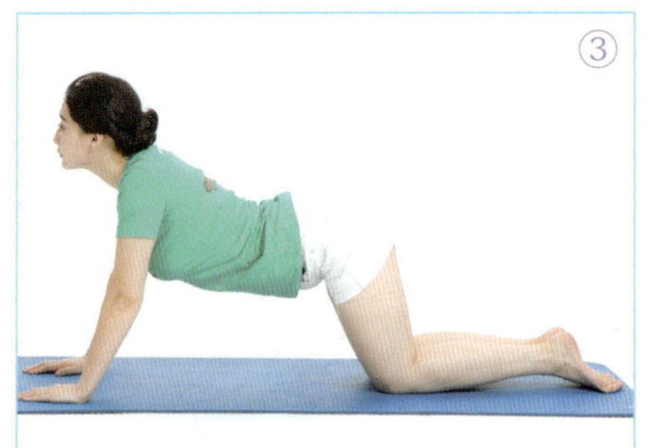
③

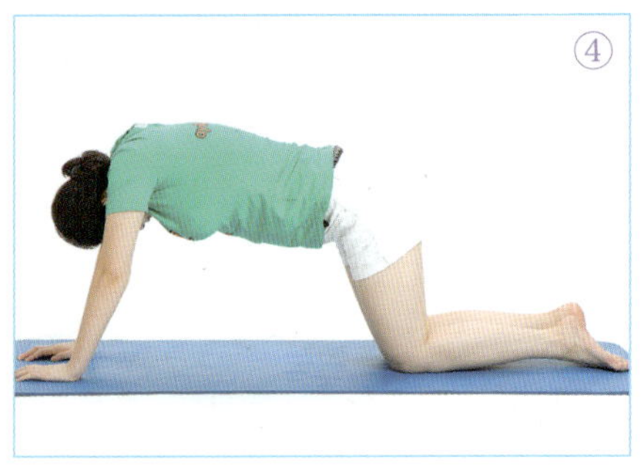
④

第三式：虎式

虎式瑜伽有助于消耗髋部和大腿区域的脂肪，促进生殖器官康复。具体做法如下。

1.采取跪坐的姿势，坐在后脚跟上，脊柱要伸直。（图⑤）

2.两手向前伸，掌心向下放在瑜伽垫上，抬高臀部，做出爬行的姿势。（图⑥）

3.两眼向前直视，吸气，右腿向后伸展。屏住呼吸，弯右膝，小腿与大腿成90° 角。两眼向上凝视，保持5秒钟。（图⑦）

4.缓缓呼气，拱起脊柱，把屈膝的腿放回髋部下面，贴近胸部，脚趾高于地面，两眼向下看，鼻子贴近膝部。（图⑧）

5.伸展还原，每条腿做5次。

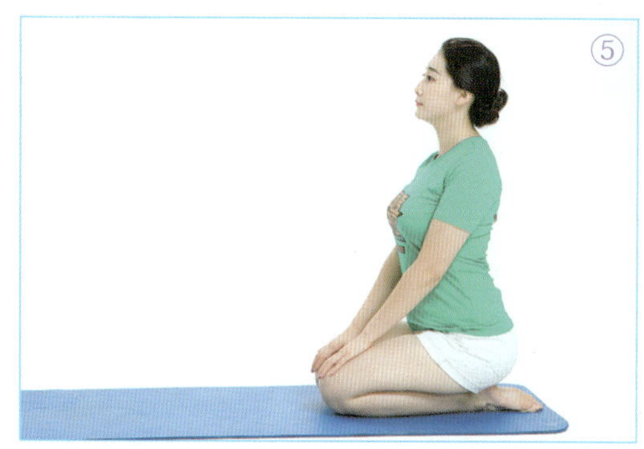
⑤

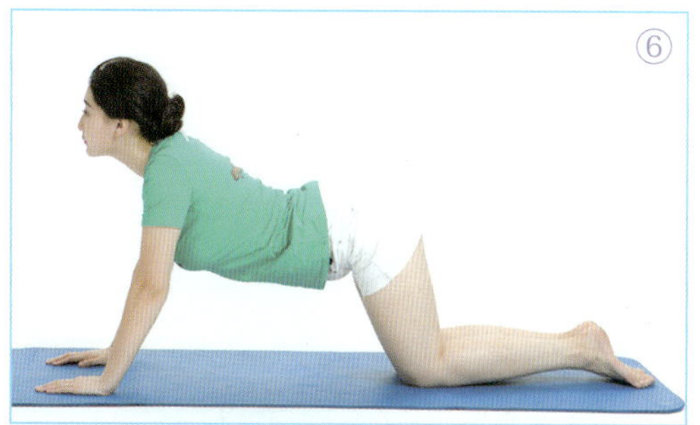
⑥

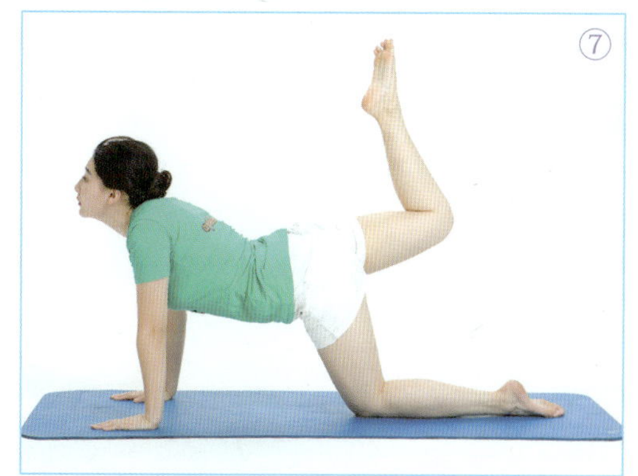
⑦

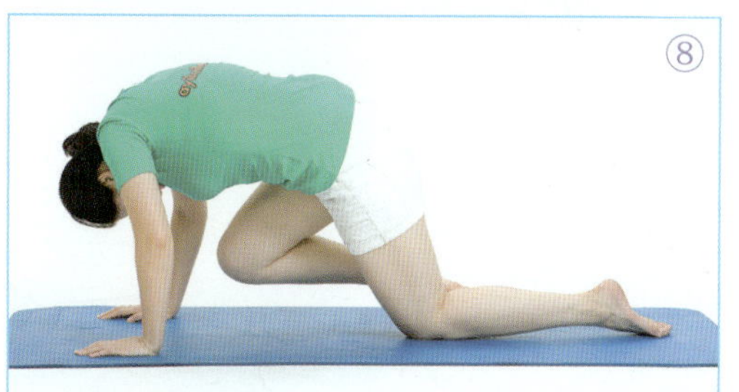
⑧

第四式：全蝗虫式

全蝗虫式可以促进骨盆区域各器官的修复，并改善肌肉松弛。

俯卧在瑜伽垫上，两臂向身后方伸直，缓缓呼气，一边将头部和胸部抬起，一边抬高双腿。保持均匀的呼吸，尽量多坚持一会儿这个姿势。

缓缓放下双腿，将头部、胸部还原，有规律地呼吸，放松全身。重复做两次。

宝宝护理：舒服换尿布

给宝宝换尿布是新手爸妈每天重复做的事情，一般每隔两个小时就应该检查一次，看宝宝是否该换尿布了。如果湿了就一定要马上更换。怎样才能舒舒服服地给宝宝换尿布呢？来跟月嫂学习一下吧。

给男宝宝换尿布

1.无论你家是男宝宝还是女宝宝，换尿布前，都要先清洗双手，并在床上铺一块毛巾，避免弄脏床单。（图①、图②）

2.一打开男宝宝的尿布，就被宝宝的新尿喷个正着，这是很多爸爸妈妈的“遭遇”。为了避免这样的情形，在打开尿布前，建议先用手在宝宝的生殖器上方覆盖几秒。（图③）

3.打开尿布后，得先清理宝宝的便便。用一只手握住宝宝的两只小脚，向上提起，将小屁股露出来。另一只手先将脏

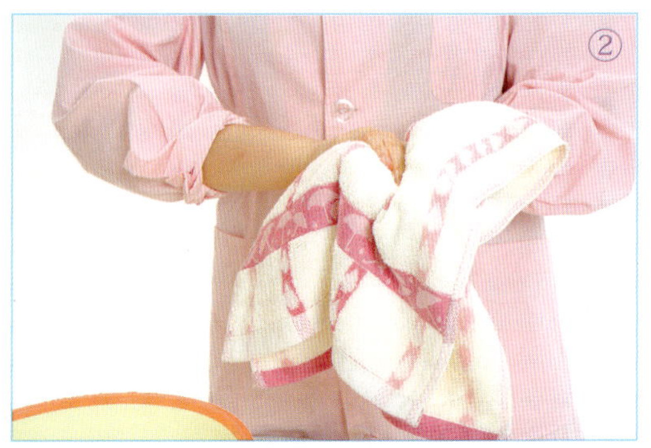
②

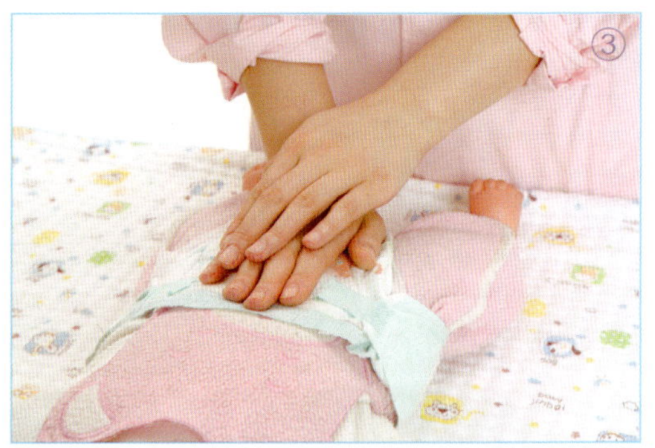
③

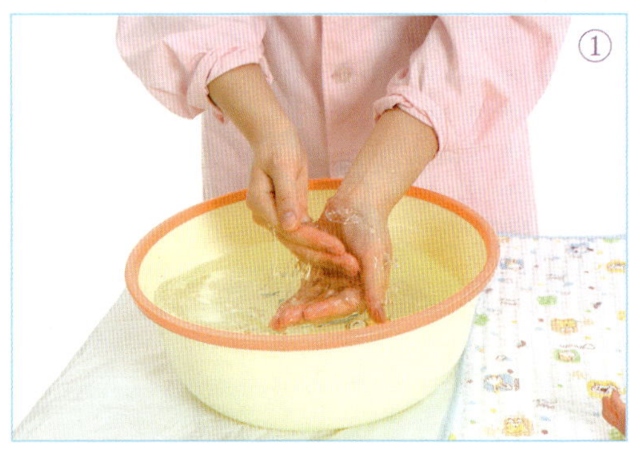
①

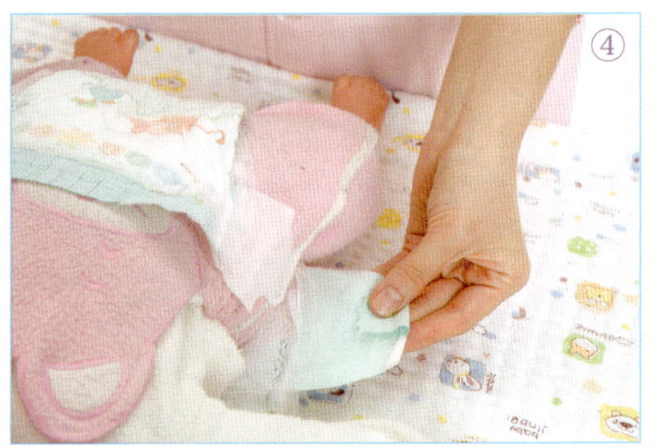
④

尿布翻折上去，再用纸巾将宝宝的小屁股擦拭干净。（图④～图⑥）

4.用柔软的毛巾蘸温水，仔细按顺序擦拭阴茎及外阴茎、睾丸、屁股、大腿。男宝宝必须特别注意皮肤皱褶部分的清洁，像鼠蹊部及睾丸，尤其是睾丸部位，一定要将褶皱处翻开，将里面的污垢都清洗干净。（图⑦、图⑧）

5.将干毛巾或纸巾贴在宝宝的屁股上，将水分吸干，让小屁股保持干爽，还能预防长疹子。给宝宝清理干净后，不用擦爽身粉，给宝宝包上干净的尿布，就大功告成了。

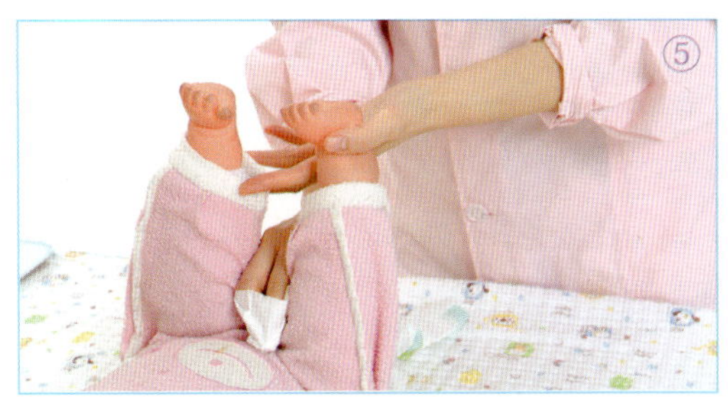

⑤

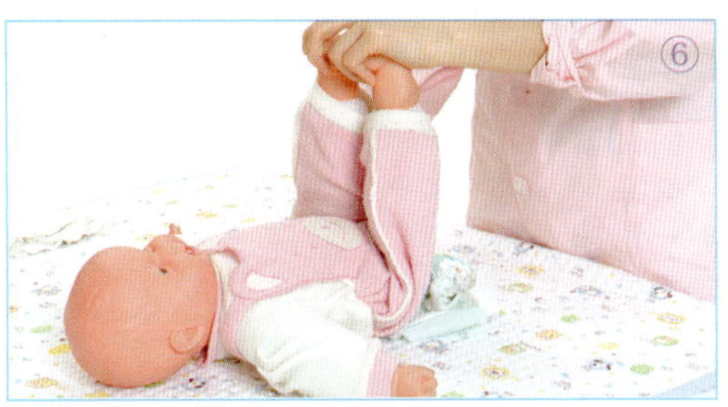

⑥

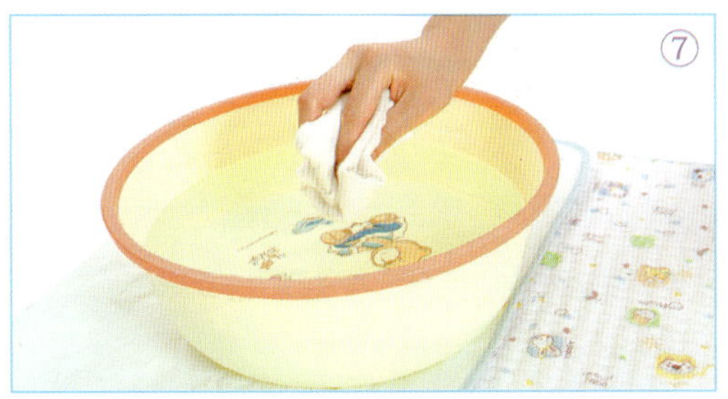

⑦

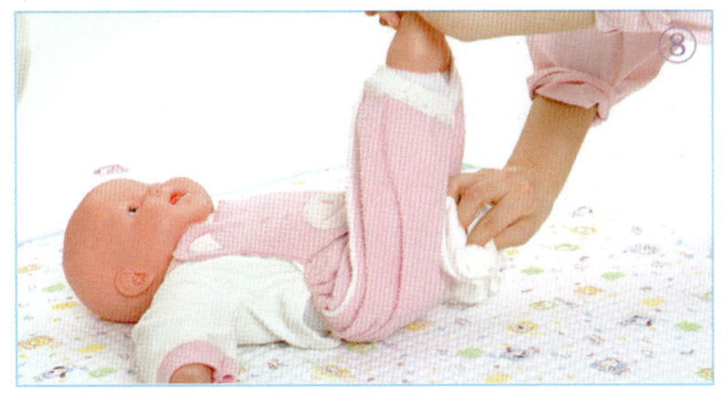

⑧

给女宝宝换尿布

给女宝宝换尿布的步骤与男宝宝相同，但是因为生殖器的构造不同，所以清洁起来需要一些特殊的技巧。

首先，帮女宝宝擦拭阴部时一定要由前往后擦拭，即从外阴部往肛门方向擦拭，以防肛门部的细菌进入阴道。清理之后建议再用温水清洗，只是擦拭容易残留细菌，引起感染。

月嫂暖心话

在这里提醒一下新妈妈，给宝宝换尿布有一个细节得注意，就是在抬起宝宝的小屁股时，一定不要抬得太高，免得压迫到宝宝的胃，造成宝宝吐奶或溢奶。

第39~42天

特别关注 1：别错过产后体检

坐月子就像是一次大考验，自己的身体情况恢复得如何？孩子照顾的情况如何？是时候验收一下成果了。之前离开医院时，新妈妈都会被告知，在产褥期结束时，最好和孩子一起到医院做一次健康检查，这个日期一般都安排在产后第42天，虽然不是硬性规定，但新妈妈最好不要错过这次体检，完成检查的时间最好不超过产后56天。

体检前的准备工作

体检医院通常选择宝宝出生时的医院，这里有妈妈和宝宝的详细资料，可以供医生直接参考。为了防止人多等待，新妈妈最好提前预约体检时间。

体检时要带齐宝宝的医疗卡和产检本。如果不是在出生医院做体检，就需要带上之前的产检结果、出院小结等相关资料。出院前，对于医生会询问的关于宝宝生活规律等方面的问题，要提前做一些了解和记录，比如吃奶的情况，有无呛奶、吐奶的情况，以及大小便的情况。还要清楚宝宝有没有进行听力筛查，如果没有就要进行补测。

很多新妈妈是产后第一次带宝宝出门，所以要带足必需的装备。包括给宝宝准备的尿布、衣服、包被，及湿纸巾、婴儿车。喝奶粉的宝宝要带好奶瓶、奶粉、温水等。新妈妈自己要准备防漏的乳垫，还要准备披风类的哺乳外衣，以方便在公众场合喂奶。

请1～2位家人陪同前往，这样在妈妈接受体检或医生询问时，可以帮忙照顾宝宝。

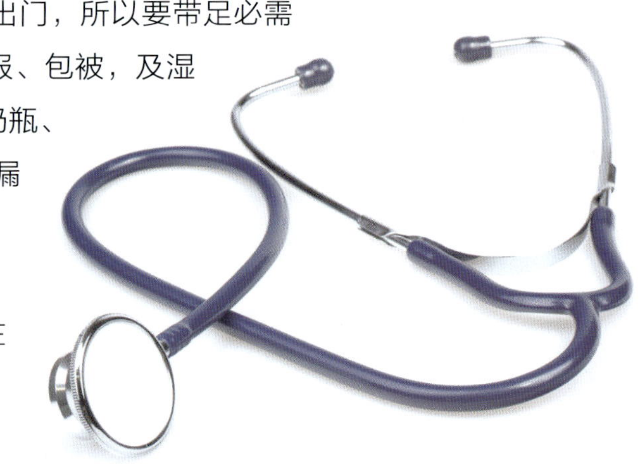

新妈妈的体检项目

体检项目	说明	提醒
体重	恢复情况良好的新妈妈一般体重会达到孕前水平或稍有增加	如果体重不降反增，就是在提醒新妈妈营养摄入不够均衡，以及活动量不够，需要及时作出调整，减少高糖、高脂类饮食，增加蛋白质和维生素含量丰富的食物
血压	血压关系到身体多方面的问题，如果测量血压显示异常，应查明原因	测量血压之前，新妈妈需要保持安静状态，如果提前做过轻微活动，要先休息15分钟再测。测量前半小时不宜吃东西，也不要憋尿
血常规	对血液成分的检测分析，可以作为诊断和鉴定感染、营养状况的重要依据	新妈妈检查时不宜穿过紧的衣服，以免抽血时不方便卷起袖口
尿常规	尿常规检查可以反映泌尿系统疾病	新妈妈可适当多喝点水，以促进排尿
妇科	妇科检查是看子宫大小是否恢复正常，会阴及阴道裂伤是否愈合，骨盆底肌群恢复是否良好，附件及周围组织有无炎症及双侧卵巢及输卵管情况，以及恶露是否排干净	进行妇科检查前，新妈妈需要排空膀胱，因为膀胱位于子宫的前方，如果不排空，会干扰检查
乳房	乳房检查涉及到乳汁分泌情况，乳房是否有红肿、疼痛或肿块，指导新妈妈预防乳腺炎	用温水清洗乳房，保持乳房清洁卫生，方便检查
腹部检查	通过腹部检查，可以进一步了解子宫的复位以及生产后腹腔内其他器官的恢复情况。对于剖宫产的产妇来说，还要重点检查刀口的愈合情况	腹部检查前应避免大量饮水，但可以少量进食，不宜过饱
心理检查	看产妇是否患了产后抑郁症	如果发现产后抑郁，要积极配合医生进行治疗。家人要及时与医生沟通，不可忽视产后抑郁症的危害
其他	患有其他疾病，如心脏病、肝炎、泌尿系统感染、甲亢等疾病的新妈妈应到内科做详细检查	患有这些疾病的新妈妈，要积极体检，遵循医嘱，及时调整用药

特别关注 2：
月经什么时候“回归”

月经被称为女人的“好朋友”，把“好朋友”这三个字拆开来看，就是“女子月月有”。怀孕和坐月子期间，女人和“好朋友”分别已久，那么新妈妈什么时候恢复月经是正常的呢？哺乳又对月经有着怎样的影响？赶快来了解一下吧。

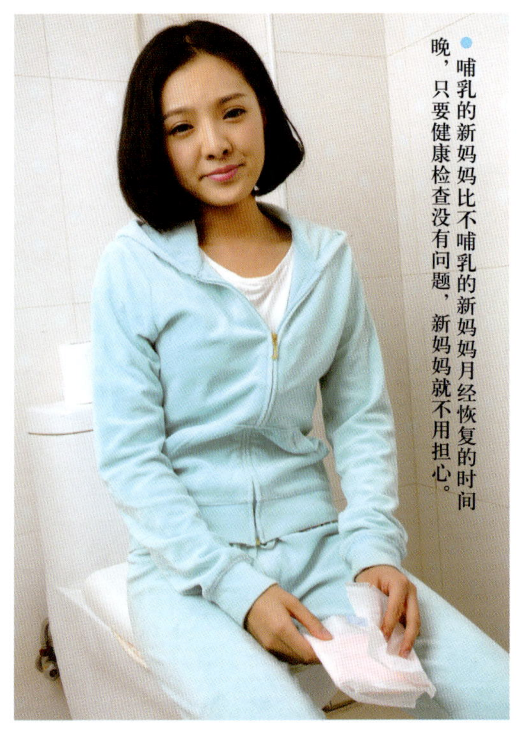

● 哺乳的新妈妈比不哺乳的新妈妈月经恢复的时间晚，只要健康检查没有问题，新妈妈就不用担心。

月经恢复的时间

月经恢复的时间有着比较大的个体差异，它与哺乳有一定的关系。哺乳的女性，月经往往比不哺乳的女性月经恢复的时间晚。不哺乳的女性，产后4～6周就可来月经，99%以上的新妈妈会在产后3个月内恢复。哺乳女性一般会推迟到半年以后，有可能1年左右才来月经，最早的可在产后8周左右恢复，这都是正常现象，只要健康检查没有问题，新妈妈就不用过于担心，做好日常的清洁卫生工作就可以了。

来月经的几天可以哺乳吗

有些新妈妈在来月经的日子里乳量会有所下降，还有的新妈妈听说月经会影响乳汁质量，担心月经期间哺乳会导致宝宝消化不良。其实这种说法并不科学。月经来潮后，新妈妈的乳汁相对比较浓缩，其中蛋白质增多，脂肪减少，这种乳汁对宝宝并无不良影响。为了改善浓缩的乳汁，新妈妈可以多喝点温开水，或多喝点汤。还要继续坚持按需喂养的原则，让宝宝频繁地吸吮，这样你的身体会自动调整，很快就会恢复奶量。

哺乳期来月经是体质差吗

哺乳期的新妈妈，雌激素的分泌受

到了泌乳素的抑制，同时卵巢对垂体促性腺激素的刺激不敏感，所以在一般情况下，不排卵，也没有月经。 而有些新妈妈由于宝宝吸吮力不足，或其他原因导致体内的泌乳素分泌较少，对月经的抑制力减弱，就会出现月经复潮现象。也就是说月经复潮主要还是跟哺乳有关，并不表示新妈妈体质差。

月经不规律怎么办

月经恢复后，时间周期不规律，或经血量出现过多或过少的现象，都可能与新妈妈的体质状态有关，建议从生活起居方面进行调整，不要过于劳累，不要节食减肥，保证饮食营养和充分休息。如果连续几个月还是没有好转，就要去医院检查。

断奶后迟迟不来月经怎么办

有少数新妈妈由于哺乳期长时间不来月经，结果导致子宫内膜萎缩性闭经，所以宝宝已经断奶了，月经还是迟迟不来。还有一种情况就是产后大出血导致的闭经，这些情况都建议新妈妈及时到医院治疗。

月嫂暖心话

排卵与月经的恢复是否同步

新妈妈产后排卵的恢复时间与月经的恢复时间并不是同步的。大多数不哺乳的新妈妈前两次月经常常为无排卵性月经，3个月后才恢复为排卵性月经。哺乳的新妈妈恢复月经较晚，而排卵时间可能会早于月经时间，所以她们第一次月经通常就会排卵。

排卵的恢复和月经一样，也是与新妈妈是否哺乳有关系。不哺乳的新妈妈恢复排卵的时间通常在产后3个月内，有些新妈妈在产后42天左右就恢复排卵了，产后1个月内恢复排卵的则很少。

哺乳的新妈妈恢复排卵大多在产后4～6个月左右，但也有少数人在产后42天左右就恢复了排卵。资料表明，新妈妈的年龄和肥胖程度也会影响恢复排卵的时间，34岁以上且肥胖的新妈妈，产褥期的第1次排卵有延迟的倾向。

起居护理：重要的产后“第一次”

在此之前，新手爸妈已经很久没有性生活了，所以你们的产后第一次性生活非常关键。很多新妈妈误认为，产后月经恢复之前，是没有排卵的，所以不用避孕。其实在第一次月经恢复之前，新妈妈就已经有排卵能力了，所以产后恢复性生活时，必须得进行避孕。

产后第一次性生活需要做的准备

1.事前夫妻双方都应养精蓄锐，体力和精神状态好，才能保证性生活的质量。另外，新爸爸可以适当营造浪漫的气氛，最好将宝宝交给其他家人或月嫂照看，确保房事的私密性。

2.由于不知排卵期是否已经恢复，所以必须提前准备好避孕套，做好避孕，以免造成不必要的麻烦。

3.产后新妈妈的阴道还比较干涩，为了避免身体疼痛，可准备润滑剂或润滑膏。

产后第一次性生活的注意事项

1.丈夫经过长时间性生活的缺失，可能有些按捺不住，但是妻子的身体刚刚恢复，欲望也许并不是很强烈，需要得到充分的理解和关怀。建议新爸爸不要一味地考虑自己的需要。尤其是第一次性生活，应延长前戏时间，多进行爱抚和沟通，动作尽量温柔，不要过于粗鲁和激烈。

2.如果在性生活时新妈妈感觉阴道伤口疼痛加重或阴道过紧等，应及时停止，不要勉强进行。发现阴道出血，应及时去医院就诊，不可延误治疗。

最理想的避孕措施

常见的避孕措施有三种，分别为放置宫内节育器、药物避孕和避孕套避孕。这三种措施各有优劣，相对来讲，避孕套避孕的方法最为安全有效。新妈妈也可以根据自己的需求进行选择。

三种避孕措施优劣对比		
避孕方式	优点	缺点
放置宫内节育器	放置宫内节育器最大的优点就是一劳永逸，它起效时间长，只需将其放入子宫内，放置20年以上也不会有太大的质量问题	缺点是需要做手术，还要定时复查，还可能出现白带增多、下腹坠痛等症状
药物避孕	避孕药有口服、注射、外用三种。它对产妇的生理功能不会产生干扰，因此比较适合产后使用	口服和注射的避孕药物会通过乳汁传给宝宝，因此正在哺乳的产妇最好不要用这两种方法避孕。此外，从理论上讲，长期服避孕药可能使子宫内膜呈现萎缩状态。因此如果是月经过少而不规律的女性，最好不要长时间地用避孕药避孕
避孕套避孕	避孕套是一种方便使用的避孕工具，而且不会对双方的身体造成什么负面影响，比较安全	缺点是可能会影响男性的性生活体验，但现在技术越来越进步了，避孕套的体验也越来越好，所以适用范围很广。是产后3个月内最理想的避孕方式
产后绝育	包括女性输卵管绝育术和男性输精管结扎绝育术。正常产后24小时左右，实施输卵管绝育术，也是一劳永逸的做法	这种做法不可逆，为了避免将来后悔，还是应采取一些可逆性的绝育方法

新妈妈再次怀孕的危害

新妈妈身体正处于恢复期，如果此时再次怀孕，会给尚未完全恢复的子宫造成负担，严重时会出血。而且哺乳期的新妈妈还要分泌乳汁，体内的营养根本无法维持胎宝宝的健康，一旦怀孕只能采取人工流产的措施。而人工流产对新妈妈的身体有很大伤害，不仅会增加新妈妈子宫的损伤，还会打乱新妈妈的内分泌状态，严重的会导致术后出血不止。尤其是剖宫产的产妇，如果在这时怀孕，做人流的危险性会更大，所以一定要做好避孕措施。可以选择用避孕套或者放置宫内节育器的方式进行避孕，这两种方法都不会影响乳汁的质量，口服避孕药则不建议使用，因为会影响乳汁分泌，对孩子的生殖系统发育也会造成不良影响。

做做运动：远离运动减肥的误区

你的运动计划还在有条不紊地进行着吗？关于产后运动，新妈妈可能因为减肥心切而忽略了健康为先的原则，形成一些错误的认识，导致偏离健康运动的方向。以下就是新妈妈容易陷入的误区，希望大家引起注意。

误区一：减肥运动越早做越好

为了快速瘦身，有些新妈妈在月子期间身体还没恢复时，就采取了剧烈的运动方式，例如器械训练、大动作跳操、快步走、跑步等，结果还没有瘦下来就造成了身体疲劳，甚至引起子宫出血、子宫下垂。其实，在产后第2～3个月，新妈妈还不宜进行过于激烈的运动，而是应该以产后操、瑜伽、太极、散步、家务等轻微运动为主，4～6个月之后，新妈妈的身体更加强健，到时候再用快步走、慢跑等方式锻炼，才更加安全、有效。

误区二：贫血者仍坚持减肥运动

产后贫血的新妈妈身体恢复比较慢。如果此时急着瘦身，没有很好地解决身体贫血的问题，更容易加重贫血的情况。这对身体虚弱的新妈妈来说是非常危险的。在健康与身材这两者之间，还是应以健康为第一位。

误区三：运动量越大越好

月子里，新妈妈进行剧烈运动会阻碍子宫恢复，出了月子之后，运动过量也会对身体造成伤害。另一方面，由于大幅度的塑身运动，会使身体大量出汗，如果不注意，很容易诱发感冒，不利于身体健康。

因此，新妈妈产后无论哪个阶段，都要避免超出个人承受范围进行过量运动或剧烈的大幅度运动。

正确的做法是根据自身的身体情况，进行适量的运动，每天运动30～60分钟，每周运动5天。

心理调适：产后性生活的心理障碍

妊娠期和产褥期的女性，性生活需求会大大减少，但这种情况并非意味着生育本身会对性生活造成不利影响。有研究表明，产后影响性快感与性欲的主要是社会因素与心理因素，如夫妻关系、家庭状况、经济条件、婆媳关系等，其中最关键的是夫妻间调适性生活的能力。

加强沟通与信任，积极突破心理障碍

夫妻之间不妨对性生活问题进行坦诚的交流，努力消除生活中的分歧与误会，统一对孩子的教育方式，克服心理障碍，也可以阅读一些性知识读物，找到产后获得愉悦性生活的新方法。

家中添了新成员，原本的二人世界变成了三口之家，夫妻之间的感情也更加丰富了，出现一些不适应也是很正常的，希望新爸爸和新妈妈能够以此为契机，让夫妻之间的感情更加成熟、牢固。

新妈妈要努力找回自我，恢复女人味

孕育的过程让新妈妈的主要精力都倾注在宝宝的身上，而几乎忘了自己还是个妻子。日常生活中，与新爸爸的亲密接触大大减少，自然造成了夫妻感情的疏离。研究表明，有不少新爸爸都有被冷落的感觉。为了防止这种情况出现，新妈妈不妨多留出一些空间与新爸爸独处，跟新爸爸聊聊天，一起读书，一起散步，在适应母亲角色的同时，也恢复自我，找回女人味儿。

也有的新妈妈因为产后身材走样，不复苗条性感的身姿，而感到自卑，所以不愿意面对性生活。这样的新妈妈最好放松心情，调整心态，身材变化的女性也可以散发女人味儿，这是女人的天性，所以尽管以自信的态度迎接产后的性生活吧。当然还要积极乐观地进行产后锻炼，争取早日恢复往日魅力。

多做收缩阴道、肛门运动，有利于增加私处的紧实度和弹性，增强对性生活的敏感度。

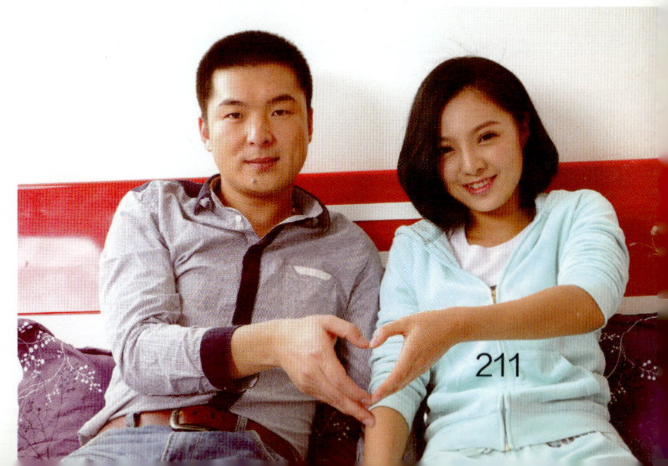

宝宝护理：解读溢奶和吐奶

宝宝吃奶时，会有奶液从口中流出来，每天会有多次，偶尔会大口大口地往外吐，这就是溢奶和吐奶的现象，多出现在1～2个月大的宝宝身上。这种现象正常吗？爸爸妈妈又该如何护理才能预防呢？来看看月嫂的经验之谈。

溢奶和吐奶的区别

溢奶和吐奶都是有奶水从宝宝嘴巴里流出，但在引起的原因和表现上还是有所区别的，新妈妈要注意判断。

	引起原因	表现
溢奶	可能由打嗝、体位改变等引起	溢奶是指宝宝食道或胃里的奶水不由自主地逆流到口腔外，但只有少量奶液从嘴角溢出
吐奶	宝宝的胃容量小，发育不够成熟，出胃处的括约肌又没有足够的强度阻止奶水反流	胃部奶水被强力排空，奶量较多

知识链接

宝宝吐奶需要看医生吗

吐奶一般情况下是不用看医生的，但是也有一些值得警惕的特殊情况，新妈妈需要了解清楚，以做到心中有数。

1.有的吐奶是病理性的，例如宝宝胃扭转、幽门狭窄等，都会引起吐奶，如果怀疑是病理性吐奶，需要到医院检查确诊。

2.宝宝出现体重明显下降的情况或者很长时间体重都没有增长。

3.宝宝吐奶的情况日趋严重，而且经常是喷射性吐奶。

4.宝宝吐出来的奶是绿色的黏液，可能是胆汁返流到胃中引起的。

5.吐奶时伴有高分贝的哭声和握拳踢腿等动作，可能是肠痉挛。

防止溢奶和吐奶的喂养绝招

溢奶和吐奶都属于正常现象，一般不需要特别治疗，随着宝宝逐渐长大，这种情况会有明显的改善，在6～7个月之内就会自然消失。为了不让宝宝难受，可以通过以下方法减少溢奶和吐奶的次数。

❶ 喂奶的速度不要太急，乳汁较多的时候，新妈妈可以用手稍压一下乳房，放慢乳汁流出的速度，给宝宝喘息的机会。或者中间把奶头拔出来，让宝宝喘口气再继续吃。

❷ 喂奶的间歇和喂完之后要给宝宝轻拍后背，让宝宝将咽下的空气排出。喂完奶的三十分钟内，都要让宝宝尽力趴在你的肩上保持直立姿势。（图①）

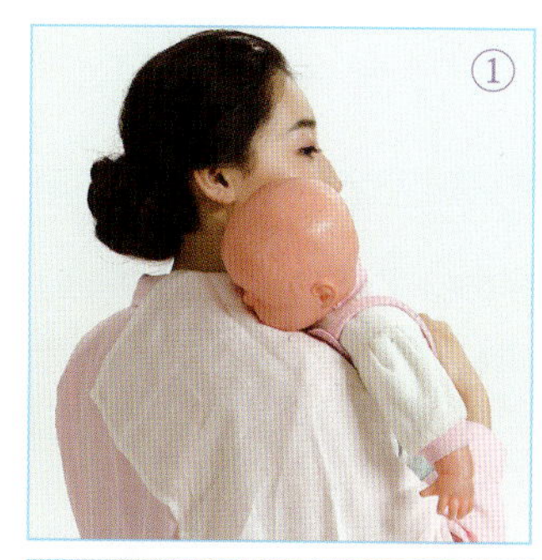
①

❸ 宝宝吃饱后，可以用枕头垫在左侧，使宝宝右侧卧，这样就使胃里的奶汁能顺流而下抵达十二指肠，增加胃部排空速度。（图②）

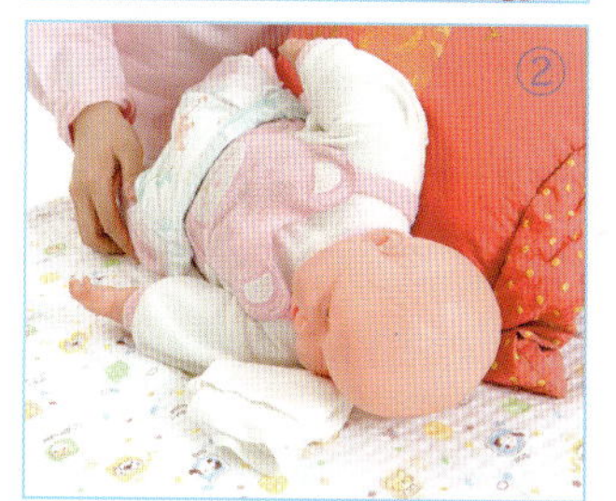
②

❹ 给宝宝喂完奶后，不要让宝宝过度嬉闹，避免晃动宝宝，影响消化。

❺ 一次不要喂得太饱，可让宝宝少食多餐，这样宝宝就可以减少吐奶了。

❻ 用奶瓶喂奶的宝宝，要检查奶嘴上的小孔是否大小适中，太大的孔容易导致宝宝喝奶速度过快，从而容易发生吐奶或呛奶。

❼ 用奶瓶喂奶时，一定要将乳汁充满奶嘴，奶瓶应倾斜45度以上，千万不可将奶瓶平放，使奶嘴部分一半是奶，一半是空气，这样宝宝会吃进大量空气。（图③）

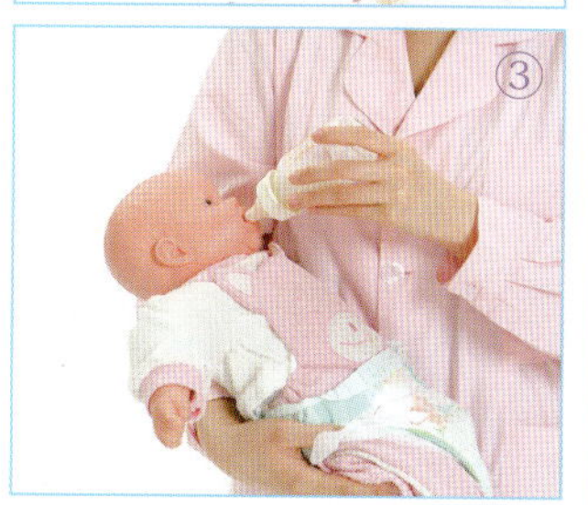
③

发生呛奶怎么办

吐奶时最怕的是奶水由食道逆流到咽喉部，在吸气的瞬间误入气管，即发生呛奶。这种情况下必须采取紧急措施进行处理。

❶ 迅速将宝宝侧转，用一只手抱住宝宝，另一只手握成空心拳叩击宝宝背部，以促使呛入的乳汁顺嘴角流出。

❷ 如果吐出的奶水较多，要迅速用手帕卷在手指上伸入口腔内甚至咽喉处，将奶液清理出来，以保持呼吸道顺畅。

❸ 如果发现宝宝憋气、脸色青紫、哭不出声，应立即将宝宝面朝下放在腿上，用力拍后背4～5次，使其咳出呛入的奶液。体位要保持头低脚高，让呼吸道平直顺畅，便于呛入的乳汁流出。

❹ 如果宝宝仍旧没有反应，立即用力拍打宝宝背部或刺激脚底，让宝宝因疼痛而哭闹，会哭表示能够呼吸。宝宝哭出声来之后，紧急处理措施才算告一段落。

❺ 如果以上处理方法均无效，应一边处理一边安排车辆送入医院。在去医院的路上，要一直坚持按以上方法操作。

产后第 6 周食谱推荐

产后第6周，新妈妈可以继续坚持营养均衡的原则，适当控制脂肪的摄入，但千万不要节食。另外，经过产后健康检查之后，新妈妈对自己的身体情况也有了更加清晰的了解，因而可以根据自身的体质进行更有针对性的补养。恶露不尽的新妈妈可以吃一些具有排恶露作用的食材、中药材，如益母草、当归、党参、黄芪等。

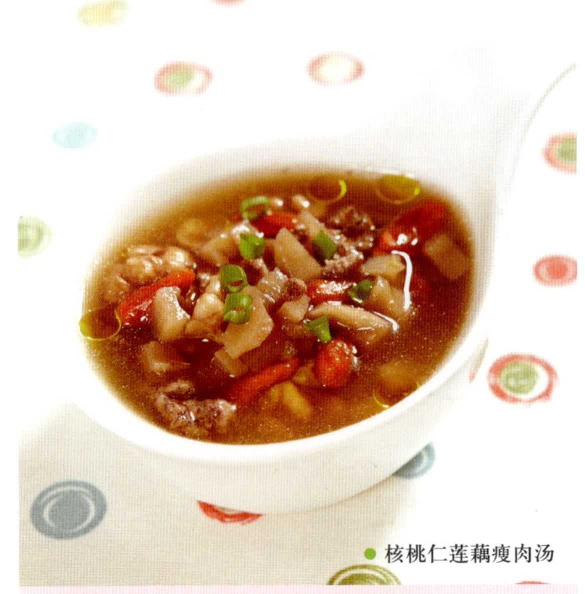

● 核桃仁莲藕瘦肉汤

● 排尽恶露

益母黑木耳汤

材料：益母草 20 克，黑木耳 30 克。

调料：白糖适量。

做法：

❶ 将益母草用纱布包好，扎紧口；黑木耳水发后去蒂，洗干净，撕成碎片。

❷ 将处理好的材料放入锅中，加入适量的清水，煎煮 30 分钟，取出益母草包，放入白糖，略煮即可。

/ 推荐理由 /

黑木耳和益母草搭配煮汤，可用于防治产后血热、恶露不尽。

核桃仁莲藕瘦肉汤

材料：莲藕 100 克，核桃仁 20 克，瘦肉末 50 克，枸杞子 5 克，生姜末、葱花适量。

调料：盐、白糖各适量，熟鸡油 1 小匙。

做法：

❶ 将核桃仁、枸杞子泡透；藕去皮、洗净、切末。

❷ 油锅烧热，放入姜末、藕末、瘦肉末，炒散，加入清水煮。

❸ 待汤煮出味，下枸杞子，调入盐、白糖、核桃仁，用大火滚透，撒上葱花、淋入熟鸡油即可。

/ 推荐理由 /

此汤可活血化瘀，改善恶露不净。

红枣枸杞炖瘦肉汤

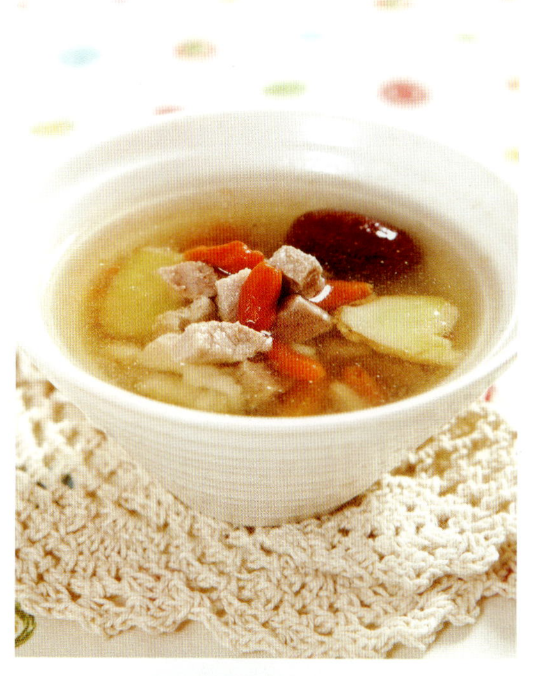

材料：猪瘦肉 200 克，红枣 10 个，枸杞子 10 克，姜片适量。

调料：盐少许。

做法：

❶ 将猪瘦肉洗净，切丁，入沸水中汆烫，捞出后沥干水分；红枣去核，洗净；枸杞子洗净，备用。

❷ 锅内加适量清水，下入姜片、红枣、枸杞子、瘦肉丁，开大火煮沸，改小火炖 30 分钟，最后加盐调味即可。

/ 推荐理由 /

红枣和瘦肉搭配煮汤，可以增强免疫力。

鲜藕红枣饮

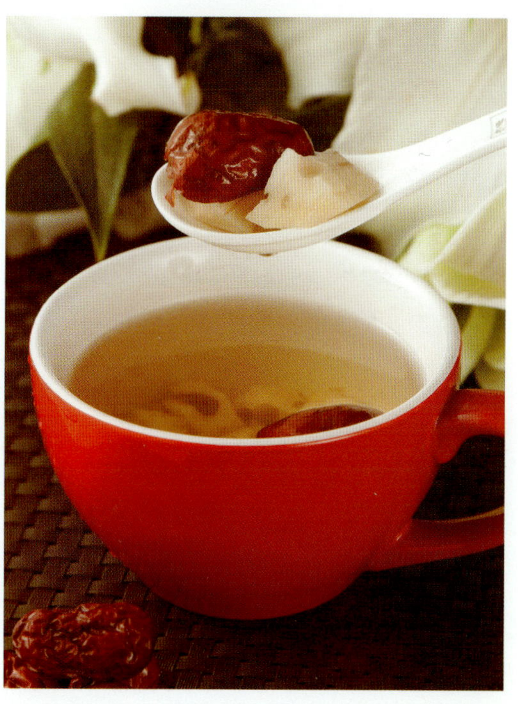

材料：鲜藕 250 克，红枣 500 克。

做法：

❶ 将鲜藕洗净后去皮，切块，备用。

❷ 红枣放入清水中泡开，洗净后去核。

❸ 将藕块、红枣一同放入锅中，加适量清水煎取汁液，代茶饮。

/ 推荐理由 /

此饮对新妈妈产后气血恢复及养颜美容都具有良好的作用。

牛奶洋葱汤

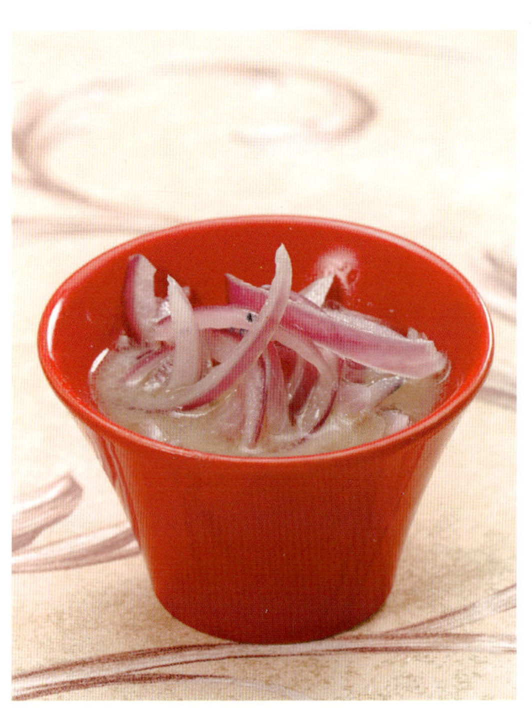

材料：鲜牛奶 350 毫升，洋葱 50 克。

调料：橄榄油、盐适量。

做法：

❶ 洋葱去蒂、皮，洗净，切丝。

❷ 锅内放适量橄榄油烧热，放入洋葱炒香，加水煮 10 分钟。

❸ 加入鲜牛奶煮沸，加盐调味即可。

/ 推荐理由 /

橄榄油和洋葱都是健康食材，能改善人体免疫功能。

海参青菜粥

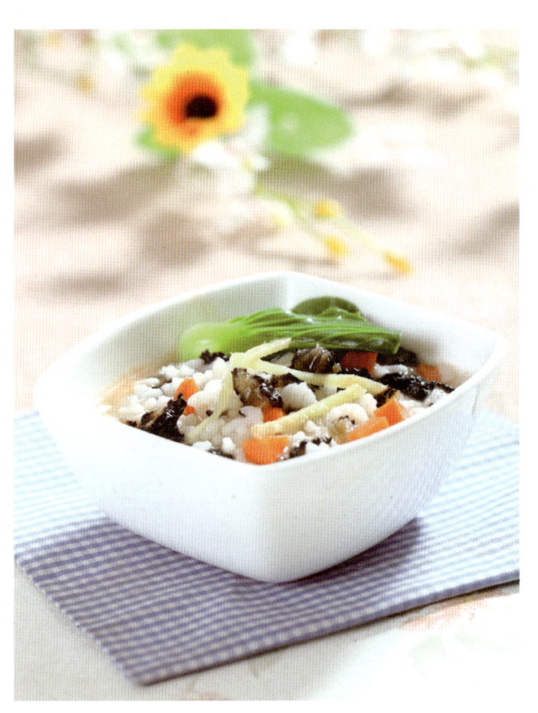

材料：大米 100 克，干海参 3 个，油菜段 50 克，胡萝卜丁 30 克，姜丝适量。

调料：盐、胡椒粉各适量，香油 1 小匙。

做法：

❶ 海参泡发洗净，切小块；大米洗净。

❷ 锅内加适量清水，放入大米煮粥，煮至黏稠时加入胡萝卜丁继续煮。

❸ 煮约 10 分钟，加入海参、姜丝和盐，继续煮 5 分钟。加入油菜煮 2 分钟，放入胡椒粉和香油调味即可。

/ 推荐理由 /

此粥可补血，增强免疫功能。